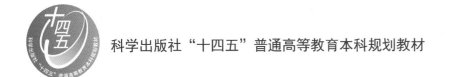
科学出版社"十四五"普通高等教育本科规划教材

U0266434

普通高等教育基础医学类系列教材

供基础、临床、预防、口腔、护理等医学类专业使用

医学免疫学

（第 三 版）

邬于川　陈　全　主编

科学出版社

北　京

内 容 简 介

　　医学免疫学是一门专门研究人体免疫系统结构与功能、免疫相关疾病发生机制以及免疫学诊断与防治方法的前沿性学科，其发展日新月异。本教材主要介绍免疫学的基本原理和基本技术，力求在结构安排、内容涵盖、繁简取舍等方面使读者易于接受。本教材分为医学免疫学概述、抗原和免疫分子、免疫细胞、免疫应答、免疫病理、免疫学应用六篇，共二十五章，插入了大量图表。每章后附有本章小结、思考题等内容，书后附索引。

　　本教材可供医学院校各专业本科、研究生及其他层次的师生使用，也可供住院医师、临床医生及科研人员等参考学习。

图书在版编目（CIP）数据

　　医学免疫学 / 邬于川，陈全主编. —3 版. —北京：科学出版社，2024. 1
　　科学出版社"十四五"普通高等教育本科规划教材
　　普通高等教育基础医学类系列教材
　　ISBN 978 - 7 - 03 - 075767 - 8

　　Ⅰ. ①医… Ⅱ. ①邬… ②陈… Ⅲ. ①免疫学－高等学校－教材 Ⅳ. ①R392

　　中国国家版本馆 CIP 数据核字（2023）第 103160 号

责任编辑：闵　捷／责任校对：谭宏宇
责任印制：黄晓鸣／封面设计：殷　靓

科学出版社 出版
北京东黄城根北街 16 号
邮政编码：100717
http://www.sciencep.com

南京展望文化发展有限公司排版
广东虎彩云印刷有限公司印刷
科学出版社发行　各地新华书店经销

*

2014 年 1 月第　一　版　开本：889×1194　1/16
2024 年 1 月第　三　版　印张：17 1/4
2025 年 1 月第二十二次印刷　字数：550 000

定价：65.00 元
（如有印装质量问题，我社负责调换）

《医学免疫学》
（第三版）
编委会

第三版前言

由科学出版社出版、全国多所医学院校协编的《医学免疫学》的第一版和第二版教材已广泛使用多年，获得了师生的一致好评。为适应医学免疫学日新月异的发展，教材内容和形式亟待更新。为了更好地满足高等医学教育的目标规划，适应分层次教学的要求，彰显地区教学特色，同时也为了打造区域性的精品课程教材，科学出版社在西南地区推出"普通高等教育基础医学类系列教材"。本教材在前两版的基础上进行了适当的修订，在内容、形式、结构及表述等方面尽量体现其适用性和针对性，适用于西南地区和其他地区医学院校的医学相关专业本科教学。

医学免疫学是一门发展迅猛的医学基础学科，系统性和逻辑性较强，学生对免疫学知识的系统学习存在较大困难。编委会根据长期的教学和教材编写经验，遵循教材应具有严谨性、科学性、先进性和实用性的原则，在第三版教材编写过程中进行了以下调整。

（1）内容形式更加系统、完整和准确，并进行了一定程度的更新。修订了文字和内容的错误，删减增补了章节内容，补充了数字资源，更有利于学生自主学习和扩展学习。条理清晰，重点突出，深入浅出地阐明基本概念、基本知识和基础理论，充分体现免疫学专业国内外科技发展和教学研究的先进成果，体现专业建设、课程建设及人才培养的新要求。

（2）结构方面进行了科学合理的调整。本教材将医学免疫学教学内容进行归类，共分为六篇，包括医学免疫学概述、抗原和免疫分子、免疫细胞、免疫应答、免疫病理、免疫学应用。全书共二十五章，合并了内容重复较多的章节，新增了近年来进展较多的内容章节。在教材修订和审核过程中，加强审稿环节，进一步保证了教材质量。

在此要由衷地感谢副主编及全体编委、学术秘书为本教材的编写所做出的努力与贡献！由于编写时间所限，本教材如存在不足之处，恳请得到广大师生的批评与指正！

主编

2023 年 5 月

第二版前言

医学免疫学的发展日新月异，各类教材也层出不穷，为了更好地满足高等医学教育的目标规划，适应分层次教学的要求，彰显地区教学特色，打造区域性的精品课程教材，科学出版社在西南地区策划出版普通高等教育基础医学类系列教材。本系列教材适用于医学相关专业本科学生，在内容、形式、结构、表述等方面尽量体现特色，适合西南地区医学院校及医学教学需要。

医学免疫学是一门发展迅猛的医学基础学科，学生对免疫学知识的系统学习存在较大困难。编委会根据长期的教学和教材编写经验，遵循教材应具有严谨性、科学性、先进性和实用性的原则，在编写过程中进行了以下几方面的改进，力显特色。

（1）内容形式上做到系统、完整、准确，并进行一定程度的更新。形式简明扼要，重点突出，深入浅出地阐明基本概念、基本知识和基础理论，适当补充已公认的学科新进展。增加了复习思考题难度，激发学生学习主动性。概述部分以历届诺贝尔生理学或医学奖为线索，归纳阐述了免疫学发展史中最具代表性的成果，以激发学生的学习兴趣。

（2）在结构方面进行调整。本教材将医学免疫学教学内容进行归类，共分为六篇二十五章，包括医学免疫学概述、抗原和免疫分子、免疫细胞、免疫应答、免疫病理、免疫学应用。根据教学顺序调整教材编排顺序，在教材编写和审核过程中，注重章节之间的内在联系，概念前后一致，章节紧密衔接而不重复。

（3）本教材表述力求简洁明了，图表文字规范，尤其是对免疫学专有名词概念参照最新出版的免疫学英文教材进行了修订。

在此由衷地感谢副主编、各位编委以及学术秘书为本教材第二版的编写所做出的努力与贡献。感谢四川医科大学高燕、黄黎同志为教材编写所做的大量服务性工作；感谢四川大学董薇、胡丽娟老师参与教材编写工作。由于编写时间所限，本教材如存在不足之处，恳请广大师生批评与指正！

主编

2015 年 5 月

第一版前言

医学免疫学的发展日新月异，各类教材也层出不穷，为了更好地满足高等医学教育的目标规划，适应分层次教学的要求，彰显地区教学特色，同时也为了打造区域性的精品课程教材，科学出版社在西南地区推出"普通高等教育基础医学类系列教材"。本套教材适用于医学相关专业本科学生，在内容、形式、结构、表述等方面尽量体现特色，适合西南地区医学院校教学需要。

医学免疫学是一门发展迅猛的医学基础学科，学生对免疫学知识的系统学习存在较大困难。编委会根据长期的教学和教材编写经验，遵循教材应具有严谨性、科学性、先进性和实用性的原则，在本教材编写过程中进行了以下几方面的改进，力显特色。

（1）内容形式上，做到系统、完整、准确，并进行一定程度的更新。形式简明扼要，重点突出，深入浅出地阐明基本概念、基本知识和基础理论，适当补充已公认的学科新进展。通过章前介绍使学生明确学习要求；增加了复习思考题难度，激发学生学习主动性。概述部分以历届诺贝尔奖为线索，归纳阐述了免疫学发展史中最具代表性的成果，以激发学生的学习兴趣。

（2）在结构方面进行调整。本教材将医学免疫学教学内容进行归类，共分为六篇二十四章，包括免疫学概述、抗原和免疫分子、免疫细胞、免疫应答、免疫病理、免疫学应用。根据教学顺序调整教材编排顺序，在教材编写和审核过程中，注重章节之间的内在联系，概念前后一致，章节紧密衔接而不重复。

（3）全书表述力求做到简洁明了，图表文字规范，尤其是对免疫学专有名词概念参照最新出版的免疫学英文教材进行了修订。

在此要由衷地感谢副主编以及各位编委和秘书为本教材的编写所做出的努力与贡献！感谢泸州医学院的高燕、黄黎同志为教材编写所做的大量服务性工作；感谢四川大学吕梅励、董薇、胡丽娟老师参与教材编写工作。由于编写时间所限，本教材如存在不足之处，恳请得到广大师生的批评与指正！

主　编

2013 年 4 月

目　　录

第七章 主要组织相容性复合体及其编码分子 065

第八章 白细胞分化抗原和黏附分子 075

第三篇 免 疫 细 胞

第九章 T 细胞 082

第四篇　免　疫　应　答

第五篇 免疫病理

第十八章 超敏反应 162

第二十三章　移植免疫 219

第六篇　免疫学应用

第二十四章　免疫学检测技术 230

第二十五章　免疫学防治 240

索　引 251

主要参考文献 259

第一篇

医学免疫学概述

医学免疫学简介

　　"免疫"（immunity）一词来源于拉丁文"immunitas"，其原意是指免除赋税或劳役。人类很早就认识到，在瘟疫流行中患病而康复的人不易再次罹患相同的疾病。"免疫"即免除瘟疫。随着人类对免疫功能深入和全面的认识，免疫的概念发生了革命性的变化，免疫针对的对象不只是病原体，对机体产生的作用也不都是保护作用。因此，现代免疫的概念是，机体的免疫系统识别和清除抗原性异物（如病原体及其有毒代谢产物，异种动、植物蛋白质，体内衰老细胞、肿瘤细胞等），实现免疫防卫，维持机体内环境稳定的生理功能。

　　机体执行免疫功能的组织器官、细胞和分子构成了免疫系统（immune system），免疫系统针对"非己"物质所产生的反应称为免疫应答（immune response）。医学免疫学（medical immunology）是专门研究人体免疫系统结构与功能、免疫相关疾病发生机制及免疫学诊断与防治方法的科学，主要阐明免疫系统识别抗原后发生免疫应答及其清除抗原和机体对自身抗原形成免疫耐受的规律，并探讨其功能异常所致疾病的发生机制。

第一节　免疫系统的组成和基本功能

　　机体免疫系统包括免疫组织和器官、免疫细胞、免疫分子，可识别和清除入侵的病原体、体内发生畸变和突变的细胞、衰老死亡细胞或其他有害成分。因此，免疫功能包括：① 免疫防御（immune defense），是机体抵御并清除入侵的病原体及其他有害物质的免疫防护作用，是免疫系统最基本和最重要的功能，即通常所指的抗感染免疫。免疫防御功能过低或缺如，可能发生免疫缺陷病，导致病原微生物的反复和持续感染；但若应答过强或持续时间过长，则在清除有害物质的同时，也将导致机体的功能紊乱或组织损伤，发生超敏反应。② 免疫监视（immune surveillance），是宿主及时发现和清除体内突变细胞的功能，如肿瘤细胞。免疫监视功能低下可导致肿瘤的发生和发展。③ 免疫自稳（immune homeostasis），是指机体可及时清除自身衰老、变性或损伤的体细胞，对自身成分耐受，以维持机体内环境相对稳定的一种生理功能。机体通过自身免疫耐受和免疫调节两种主要机制来实现免疫自稳功能。若免疫系统对自身组织成分的耐受被打破，免疫调节功能紊乱，就可能导致自身免疫病的发生。人体免疫系统不但执行免疫功能，而且还与神经系统和内分泌系统构成了"神经-内分泌-免疫"网络，在维持机体内环境的稳定中发挥重要作用。

一、免疫组织和器官

　　免疫组织又称为淋巴组织，包括胸腺、脾脏、淋巴结等包膜化淋巴器官，以及非包膜化弥散性的淋巴组织（黏膜相关淋巴组织和皮肤免疫系统）和淋巴小结，广泛分布于机体各个部位。免疫器官又称为淋巴器官，依据功能的不同可分为中枢免疫器官和外周免疫器官。人类和哺乳动物的中枢免疫器官由骨髓和胸腺组成，其发生较早；外周免疫器官由脾脏、淋巴结、黏膜相关淋巴组织等组成，其发生较晚。

　　在中枢免疫器官内获得相应表型和功能性成熟的淋巴细胞迁移至外周免疫器官，可针对抗原物质产生免疫应答。血液和淋巴循环可将成熟的淋巴细胞输送到外周免疫器官,也可使外周免疫器官间的免疫细胞得以循环,为特异性免疫应答的发生提供有利条件。

二、免疫细胞和分子

（一）免疫细胞

免疫细胞是免疫系统的基本功能单位,绝大多数免疫细胞均由造血干细胞分化而来。根据功能不同,免疫细胞可分为固有免疫细胞和适应性免疫细胞。固有免疫细胞主要包括中性粒细胞、单核巨噬细胞、树突状细胞、NK 细胞、NK T 细胞、γδT 细胞和 B1 细胞等。适应性免疫细胞则包括 T 细胞和 B2 细胞。但是,功能分类不是绝对的,某些固有免疫细胞(如树突状细胞)在适应性免疫应答中发挥重要的抗原提呈作用,而某些 T 细胞则可在固有免疫应答中发挥作用。

B 细胞表面表达的 B 细胞受体(B cell receptor, BCR),可特异性直接识别抗原分子的表位(epitope)。B 细胞识别抗原后活化、增殖、分化为浆细胞(即抗体形成细胞),合成并分泌抗体,在体液中发挥清除抗原的作用。因此,B 细胞介导的免疫应答称为体液免疫应答。

T 细胞表面表达的 T 细胞受体(T cell receptor, TCR),可特异性识别由抗原提呈细胞加工处理提呈的抗原肽-MHC 分子复合物。T 细胞识别抗原后活化、增殖、分化为效应 T 细胞,效应 T 细胞主要通过分泌细胞因子和细胞毒作用来发挥效应。

（二）免疫分子

免疫分子包括免疫球蛋白、补体、细胞因子、免疫细胞表面的黏附分子等,是介导免疫应答发生与发展的重要物质基础。

免疫球蛋白是由浆细胞产生的蛋白质,存在分泌型免疫球蛋白和膜免疫球蛋白两种形式。分泌型免疫球蛋白又称为抗体,膜免疫球蛋白即 BCR。一种抗体只能与决定抗原特异性的特殊化学基团结合,这种特殊化学基团称为抗原决定簇或表位。抗原抗体结合后可通过中和作用中和毒素、通过激活补体溶解靶细胞、通过调理作用促进吞噬细胞吞噬以及通过抗体依赖细胞介导的细胞毒作用对靶细胞进行杀伤,从而发挥效应。

补体系统是固有免疫的组成成分,由 30 余种广泛存在于血液、组织液和细胞表面的蛋白质组成。多种微生物成分、抗原-抗体复合物等物质可通过 3 条既独立又交叉的途径激活补体,其结果是导致细胞裂解,并产生调理作用和趋化作用,或作为炎性介质发挥效应。

T 细胞只能识别由宿主细胞或抗原提呈细胞表面自身分子提呈的抗原多肽片段。这种自身分子由主要组织相容性复合体(MHC)所编码,MHC 主要包括 MHC Ⅰ和 MHC Ⅱ两类,所有有核体细胞均表达 MHC Ⅰ类分子,MHC Ⅱ类分子多表达在抗原提呈细胞表面。

细胞因子是存在于体液中的在免疫应答中起信号联络作用的可溶性蛋白分子或糖蛋白,通常以自分泌或旁分泌方式发挥生物学作用。细胞因子与其靶细胞表面相应的受体相互作用,将生物学信号传导至细胞内。

第二节 免 疫 应 答

免疫应答是医学免疫学的核心内容,免疫应答是指免疫系统识别和清除抗原的全过程。根据种系和个体进化、发育特点及作用特征,免疫应答可分为固有免疫和适应性免疫两大类。固有免疫又称先天性免疫或非特异性免疫(non-specific immunity),适应性免疫又称获得性免疫(acquired immunity)或特异性免疫(specific immunity)。

固有免疫(innate immunity)是机体在长期的种系发育与进化过程中逐渐形成的天然免疫防御功能,经遗传获得,与生俱有,作用迅速而稳定。固有免疫系统由组织屏障、固有免疫细胞和分子组成,其中组织屏障包括皮肤黏膜及其附属物成分和体内屏障结构。固有免疫细胞可通过模式识别受体去识别病原生物稳定表达的病原体相关分子模式结构。

适应性免疫(adaptive immunity)是机体在与外界病原微生物接触过程中产生的,可分为 3 个阶段:① 识别阶段,即 T 细胞和 B 细胞分别通过 TCR 和 BCR 识别抗原决定簇,其中 T 细胞识别的抗原必须由抗原提呈细胞提呈;② 活化增殖阶段,即识别抗原后的淋巴细胞在共刺激分子的辅助下发生活化、增殖和分化,产生效应细胞(如杀伤性 T 细胞)、效应分子(如抗体、细胞因子等)和记忆细胞;③ 效应阶段,即由效应细胞和效应分子发挥清除抗原作用。

适应性免疫的主要特征是具有特异性、多样性、记忆性和耐受性。特异性是指某一淋巴细胞克隆只能识别一种抗原决定簇。这一特异性得以存在的原因是不同克隆的淋巴细胞各自表达能辨别表位之间细微差别的抗原受体,即 TCR 和 BCR。一个既定个体表达不同抗原特异性受体的淋巴细胞克隆总和称为淋巴细胞库(lymphocyte repertoire)。人体淋巴细胞库数量巨大,理论上一个个体的免疫系统可识别 $10^7 \sim 10^9$ 种不同的抗原决定簇,淋巴细胞库中淋巴细胞克隆数量巨大的性质称为多样性。机体免疫系统第一次接受某一抗原刺激时产生初次特异性应答,当再次与该抗原接触时,通常产生快速、强烈、持续时间更长的再次应答,称为免疫的记忆性。记忆性产生的原因是记忆淋巴细胞具有比初始淋巴细胞更强的应答能力。耐受性是指机体免疫系统可在抗原诱导下发生特异性不应答。

根据参与成分和功能的不同,适应性免疫应答又分为体液免疫和细胞免疫。抗体介导体液免疫,主要执行抗细胞外微生物感染及中和毒素的防御功能。T 细胞介导的细胞免疫又称为细胞免疫应答,主要针对病毒和某些胞内感染细菌(如结核杆菌)。根据免疫获得的方式不同,可将适应性免疫分为主动免疫(active immunity)和被动免疫(passive immunity)。主动免疫是指机体接触抗原后发生的应答,主动免疫过程中产生了针对该抗原的抗体和致敏淋巴细胞。被动免疫是指将来自一个免疫个体的免疫分子和细胞转移给另一个体,使其获得特异性免疫的能力。

固有免疫和适应性免疫是相辅相成、密不可分的。固有免疫是适应性免疫的先决条件和启动因素。适应性免疫应答产生的效应分子也可大大促进固有免疫作用。

第三节　医学免疫学与临床

免疫应答是把"双刃剑",免疫功能给机体带来保护作用的同时也可对机体造成损伤。异常的免疫应答可导致多种免疫性疾病的发生。自身免疫病是对自身抗原的不适当应答引起的;免疫系统的任何组分发生缺陷,机体都不能有效地发挥免疫作用,所致疾病称为免疫缺陷病。超敏反应是对抗原启动的过强免疫应答,造成了机体生理功能紊乱或组织细胞损伤。临床的一些治疗方法也可能受到免疫应答的影响,导致异常反应的发生,如输血反应和移植排斥反应。

现代免疫学诊断方法向着特异、敏感、自动和快速的方向发展。新的诊断方法虽然层出不穷,但抗原或抗体的检测依然是主角。一方面,抗原-抗体反应的高度特异性对某些疾病的确诊起着决定性作用;另一方面,由于标记技术的发展(如放射性核素、酶和免疫发光),抗原抗体检测的敏感性达到了 pg/mL 水平,因而广泛应用于早孕和内分泌疾病(如甲状腺疾病)的诊断。细胞免疫的检测使得免疫学诊断更加全面,各种免疫细胞群和亚群的分离鉴定技术日臻完善,免疫细胞功能检测的新方法也不断涌现。

预防乃至消灭传染性疾病仍是现代免疫学的一项重要任务。通过接种疫苗的人工自动免疫和应用抗体、细胞因子等制剂的人工被动免疫方式在控制和消灭传染性疾病方面取得了显著的效果,这些方法也为其他免疫性疾病的防治所借鉴。新型疫苗的研制取得了丰硕成果。通过计划免疫,我国在控制多种传染病尤其是儿童多发传染病方面取得显著的成效。免疫生物治疗已成为临床治疗多种疾病的重要辅助手段,免疫分子和细胞治疗、生物应答调节剂和免疫抑制剂的应用在临床各类疾病的治疗中都显现了辉煌的前景。

第四节 免疫学发展史上的重大成就

免疫学是在人类与传染病斗争过程中发展起来的,起源于微生物学,经历了由免疫化学向免疫生物学的转变,已成为一门前沿学科。免疫学的发展历经了经验时期(17世纪70年代~19世纪中叶)、科学时期(19世纪中叶~1977年)和现代时期(1977年至今)3个阶段。早期以感染性疾病的研究为核心,过敏反应和相关临床疾病的研究也呈现出优势,并发明了血清诊断技术。随后,免疫化学兴起并占主导地位,抗原和抗体的化学性质得到全面深入的阐明。此后研究逐步指向免疫应答的生物学基础和生物医学意义。最后,化学家和生物学家联手解决了免疫系统的问题。

免疫学发展具有以下特色和历史作用:一是理论与实践的紧密结合并相互促进;二是免疫学成果的应用为人类防治传染病做出了巨大的贡献;三是免疫学对现代生命科学和医学的形成与发展产生了至关重要的影响。现代免疫学已经成为生命科学的前沿学科之一。免疫学研究也是一个充满无穷未知和巨大机遇的领域,各国科学家共同努力探索,取得了巨大成就,为人类医学事业做出了巨大贡献,也使近30位科学家走上了诺贝尔生理学或医学奖的领奖台,留下了光辉的业绩。可以说,诺贝尔生理学或医学奖见证了免疫学学科的发展历程(表1-1)。

表1-1 免疫学领域获诺贝尔生理学或医学奖的研究成果

获奖时间	获 奖 人 物	获 奖 成 果
1901年	Emil Adolf von Behring(德国医学家 1854~1917年)	血清疗法及其在白喉病中的应用
1905年	Robert Koch(德国细菌学家 1843~1910年)	对结核病及结核杆菌的研究
1908年	Paul Ehrlich(德国化学家 1854~1915年) Илья Ильич Мечников(俄罗斯微生物学家 1845~1916年)	抗体形成侧链学说 免疫细胞假说——吞噬细胞的作用
1913年	Charles Robert Richet(法国生理学家 1850~1935年)	过敏反应的研究
1919年	Jules Bordet(荷兰免疫学家 1870~1961年)	补体及补体结合反应
1930年	Karl Landsteiner(奥地利生理学家 1868~1943年)	人血型抗原
1951年	Max Theiler(南非微生物学家 1899~1972年)	发明抗黄热病疫苗
1957年	Daniel Bovet(意大利科学家 1907~1992年)	用抗组胺药物治疗变态反应
1960年	Frank Macfarlane Burnet(澳大利亚病毒学家、免疫学家 1899~1985年) Peter Brian Medawar(英国生物学家 1915~1987年)	克隆选择学说与获得性免疫耐受 获得性免疫耐受
1972年	Rodney Robert Porter(英国生物化学家 1917~1985年) Gerald Maurice Edelman(美国生物学家 1929~2014年)	抗体结构的研究 抗体结构的研究
1977年	Rosalyn Sussman Yalow(美国医学物理学家 1921~2011年)	开发放射免疫分析技术
1980年	Baruj Benacerraf(美国免疫学家 1920~2011年) Jean Dausset(法国免疫学家 1916~2009年) George Davis Snell(美国遗传学家 1903~1996年)	免疫应答基因 人类白细胞抗原(HLA)结构 小鼠主要组织相容性复合体(MHC)H-2结构
1984年	César Milstein(英国生物化学家 1927~2002年) Georg Kohler(德国免疫学家 1946~1995年) Niels Kaj Jerne(丹麦免疫学家 1912~1994年)	单克隆抗体技术及免疫球蛋白遗传学研究 单克隆抗体技术 天然选择学说、免疫网络学说
1987年	Tonegawa Susumu(日本生物学家 1939年~)	抗体基因及抗体多样性遗传基础
1990年	Joseph Murray(美国外科医生 1921~2012年) Edward Donnall Thomas(美国医生 1920~2012年)	抗移植免疫排斥,开展肾移植 抗移植免疫排斥,开展骨髓移植
1996年	Peter Charles Doherty(澳大利亚兽医 1941年~) Rolf Martin Zinkernagel(瑞士免疫学家 1944年~)	MHC生物学功能 MHC生物学功能

续表

获奖时间	获 奖 人 物	获 奖 成 果
2011 年	Bruce Beutler（美国遗传学和免疫学家 1957 年~　） Jules A. Hoffmann（法国生物学家 1941 年~　） Ralph Marvin Steinman（加拿大免疫学家 1943~2011 年）	Toll 样受体在固有免疫应答中作用的研究 Toll 样受体在固有免疫应答中作用的研究 树突状细胞发现及功能研究
2018 年	James Patrick Allisen（美国免疫学家 1948 年~　） Tasuku Honjo（日本免疫学家 1942 年~　）	发现 CTLA－4 并建立通过阻断免疫负调节治疗肿瘤的新方法 发现 PD－1 并建立通过阻断免疫负调节治疗肿瘤的新方法

一、疫苗的发明与研制推动人工主动免疫

在医学科学未诞生以前，"以毒攻毒"的思想是世界各国人民预防和治疗传染病的经验总结。根据这一思想，我国 17 世纪通过人痘接种和英国 18 世纪通过牛痘接种以预防天花获得了成功。

天花是由天花病毒引起的一种烈性传染病，正常人一旦接触患者，无不遭受感染，但感染后的幸存者却不会再次患天花。早在 11 世纪的宋朝，我国古代医书就记载了吸入天花痂粉以预防天花病的方法。公元 16 世纪的明代隆庆年间，我国人民发明了人痘法接种造成轻度感染，即将沾有疱浆的患者衣服给正常儿童穿戴，或者将天花愈合者的局部痂皮磨成粉末，经鼻腔让正常儿童吸入，均可有效地预防天花的发生。人痘法在清代得以广泛应用，并西传至欧亚各国，东传到朝鲜、日本及东南亚各国。天花流行时，种过人痘的人群死亡率只有未接种人群的 1/10~1/5。人痘法预防天花虽然有效，但也有使人患天花的风险，但其"以毒攻毒"的思想对以后预防天花成功策略的问世产生了巨大的影响。

18 世纪末，英国乡村医生爱德华·詹纳（Edward Jenner）观察到牛可能患牛痘，牛痘疹酷似人类的天花疱疹。挤奶女工在为病牛挤奶时，也因手臂接触病牛的脓疱物质而得"牛痘"，但得过"牛痘"的女工后来却不患天花。由此他意识到接种"牛痘"可能会预防天花。他从一名正在患牛痘的挤奶女工身上的脓疱内取出少许脓液，将其注射到一个八岁男孩詹姆斯·菲普斯（James Phipps）的手臂，仅仅出现局部疱疹，而无全身天花症状。6 周后，男孩的牛痘疹消退。为了证实效果，Jenner 先后给这个男孩注射了 20 次，男孩均安然无恙。Jenner 在 1798 年出版的专著《探究》中称此项技术为种痘（vaccination），取意于拉丁文 Vacca（牛）。由于当时人们迷信思想和社会习惯势力的阻挠，牛痘法推广甚为缓慢。经过近 180 年的努力，1980 年世界卫生组织（World Health Organization，WHO）宣告天花在全球被消灭，牛痘的接种开创了人工主动免疫的先河。

到了 19 世纪中叶，法国化学家和微生物学家路易·巴斯德（Louis Pasteur）将炭疽杆菌经过高温减毒制备成炭疽减毒活疫苗，将鸡霍乱菌在室温下长期放置减小其毒性，将狂犬病毒经过兔脑传代获得减毒株，制备为减毒活疫苗。上述疫苗有效地预防了牧畜严重传染病，促进了畜牧业的发展，同时也避免了人畜共患病的发生。科学史家认为，Pasteur 使免疫学成为一门科学，赋予"以毒攻毒"的传统思想以科学内涵，开创了科学的免疫接种和保护性免疫的新篇章。他的细菌学理论引导人们关注宿主感染细菌后所获得的免疫力，使人们意识到 Jenner 接种牛痘预防天花的科学性和重大意义，推动了疫苗的研制和广泛使用，使疫苗接种成为人类征服传染病的强有力的工具。为了纪念 Jenner 的巨大贡献，Pasteur 将疫苗称为"Vaccine"。可以说，Jenner 开创了经验性免疫新纪元，而 Pasteur 则奠定了科学免疫学的重要基础。

20 世纪 30 年代末，生物学家马克斯·泰累尔（Max Theiler）成功研制出了黄热病疫苗，并因此于 1951 年被授予诺贝尔生理学或医学奖。

二、抗体的全面研究使体液免疫占据免疫学主导地位

（一）抗毒素的发现和应用

1889 年，德国细菌学家埃米尔·阿道夫·冯·贝林（Emil Adolf von Behring）和亚历山大·耶尔森

(Alexandre Yrsin)从白喉杆菌培养物的上清液中分离到一种能够单独引起实验动物发生典型白喉症状的可溶性毒素,由此认为白喉杆菌所致的白喉病症实质上是由毒素引起的。继而,Behring从"以毒攻毒"的医学理论中得到启发,联想到既然病原菌能产生毒素危害人和动物,就应该有一种能对抗毒素的抗毒素,因而他提出了"抗毒素免疫"的新概念,并经过300多次的实验证明了感染过破伤风杆菌的动物血清中存在能对抗破伤风毒素的抗毒素。1890年,他又在豚鼠身上证明了白喉抗毒素存在于耐受白喉杆菌的动物血清中。1891年12月,他用含白喉抗毒素的动物血清成功治疗了白喉患儿,Behring被誉为血清治疗法的创始人。他的发明为后续抗体的发现奠定了重要的基础,也开创了免疫血清疗法人工被动免疫的先河,因此Behring被授予首届(1901年)诺贝尔生理学或医学奖。抗体也成为机体免疫系统中被发现的第一种免疫分子,科学家们对抗体的兴趣也开启了以抗原和抗体为核心的体液免疫研究时期。在抗毒素发现后不久,又相继在动物血清中发现了溶菌素、凝集素、沉淀素等组分。学者们将血清中存在的具有多种不同特异反应性的物质称为抗体,而将能诱导抗体产生的物质统称为抗原,陆续建立了体外检测抗原或抗体的多种血清学技术。

(二) 补体是对抗体作用的有力补充

1899年,比利时医生朱尔·博尔代(Jules Bordet)发现,在能溶解细菌的新鲜免疫血清中,除了含有溶菌素即抗体外,还存在一种对热不稳定的物质,其能协助抗体发挥溶菌、溶细胞作用,这种物质称为补体。另外,Bordet建立了可对抗原抗体进行定性和定量分析的补体结合试验。Bordet认为,抗原与抗体相互作用的结果是激活补体,导致携带抗原的靶细胞裂解。这一发现把特异性免疫与非特异性免疫在功能上联系起来,在理论上扩大了免疫概念的范畴,在实践上建立了新的免疫诊断方法,Bordet因此荣获了1919年诺贝尔生理学或医学奖。

(三) 抗体的性质和结构

1937年,阿尔内·蒂塞利乌斯(Arne Tiselius)和埃尔文·卡巴特(Elvin Kabat)用电泳方法将血清蛋白分为白蛋白、α1球蛋白、α2球蛋白、β球蛋白和γ球蛋白等组分。他们发现,动物在接种某种抗原后,其血清中γ球蛋白的水平显著升高,并显示出抗体的活性,能与抗原特异性结合。因此,他们认为γ球蛋白就是抗体。在相当长一段时间内,抗体被称为γ球蛋白。但后来人们发现,α球蛋白和β球蛋白也具有抗体活性。由于抗体广泛存在于血液、组织液和分泌液中,故将抗体介导的免疫称为体液免疫。

美国生物化学家杰拉尔德·莫利斯·埃德尔曼(Gerald Maurice Edelman)阐明了抗体分子的结构,在生物化学和免疫化学的研究领域中做出了重大的贡献。1957年,他开始从事抗体结构研究时遇到两个困难:一是抗体分子质量很大,二是抗体很不均一。1958年,英国生物化学家罗德尼·罗伯特·波特(Rodney Robert Porter)用木瓜蛋白酶和胃蛋白酶将抗体降解成了多个片段,克服了抗体研究的第一个困难,Edelman发明了用浓尿素还原抗体分子二硫键的方法。1961年,通过IgG还原实验,他证明了抗体分子是由多条肽链构成。次年,他利用骨髓瘤蛋白和本周蛋白进行电泳实验,证明了抗体的不均一性是有限的。1965年,他与Porter等先后研究出抗体分子详尽的化学结构及其氨基酸顺序。

英国生物化学家Porter是分子免疫学的创始人之一。他在Edelman抗体二硫键还原实验的基础上提出了抗体分子结构的四肽链模型。这个模型指出抗体含有两个轻、重链对,每一条轻、重链内和两条重链之间都有二硫键连接,但轻链与轻链不相连接。1962年,他在题为《免疫球蛋白G和抗体的结果》的论文中发表了上述研究成果,引起了强烈反响,人们称赞为"划时代的成就"。由于他和Edelman在抗体结构研究中做出的突出贡献,两人分享了1972年诺贝尔生理学或医学奖。

(四) 抗体生成的机理

1897年,德国化学家保罗·埃尔利希(Paul Ehrlich)就提出了抗体形成的侧链学说(side chain theory),认为抗体分子是细胞表面的一种受体,抗原进入机体与其结合,刺激细胞产生更多的抗体,脱落入血成为循环抗体。Ehrlich的学说体现了当今关于抗体产生理论的雏形,即B细胞识别抗原的BCR以及抗原刺激B细胞分化为浆细胞产生大量特异性抗体。Ehrlich是该学说的首创者,被称为免疫化学的先驱,并于1908年获得了诺贝尔生理学或医学奖。

1957年,澳大利亚免疫学家弗兰克·麦克法兰·伯内特(Frank Macfarlane Burnet)提出了著名的抗体生成克隆选择学说(clonal selection theory)(图1-1),该学说的基本思想是:① 机体内天生具有一个多样性巨大的淋巴细胞库,每个淋巴细胞克隆表达一种抗原特异性受体;② 抗体作为抗原特异性受体天然存在于淋巴细胞表面,可与抗原选择性地结合;③ 一个抗原与一个淋巴细胞克隆表面的抗原受体发生特异性结合,引起该淋巴细胞克隆增殖,大量子代细胞均可产生同一抗原特异性的抗体;④ 不同的抗原选择结合不同特异性的淋巴细胞克隆,产生不同特异性的抗体;⑤ 免疫耐受是由于能与自身抗原结合的免疫细胞克隆在胚胎发育期发生了死亡。Burnet在此学说中提出的一个淋巴细胞克隆产生一种特异性抗体的预见被以后的单克隆抗体制备技术所证实。克隆选择学说被认为是免疫学发展史上最为重要的理论,目前在免疫学理论方面还未见历史影响作用更大的免疫学家。他和彼得·布莱恩·梅达瓦(Peter Brian Medawar)共同获得了1960年诺贝尔生理学或医学奖。

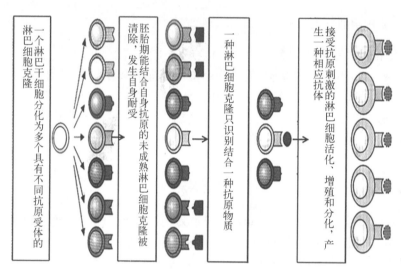

图1-1　克隆选择学说

(五) 单克隆抗体的制备

1975年,免疫学家乔治斯·克勒(Georg Kohler)与生物化学家塞萨尔·米尔斯坦(César Milstein)将小鼠的骨髓瘤细胞与抗原免疫的小鼠脾脏细胞进行融合,获得了能分泌特异性单克隆抗体的杂交瘤细胞株,并且能长期进行培养。单克隆抗体技术对生命科学和医学产生了深远的影响,促进了免疫学基础理论的研究,广泛应用于激素、酶等生物活性物质的检测、纯化及肿瘤的早期诊断和治疗。单克隆抗体技术的发明引发了医学和生物学革命,为了表彰Kohler和Milstein的杰出贡献,诺贝尔奖评选委员会授予了他们1984年诺贝尔生理学或医学奖。

上述科学家围绕抗体进行的研究成果深化了人们对免疫应答的认识,促成以抗体为核心的体液免疫研究在很长一段时期占据了免疫学的主导地位,也推动了免疫学的发展。

三、细胞免疫研究的崛起

19世纪后叶,俄罗斯微生物学家埃黎耶·埃黎赫·梅契尼可夫(Илья Ильич Мечников, Elie Metchnikoff)发现海洋里的无脊椎动物(如海星)也拥有能吞噬和破坏入侵物质的巨噬细胞,因而推断脊椎动物的吞噬细胞也可能执行相似的保护性功能。他于1883年创立了细胞免疫假说——吞噬细胞理论。他继承了达尔文进化论的思想,认为在进化上物种间的斗争与达尔文提出的物种内的生存竞争同等重要,因而受感染的宿主和入侵的病原体之间也会发生为各自生存而进行的激烈斗争;而且他提出了炎症保护性作用的论点。当时多数人认为炎症是疾病发生发展过程中机体对自身损害的反应,而他则认为炎症反应是机体进化过程中产生的抵抗病原体入侵的保护性机制。Metchnikoff 的吞噬细胞理论开创了固有免疫和细胞免疫先河。他的学术思想是达尔文主义的延续,来源于对生命现象在更宽广和深刻层面上的思索和严谨求证。他的可贵之处在于能够不顾同时代免疫学家热衷于抗体研究的热点和体液免疫学派的强烈攻击而坚持个人的学术观点,另辟蹊径开创了细胞免疫先河。他与 Ehrlich 共同获得了 1908 年诺贝尔生理学或医学奖。他和 Ehrlich 提出的细胞免疫学说和体液免疫学说标志着免疫学理论体系构架的初步完成,免疫学自此成为一门独立的学科,两位科学家被称为"免疫学之父"。

19 世纪中叶,德国细菌学家罗伯特·科赫(Robert Koch)成功分离培养出结核杆菌,提出了病原菌致病的概念。他对结核杆菌、结核菌素和结核病的研究,尤其是对结核菌素反应的研究进一步深化了对细胞免疫的机制探索,为全面阐明细胞免疫机制奠定了重要基础。由于对结核病的研究做出了巨大贡献,Koch 于 1905 年被授予诺贝尔生理学或医学奖。

1957 年,格利克(Glick)发现切除鸡的腔上囊(cloacal bursa)会导致抗体产生缺陷,因此将存在于腔上囊的淋巴细胞称为腔上囊衍生细胞,简称 B 细胞或 B 淋巴细胞。1961 年,米勒(Miller)和古德(Good)发现在新生期切除胸腺的小鼠或先天性胸腺缺陷的新生儿,都会发生严重的细胞免疫和体液免疫功能障碍,因而认为存在于胸腺的淋巴细胞是执行细胞免疫功能的主要细胞,将其称为胸腺衍生细胞,简称 T 细胞。1962 年和 1964 年,沃纳(Warner)和 Zenberg 发现切除鸡的腔上囊只是影响抗体的生成,但不影响移植排斥反应的发生,提示 T 细胞负责细胞免疫,而 B 细胞负责体液免疫。1967 年,克拉曼(Claman)和米切尔(Mitchell)等发现,T 细胞在抗体生成过程中起着重要的辅助作用,从而科学地解释了胸腺切除后抗体产生缺陷的原因。此后,米奇森(Mitchison)等又证明 T-B 细胞相互协作的分子基础是 T 细胞和 B 细胞分别识别同一抗原分子上不同的抗原决定簇,细胞免疫和体液免疫在功能上既有一定的分工,又相互协作。

借助单克隆抗体技术,免疫学家们进一步鉴定了免疫细胞表面表达的特征性标志分子,Cantor 和 Reiherz 等分别将小鼠和人类的 T 细胞分成辅助性 T 细胞(helper T cell, Th cell)(即 Th 细胞)和细胞毒性 T 细胞(cytotoxic T lymphocyte, CTL; cytotoxic T cell, Tc cell)等功能亚群,Cershon 等还证明了抑制性 T 细胞的存在。1976 年 T 细胞生长因子(白细胞介素-2)的发现和应用,使 T 细胞在体外培养获得成功。20 世纪 70 年代,在肿瘤免疫的研究中发现了一群预先不需要抗原刺激、在无抗体存在的条件下即可杀伤肿瘤细胞的淋巴细胞,称为自然杀伤细胞,简称 NK 细胞。更为重要的是,1973 年美国学者拉尔夫·马文·斯坦曼(Ralph Marvin Steinman)发现了树突状细胞,并研究证实树突状细胞是功能最强的抗原提呈细胞,能够有效刺激初始 T 细胞活化。Steinman 因此获得了 2011 年诺贝尔生理学或医学奖。

四、免疫相关基因的研究

(一)免疫应答基因的发现

美国免疫学家巴茹·贝纳塞拉夫(Baruj Benacerraf)发现,不同品系豚鼠的免疫遗传特性存在差异,它们具有不同的免疫应答(Ir)基因。此后,包括 Benacerraf 本人在内的遗传免疫学家们先后在小鼠、豚鼠、大鼠和恒河猴甚至人体内发现了至少 30 种 Ir 基因。Benacerraf 的研究工作在临床实践中体现出重大的应用价值。由于 Benacerraf 的重大发现,1980 年他被授予诺贝尔生理学或医学奖。

(二)主要组织相容性复合体与临床疾病密切相关

1935 年,在伦敦科学家发现影响小鼠体内移植器官存活的基因位点基础上,美国遗传学家乔治·戴维斯·斯内尔(George Davis Snell)以同类系小鼠品系为模型,发现了在同种移植排斥反应中起重要作用的基因区域,称为 H-2。继而证实 H-2 是由许多紧密连锁的基因组成的复合体,每个基因座位上有多个等位基因存在。Snell 将这些影响移植器官存活的基因命名为"组织相容性基因",并提出"主要组织相容性复合体(MHC)"的概念。他认为,所有的脊椎动物体内都有这种复合体。由于他的研究成果,Snell 与 Benacerraf、Dausset 一起获得了 1980 年诺贝尔生理学或医学奖。

法国免疫学家和医学家让·多塞(Jean Dausset)是世界上第一位研究组织相容性抗原与疾病关系的科

学家。19 世纪 50 年代,他继 Snell 之后在人体发现了与 H-2 复合体相似的人类白细胞抗原(HLA)系统,以后陆续鉴定出多种 HLA 抗原。他指出,器官移植的成败主要与供者和受者白细胞之间的组织抗原匹配密切相关。Dausset 深知 HLA 系统的研究对人类的重大意义,因而于 1972 年通过大量调查研究建立了 HLA 系统的人类学分布状况资料库。1967 年,他提出 HLA 与急性淋巴细胞白血病有密切关系。他的发现推动了医学的发展,人们还发现白细胞抗原与某些疾病的发生密切相关。这项重大发现也为揭示免疫细胞间的相互作用存在 MHC 的限制性以及肾脏移植和骨髓移植的成功奠定了重要的理论基础,Dausset 也因此获得了 1980 年的诺贝尔生理学或医学奖。

(三)基因重排是抗体多样性产生的原因

日本分子生物学家利根川进(Tonegawa Susumu)在抗体多样性的研究上做出了卓越贡献。20 世纪 70 年代中期,他证明了抗体多样性是由于存在于 3~4 个不连续的 DNA 片段中的抗体蛋白编码基因进行重组造成的。他揭示出免疫球蛋白 C 区和 V 区基因在胚系的 DNA 中是分隔的,V 区包括了不连续的数目众多的 V 基因、D 基因和 J 基因。V、D、J 基因片段的重排是产生抗体多样性最重要的机制。相同的 V、D、J 基因片段按一定顺序分别与不同的 C 基因片段重组是免疫球蛋白类别转换的遗传学基础。基因重排能产生成千上万种不同的轻链和重链,任何轻链又可以与任何重链组合形成一个抗体分子,因此,组合的总数在亿万以上。Susumu 的发现也帮助阐明了 T 细胞抗原受体的结构与抗体相似。在 Ig 基因结构和重排发现后不久,1984 年,马克·戴维斯(Mark Davis)和 Chien Saito 等成功克隆了 T 细胞受体(TCR)基因。由于 Susumu 所取得的卓越成就,他被授予 1987 年诺贝尔生理学或医学奖。

五、免疫应答机制的综合研究

(一)自我-非己识别理论

无论是固有免疫还是适应性免疫,都存在免疫系统对自我与非己的识别问题,这是免疫学理论的核心,也是一代又一代免疫学家致力解决的科学问题。迄今,自我-非己辨别模式假说仍是阐释识别机制的权威理论之一。该模式源于克隆选择学说的基本思想,即自身应答性的淋巴细胞在胚胎发育时期就已被清除。

1969 年,Brescher 和考恩(Cohn)创立了双信号学说,这一学说后来被 Langman 和 Cohn 所更新和发展。他们假定,仅仅有抗原识别的第一信号而没有辅助性的第二信号将导致 B 细胞死亡。1974 年,Lafferty 和 Cunningham 对双信号学说进行修订,创立了 T 细胞活化的双信号学说,即 T 细胞活化需要抗原提呈细胞提供的非特异性的共刺激信号(第二信号)和特异性的抗原刺激信号(第一信号),单独第一信号的刺激将导致 T 细胞发生耐受。1989 年,查尔斯·詹韦(Charles Janeway)进一步提出,天然免疫系统可辨别"感染非己"和"非感染非己"。他将天然免疫针对的主要靶分子称为病原体相关分子模式,相对应的识别受体称为模式识别受体。病原体相关分子模式(pathogen associated molecular pattern, PAMP)是病原体生存极为根本和极为保守的结构。抗原提呈细胞如巨噬细胞吞噬、内化细菌,将细菌某些蛋白质处理形成抗原肽-MHC 分子复合物,表达至细胞膜表面,同时上调细胞膜上的辅助刺激因子,为 T 细胞活化提供第一信号和第二信号。1998 年发现的 Toll 样受体(TLR)是一类模式识别受体,Toll 样受体家族与果蝇的 Toll 蛋白家族在结构上具有高度同源性,通过识别不同病原体的病原体相关分子模式在抗感染的天然免疫中发挥重要作用。目前已报道的 Toll 样受体已达 11 种,其中对 Janeway 等在 1997 年发现的 TLR4 分子的研究最为深入和全面。TLR4 蛋白的研究已成为免疫学乃至生命科学研究的热点,其成果被列为当年十大生物科学重要进展之一。对 Toll 样受体及病原体相关分子模式的发现彻底消除了人们对于病原体不断进化突变而使免疫系统识别有效性逐步减弱的担忧。布鲁斯·博伊特勒(Bruce Beutler)和朱尔斯·霍夫曼(Jules A. Hoffmann)也由于对 TLR 的研究获得 2011 年诺贝尔生理学或医学奖。

(二)MHC 限制性学说

1954 年,Mitchison 推测,只有当皮肤致敏抗原存在于自体细胞表面时,才能被 T 细胞识别,对于其他外来抗原亦是如此;Sherwood Lawrence 认为只有当病毒抗原与自身抗原结合才能被免疫系统识别。后来,澳大利亚兽医彼德·查尔斯·杜赫提(Peter Charles Doherty)和瑞士免疫学家罗夫·马丁·辛克纳吉(Rolf Martin Zinkernagel)在合作研究小鼠的淋巴细胞性脉络丛脑膜炎(lymphocytic choriomeningitis, ICM)CTL 的损伤机制时发现,当同一品系的小鼠体内产生 CTL 时,该品系小鼠的病毒感染细胞可被有效杀伤;当 CTL 与病毒感染的靶细胞分别来自不同品系的小鼠时,靶细胞通常不能被有效杀伤。由此 Doherty 和 Zinkernagel 认为,CTL 发挥作用的前提条件是既要识别靶细胞上的病毒标志,又要识别细胞表面正常表达的 MHC 分子。这就是著名的 T 细胞"双重识别"和 MHC 限制性学说。1996 年,Doherty 和 Zinkernagel 因阐明了 CTL 识别感染细胞时具有 MHC 限制性而共享了当年的诺贝尔生理学或医学奖,他们的研究对人类征服自身免疫病产生了巨大影响。

(三)独特型免疫网络学说阐释免疫调控机制

丹麦免疫学家尼尔斯·杰尼(Niels Kaj Jerne)被誉为现代免疫学之父。他提出的抗体生成天然选择学说、抗体多样性的学说和免疫网络学说,为现代免疫学的建立奠定了坚实的基础。1974 年,他提出了关于免疫调节的独特型免疫网络学说。该学说认为抗原刺激机体产生的抗体和淋巴细胞的抗原受体通过其独特型决定簇诱导抗独特型抗体的产生,而抗独特型抗体的决定簇又相继诱导抗抗独特型抗体的产生。以此类推,抗体和淋巴细胞通过独特型决定簇和抗独特型抗体相互识别、相互作用而连接成网络。此网络的主要作用是抑制抗体的持续产生,使抗体浓度维持在一定的水平,维持机体的自稳状态。免疫网络学说被实验所证实,有力地促进了基础免疫学的研究和发展。由于对免疫调控机制的研究,Jerne 荣获了 1984 年诺贝尔生理学或医学奖。

六、临床免疫的研究拓展了免疫学领域

(一)变态反应

法国生理学家夏尔·罗贝尔·里歇特(Charles Robert Richet)是过敏反应研究的开创者。19 世纪末,人们发现应用动物来源的血清进行临床治疗会导致患者出现血清病,严重者会发生休克。Richet 也发现,对结核病患者皮肤进行划痕试验,会导致其局部出现明显的炎症病理改变。他把这类由免疫应答所致的疾病称为变态反应,从而揭示了异常的免疫应答将对机体产生不利的影响。Richet 因此获得了 1913 年的诺贝尔生理学或医学奖。

后来,瑞士的生理学家达尼埃尔·博韦(Daniel Bovet)发现了组胺是过敏反应中最主要的因子,在此基础上他开始寻找可以对抗组胺的药物,最终发现了对哮喘和枯草热有显著疗效的制剂。由于在治疗过敏症方面的重大贡献,他荣获了 1957 年诺贝尔生理学或医学奖。

20 世纪初,奥地利生理学家卡尔·兰德斯坦纳(Karl Landsteiner)发现了人红细胞表面糖蛋白所连接的糖链末端寡糖结构差异决定了 ABO 血型,并将此成果应用于临床,避免了不同血型输血引起的输血反应。

(二)获得性免疫耐受的发现促进了移植免疫

英国生物化学家 Medawar 深受 Burnet 抗体生成克隆选择假说的启发,研究了家畜色素沉着及同种皮肤移植。他推测,机体出生前进行细胞交换可使其出生后对移植物产生耐受。1953 年他发现,给小鼠胚胎注入不同品系小鼠的组织细胞,其发育成熟后,再把最初供给组织细胞的相同品系小鼠的组织移植给它时会显示出对移植物的耐受;相反,胚胎期未经注射组织细胞的小鼠则产生排斥,由此证明了出生前的注射处理是产生获得性免疫耐受的基础。这不仅证实了 Burnet 的假说,也提示了同种移植物的应用原理。这一发现对器官移植的临床研究起到极大的促进作用。美国外科医生爱德华·约瑟夫·默里(Joseph Murray)于 1954 年首次进行了世界第一例肾移植并获得成功,两年后美国医生唐纳尔·托马斯(Edward Donnall Thomas)联合使用免疫抑制药物使骨髓移植获得成功,两人获得 1990 年诺贝尔生理学或医学奖。由于在皮肤移植等免疫

学方面的卓越成就，Medawar 获得了 1960 年诺贝尔生理学或医学奖。

第五节　医学免疫学发展趋势

中国共产党第二十次全国人民代表大会对推进健康中国建设作出了重要部署，强调要"把保障人民健康放在优先发展的战略位置，完善人民健康促进政策"。免疫学学术成果满足了当今重大的医学需求，不但为肿瘤、器官移植、心脑疾病、变态反应、自身免疫病、免疫缺陷病的诊断、预防和治疗提供重要的理论指导和技术支持，而且可能成为最终解决上述疾病的重要策略与手段来源。

近十多年来，免疫学研究的一个重要发展特色是整合与细化。整合之处在于将免疫学理论和实践与其他生命科学、医学学科相融合，创建新的基础免疫学理论和新的免疫学技术，并解决了生物医学领域中的重大难题。免疫学与基因组学、蛋白质组学等新兴学科的结合可能产生新的理论突破，其独特的方法和手段可为未来的医学乃至生命科学的发展提供关键性技术平台；细化之处在于基础免疫学、临床免疫学、免疫学技术的三大研究领域继续向纵深发展，使人们对于免疫细胞、免疫分子、基因网络的组成和动态调控以及作用机制的认识更加细微与精密。目前免疫学的发展趋势主要体现在以下几方面。

1. 基础免疫学的研究更加深入和广泛　免疫学的研究从原来的细胞水平深入分子和基因水平，免疫学理论将得到极大的丰富和完善，同时也会产生新的研究方向和热点。其中主要的前沿热点有：① 免疫识别的结构基础与相关机制；② 免疫细胞及其新型亚群的研究；③ 免疫调节的细胞与分子机制研究；④ 免疫治疗；⑤ 免疫记忆；⑥ microRNA 与免疫细胞分化发育及免疫应答的调控；⑦ 炎性复合物与炎症和天然免疫调控的研究；⑧ 表观遗传学与免疫细胞分化以及在自身免疫病发病机制中的研究；⑨ 系统生物学与免疫学研究的拓展和深入；⑩ 免疫系统与免疫应答过程的可视化研究。当今的免疫学家掌握着前所未有的丰富的资料和先进的研究手段，因此比以往更深刻地体会到免疫应答的复杂性，才会用动态、辩证和发展的眼光看待丰富多彩的免疫应答世界。

2. 免疫学在临床的应用价值更为明显　免疫学理论几乎渗透到临床的每一个学科，采用免疫学的技术和方法预防和诊治疾病越来越得到重视。目前，临床免疫学研究的热点包括应用基础免疫学的研究成果阐释肿瘤、感染、移植排斥、自身免疫病等重要疾病的发生机制，建立特异性预防和治疗措施，研制和开发新型疫苗和免疫相关生物制品等。

3. 基础免疫学与临床免疫学结合更加紧密　基础研究与应用研究并重且紧密结合，两者相辅相成：基础免疫学为众多免疫相关性疾病的发生机制和治疗措施的研究提供理论指导，如 HIV 疫苗研制、类风湿关节炎的靶向药物治疗等；另外，临床免疫学的实际问题也为基础免疫学的发展提出了新的需求。

4. 免疫学与其他医学及生命学科的交叉融合　例如，免疫学和生物信息学、结构生物学的交叉在分子、原子水平研究免疫识别、免疫反应的发生机制，这些都将有助于从基础免疫学方面加深对经典免疫学理论的认识。在研究方法与方式上，会更加注重整体性的思路。

本章小结

医学免疫学是一门专门研究人体免疫系统结构与功能、免疫相关疾病发生机制及免疫学诊断与防治手段的生命科学。机体的免疫功能主要有免疫防御、免疫监视和免疫自稳。人体由免疫系统来执行免疫功能。免疫系统包括免疫组织和器官、免疫细胞和免疫分子。免疫应答可分为固有免疫和适应性免疫。适应性免疫又可分为体液免疫和细胞免疫两种类型。适应性免疫包括识别、活化增殖和效应三个阶段，与固有免疫相比，具有特异性、多样性和记忆性三大特点。异常免疫应答可导致多种免疫相关疾病的发生；免疫诊断已成为临床诊断疾病的最重要方法之一;通过接种疫苗,预防乃至消灭传染病是免疫学一项重要任务,免疫生物治疗已成为临床治疗多种疾病的重要手段。免疫学对现代生命科学和医学的形成与发展产生了至关重要的影响。免疫学研究的发展特色是整合与细化。

思考题

1. 名词解释

　　免疫、医学免疫学、免疫应答、病原体相关分子模式。

2. 简答题

　　(1)免疫系统有哪些功能?

　　(2)克隆选择学说的基本内容是什么?

　　(3)适应性免疫应答有哪些类别?

(邬于川)

┄┄┄ 第一章数字资源 ┄┄┄┄┄┄┄┄┄┄┄┄┄┄┄┄┄┄┄┄┄┄┄┄┄

第一章
课件

第一章
微课

第二章

免疫器官和组织

　　免疫器官和组织是免疫系统的重要组成部分。免疫组织(immune tissue)又称淋巴组织(lymphoid tissue),广泛分布在机体各个部位。其中在消化道、呼吸道、泌尿生殖道等黏膜下有大量非包膜化弥散性的淋巴组织(diffuse lymphoid tissue)和淋巴小结(lymphoid nodule),构成黏膜相关淋巴组织,其在黏膜局部抗感染免疫中发挥主要作用。此外,皮肤相关淋巴组织在抵御微生物经皮肤侵袭机体后产生局部免疫方面也起到重要作用。淋巴组织构成了胸腺、脾脏、淋巴结等包膜化淋巴器官(lymphoid organ)的主要成分。淋巴器官因其具有免疫功能,又被称为免疫器官(immune organ)。免疫器官按其功能不同,可分为两类:① 中枢免疫器官(central immune organ)或初级淋巴器官(primary lymphoid organ),包括胸腺、骨髓和腔上囊(禽类),多能造血干细胞在这些部位产生,并发育为成熟免疫细胞。② 外周免疫器官(peripheral immune organ)或次级淋巴器官(secondary lymphoid organ),包括淋巴结、脾脏及黏膜免疫系统等,有成熟免疫细胞定居,并接受抗原刺激产生免疫应答(图 2-1)。在中枢免疫器官内,淋巴细胞表达抗原受体,获得相应表型(phenotype)和功能性成熟(functional maturity)。在中枢免疫器官内发育成熟的淋巴细胞迁移到外周免疫组织内,产生针对外源性抗原的免疫应答。血液和淋巴循环一方面使中枢免疫器官与外周免疫器官发生联系,将发育成熟的淋巴细胞输送到外周免疫器官内;另一方面,使外周免疫器官间的免疫细胞得以循环,为免疫细胞动员、抗原接触部位的免疫细胞募集、抗原提呈细胞携带抗原至淋巴组织等特异性免疫应答的产生与发展提供必要条件。

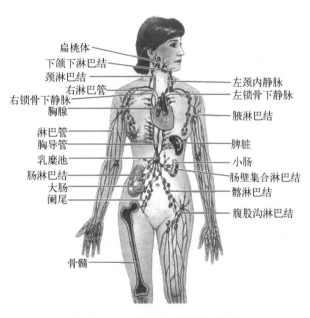

扁桃体
下颌下淋巴结
颈淋巴结
右淋巴管
右锁骨下静脉
胸腺
淋巴管
胸导管
乳糜池
肠淋巴结
大肠
阑尾
骨髓

左颈内静脉
左锁骨下静脉
腋淋巴结
脾脏
小肠
肠壁集合淋巴结
髂淋巴结
腹股沟淋巴结

图 2-1　人体的免疫器官和组织

第一节　中枢免疫器官

　　中枢免疫器官是免疫细胞发生、分化、发育和成熟的场所。人或其他哺乳类动物的中枢免疫器官包括胸腺、骨髓。鸟类的腔上囊(又称法氏囊)是 B 细胞分化发育的场所。

一、骨髓

　　骨髓(bone marrow)是造血器官,可生成多能造血干细胞,是各种血细胞的发源地,也是 B 细胞发育、分化和成熟的场所。

1. 骨髓的结构与造血微环境　骨髓位于骨髓腔中,分为红骨髓和黄骨髓。红骨髓位于骨松质腔隙中,呈海绵样,主要由结缔组织、血管、神经和造血实质细胞组成,具有活跃的造血功能。骨髓中有丰富的血管系统,如血窦,其内有成熟血细胞。骨髓实质位于血窦间,称血索,由造血细胞聚集而成。骨髓功能的发挥与其微环境有密切的关系。骨髓的微环境是指造血细胞周围的微血管系统、末梢神经、网状细胞、基质细胞以及它们所表达的表面分子和所分泌的细胞因子。其组分是介导造血干细胞黏附、分化、发育、参与淋巴细胞迁移和成熟的必要条件。

2. 骨髓的功能　骨髓是人和哺乳动物的造血器官,具有如下功能:

(1) 造血功能:血细胞在骨髓中生长、分裂及其分化的过程称为造血(hematopoiesis)。在骨髓微环境中,骨髓多能造血干细胞首先分化为髓样祖细胞(myeloid progenitor)和淋巴样祖细胞(lymphoid progenitor)。前者进一步分化成熟为粒细胞、单核细胞、树突状细胞、红细胞和血小板;后者则发育为各种淋巴细胞(T 细胞、B 细胞、NK 细胞)的前体细胞。

(2) B 细胞分化成熟的场所:在骨髓中产生各种淋巴细胞的祖细胞及前体细胞循不同途径分化发育,一部分随血流进胸腺,发育为成熟的 T 细胞;另一部分则在骨髓内继续分化为成熟 B 细胞。在 B 细胞发育过程中,B 细胞前体与骨板的骨内膜相邻,每个 B 细胞前体在免疫球蛋白基因重排阶段可产生多至 64 个后代细胞。然后迁移至松质骨腔内,到达静脉窦腔中。B 细胞前体与骨髓基质的网状细胞(成纤维细胞、内皮细胞、肌纤维细胞)密切接触,后者通过分泌 IL-7 来促进 B 细胞的发育。75% 以上的发育 B 细胞发生凋亡,被巨噬细胞吞噬。阳性选择使具有免疫球蛋白基因重排的 B 细胞得以存活,继续发育。阴性选择则清除了自身反应性 B 细胞克隆。

(3) 再次体液免疫应答中抗体产生的主要场所:外周免疫器官(如脾脏和淋巴结)是产生初次免疫应答的主要场所,而骨髓是产生抗体和发生再次免疫应答的主要部位。其机制为初次应答中产生的记忆 B 细胞定居于外周免疫器官,其接受相同抗原刺激后被激活,分化为浆细胞,后者经淋巴液和血液进入骨髓,在此进一步分化为成熟浆细胞,并产生抗体。抗原再次免疫动物后,外周免疫器官可快速应答,但产生抗体持续时间短;而骨髓可缓慢、持久地产生大量抗体,并成为血清抗体的主要来源。因此,从这点意义上说,骨髓既是中枢免疫器官,又是外周免疫器官。

由于骨髓是人体极为重要的造血器官和免疫器官,骨髓功能缺陷时,不但会严重损害机体的造血功能,而且将导致严重的细胞免疫和体液免疫功能缺陷。例如,大剂量放射线照射可使机体的造血功能和免疫功能同时受到抑制或丧失功能,这时只有植入正常骨髓才能重建造血和免疫功能。另外,利用免疫重建,将免疫功能正常个体的造血干细胞或淋巴干细胞移植给免疫缺陷个体,使后者的造血功能和免疫功能全部或部分得到恢复,可用于治疗免疫缺陷病和白血病等。

二、胸腺

胸腺(thymus)是 T 细胞分化、发育、成熟的场所。胸腺由胚胎期第Ⅲ对(某些物种也包括第Ⅳ对)咽囊及相对应的鳃沟发育而成,位于胸腔纵隔上部、胸骨后方。人类胸腺的大小和结构随年龄不同而有明显差别。新生期胸腺重量 15～20 g,幼年期后体积迅速增大,至青春期达高峰(30～40 g),此后随年龄增长而逐渐萎缩退化,在老年期大部分为脂肪组织所取代,功能衰退。其功能状态直接决定机体细胞免疫功能,并间接影响体液免疫功能。

(一) 胸腺的结构

哺乳动物的胸腺为实质性器官,分为左右两叶。表面有结缔组织被膜包裹,其被膜伸入胸腺的实质,将其分为若干胸腺小叶。小叶的外层为皮质区,内部为髓质区。皮质-髓质交界处富含血管,祖 T 细胞由此处进入胸腺,然后移行到胸腺被膜下的皮质,再由皮质向髓质迁移(图 2-2)。

1. 皮质　胸腺皮质分为浅皮质区(outer cortex)和深皮质区(inter cortex),由密集的胸腺细胞组成,其中 85%～90% 为未成熟的处于增殖状态的 T 细胞,并存在少量胸腺上皮细胞(thymus epithelial cell, TEC)、巨噬细胞和树突状细胞等。胸腺浅皮质区内的胸腺上皮细胞可包绕胸腺细胞，也称为胸腺抚育细胞（thymus nursing cell），在胸腺细胞分化中发挥重要作用。深皮质区内主要为体积较小的皮质胸腺细胞。

2. 髓质 在胸腺髓质，胸腺上皮细胞形成簇样结构，并存在稀疏分布的较成熟的胸腺细胞、巨噬细胞和树突状细胞。髓质内常见的哈索尔小体（Hassall's corpuscle）是胸腺特征性结构，由密集成漩涡样的胸腺上皮细胞组成。哈索尔小体在胸腺发生炎症或肿瘤时消失。

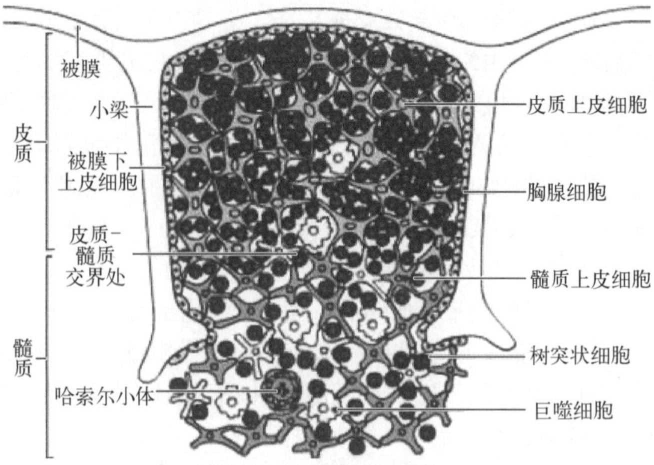

（二）胸腺微环境

图 2-2 胸腺的结构

胸腺微环境由胸腺基质细胞（thymus stromal cell, TSC）、细胞外基质及局部活性物质组成，在胸腺细胞分化过程的不同环节均发挥重要作用。

胸腺上皮细胞是胸腺微环境最重要的组分，可通过以下两种方式参与胸腺细胞的分化。

1. 分泌细胞因子和胸腺激素 胸腺上皮细胞可产生多种细胞因子，如干细胞因子、白细胞介素-1、白细胞介素-2、白细胞介素-6 和趋化因子等，通过与胸腺细胞表面相应受体结合，调节胸腺细胞发育和细胞间相互作用。胸腺上皮细胞分泌的胸腺激素主要有胸腺素（thymosin）、胸腺刺激素（thymulin）、胸腺生成素（thymopoietin, TP）等，具有促进胸腺细胞增殖、分化和发育等功能。

2. 与胸腺细胞直接接触 上皮细胞与胸腺细胞通过细胞表面黏附分子及其配体、细胞因子及其受体、辅助受体及其配体、抗原肽-MHC 分子复合物与 TCR 的结合，诱导和促进胸腺细胞的分化、发育和成熟。

另外，细胞外基质也是胸腺微环境的重要组成部分，可促进上皮细胞与胸腺细胞接触，并参与胸腺细胞在胸腺内移行和成熟。

（三）胸腺的功能

1. T 细胞分化、成熟的场所 胸腺是 T 细胞（特别是 αβT 细胞）发育的主要场所。在胸腺产生的某些细胞因子作用下，从骨髓迁入胸腺的前 T 细胞循被膜下→皮质→髓质移行，在独特的胸腺微环境作用下，经历复杂的选择性发育（阳性选择和阴性选择）过程。在此过程中，超过 95% 的胸腺细胞死亡，仅不足 5% 的细胞分化为成熟 T 细胞，其特征为表达成熟抗原受体（TCR）；表型为 CD4$^+$ 或 CD8$^+$；获得 MHC 限制性；获得自身耐受性。发育成熟的单阳性 T 细胞进入血循环，定居于外周免疫器官。

2. 免疫调节功能 胸腺基质细胞可产生多种细胞因子和胸腺激素，不仅能促进胸腺细胞的分化发育，对外周免疫器官和免疫细胞也具有调节作用。

3. 自身耐受的建立与维持 T 细胞在胸腺发育过程中，自身反应性 T 细胞通过其抗原受体（TCR）与胸腺基质细胞表面表达的自身抗原肽-MHC 分子复合物发生高亲和力结合，引发阴性选择，启动细胞凋亡，导致自身反应性 T 细胞克隆清除或被抑制，形成对自身抗原的中枢免疫耐受。若胸腺基质细胞缺陷或阴性选择机制异常，则可能导致自身免疫病的发生。

第二节　外周免疫器官和组织

外周免疫器官是成熟淋巴细胞（T 细胞、B 细胞）定居的场所，也是淋巴细胞针对外来抗原产生免疫应答的主要部位。外周免疫器官包括淋巴结、脾脏以及皮肤和黏膜相关淋巴组织等。

一、淋巴结

淋巴结（lymph node）是小结状包膜化淋巴组织，是结构最完备的外周免疫器官，形似蚕豆，直径 1～25 mm。人体有 500~600 个淋巴结。主要分布于非黏膜部位的淋巴管道汇聚处：在身体浅表部位，淋巴结常位于凹陷隐蔽处，如颈部、腋窝、腹股沟等处；内脏的淋巴结多成群存在于器官门附近，沿血管干排列，如肺门淋巴结。

（一）淋巴结的结构

淋巴结表面覆盖有致密的结缔组织被膜，多条输入淋巴管（afferent lymphatic vessel）通向被膜下窦。被膜结缔组织深入实质，构成小梁（trabecula），形成淋巴结的支架，淋巴结的实质是由皮质区和髓质区两个部分组成。

1. **皮质区** 由淋巴滤泡、散在淋巴细胞和皮质淋巴窦构成，可分为浅皮质区和深皮质区。靠近被膜下为浅皮质区，是 B 细胞定居的场所，称为非胸腺依赖区（thymus independent area）。在该区内，大量 B 细胞与巨噬细胞、滤泡树突状细胞聚集并形成初级淋巴滤泡（primary lymphoid follicle），或称淋巴小结（lymph nodule），主要含静止的初始 B 细胞；受抗原刺激后，淋巴滤泡内出现生发中心（germinal center, GC），称为次级淋巴滤泡（secondary lymphoid follicle），内含大量增殖分化的 B 淋巴母细胞，后者向内迁移至髓质转化为浆细胞，可产生特异性抗体。浅皮质区与髓质之间的深皮质区又称副皮质区（paracortex area），副皮质区是 T 细胞定居的场所，称为胸腺依赖区（thymus dependent area）。副皮质区的 T 细胞多为 CD4$^+$T 细胞，少数为 CD8$^+$T 细胞；副皮质区还有并指树突状细胞，它具有抗原提呈功能。深皮质区中的毛细血管后微静脉（post capillary venule, PCV）又称高内皮细胞小静脉（high endothelial venule, HEV），在淋巴细胞再循环中起重要作用（图 2-3）。

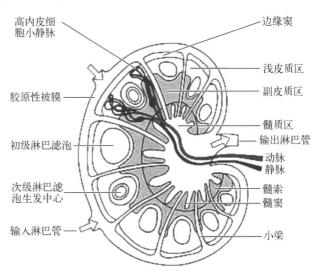

图 2-3 淋巴结的组织结构

2. **髓质区** 包括由致密淋巴组织构成的髓索和髓窦。淋巴从输入淋巴管进入淋巴结，依次流经皮质淋巴窦和髓索，最后经输出淋巴管离开淋巴结。

（二）淋巴结的功能

1. **免疫细胞定居的场所** 淋巴结内广泛分布着 T、B 细胞：T 细胞主要分布于副皮质区；B 细胞主要分布于浅皮质区；髓质中 T、B 细胞均有分布，但以 T 细胞为主。其中，T 细胞约占淋巴结内淋巴细胞总数的 75%，B 细胞约占 25%。

2. **免疫应答发生的场所** 抗原提呈细胞携带所摄取的抗原进入淋巴结，将已被加工、处理的抗原提呈给淋巴结内的 T 细胞，使之活化、增殖、分化，故淋巴结是发生免疫应答的主要场所。

3. **参与淋巴细胞再循环** 副皮质中的高内皮细胞小静脉在淋巴细胞再循环中起重要作用。淋巴细胞穿过高内皮细胞小静脉；离开血液循环进入淋巴结，向髓质移动，最终通过输出淋巴管引流至胸导管或右淋巴管，然后再回到血液循环。完成此循环需要 24~48 h。

4. **过滤作用** 从回流区进入淋巴结的淋巴液通常携带抗原物质，如病原微生物、毒素、癌细胞或其他有害异物等，它们缓慢流经淋巴结时，可被巨噬细胞和抗体清除，使淋巴液进入血液时无异物。细菌毒力和宿主免疫力等因素可影响淋巴结的过滤能力。

二、脾脏

脾脏（spleen）是胚胎期的造血器官，为机体最大的外周免疫器官。

（一）脾脏的结构

脾脏不与淋巴管道直接相连，也无淋巴窦，但有大量的血窦。脾脏外层为结缔组织被膜，被膜向内伸入脾脏实质形成小梁，并与网状结构一起构成脾脏的两类组织：白髓和红髓。

1. 白髓（white pulp）　由致密淋巴组织组成，包括动脉周围淋巴鞘和淋巴滤泡。脾脏由一条脾脏动脉维持血液供应，在脾门穿入，分为许多小分支，随小梁走行，称为小梁动脉。小梁动脉的分支进入脾脏实质，称为中央动脉。中央动脉周围有厚层淋巴组织围绕，称为动脉周围淋巴鞘（periarterial lymphatic sheath，PALS），主要由密集的 T 细胞构成，也含有少量 DC 及巨噬细胞，为 T 细胞区。在动脉周围淋巴鞘的旁侧有淋巴小结，又称脾小结（splenic nodule），为 B 细胞区，内含有大量 B 细胞及少量巨噬细胞和滤泡树突状细胞（follicular dendritic cell，FDC）。淋巴滤泡可分为初级滤泡和次级滤泡。未受抗原刺激时为初级滤泡，受抗原刺激后为次级滤泡，内含有生发中心，由抗原活化处于增殖状态的 B 细胞、记忆 B 细胞、滤泡树突状细胞和巨噬细胞组成。

2. 红髓（red pulp）　分布在被膜下、小梁周围和边缘外侧的广大区域，由脾索（splenic cord）和血窦（splenic sinus）组成。脾索为索条状组织，主要含 B 细胞、浆细胞、巨噬细胞和树突状细胞。脾索之间为脾血窦，其内充满血液。脾索和血窦中的巨噬细胞能吞噬和清除衰老的血细胞、抗原-抗体复合物或其他异物，并有抗原提呈作用。

红髓部分居多，围绕白髓，两者交界的狭窄区域称为边缘区，内含 T 细胞、B 细胞和较多的巨噬细胞。识别非 T 细胞依赖性抗原（如多糖）的 B 细胞在边缘区内。巨噬细胞和滤泡树突状细胞将抗原展示给 B 细胞。B 细胞和其他淋巴细胞可经中央动脉的毛细血管分支自由进出动脉周围淋巴鞘，故边缘区是血液及淋巴细胞进出的重要通道。

（二）脾脏的功能

1. 免疫细胞定居的场所　成熟的淋巴细胞可定居于脾脏。其中，B 细胞约占脾脏淋巴细胞总数的 60%，T 细胞约占 40%。

2. 免疫应答发生的场所　脾脏也是淋巴细胞接受抗原刺激并发生免疫应答的重要部位。在免疫系统中，脾脏主要对血源性抗原产生免疫应答。微生物一旦进入血液循环，必然流经脾脏，其抗原可刺激 T 细胞和 B 细胞，产生效应 T 细胞和抗体产生细胞——浆细胞，并分泌抗体，再经过效应机制清除微生物。

脾脏与淋巴结功能的区别在于：前者是对血源性抗原产生免疫应答的主要场所，而后者是对淋巴液的抗原产生应答的主要场所。

3. 合成生物活性物质　脾脏可以合成并分泌补体、干扰素等生物活性物质。

4. 过滤作用　脾脏红髓中巨噬细胞负责清除血液中的病原体、衰老死亡的自身细胞、某些退变细胞及免疫复合物等，从而使血液得到净化。因此，脾脏切除的个体对菌血症和脓毒症十分敏感。脾脏中的巨噬细胞可吞噬抗体包被的微生物。

三、皮肤和黏膜相关淋巴组织

近年来的研究证实，免疫细胞不但存在于淋巴结和脾脏，而且广泛分布于皮肤和黏膜组织，主要包括皮肤相关淋巴组织和黏膜相关淋巴组织。

（一）皮肤相关淋巴组织

皮肤是机体最大的器官，也是机体与外环境之间重要的生理屏障。皮肤含淋巴细胞和抗原提呈细胞组成的特化的皮肤相关淋巴组织。皮肤相关淋巴组织又称皮肤免疫系统，许多病原微生物通过皮肤侵入机体。因此，皮肤的局部免疫作用十分重要。皮肤相关淋巴组织包含存在于皮肤真皮中的朗格汉斯细胞（Langerhans cell，L 细胞）、巨噬细胞和肥大细胞等，担负始动免疫应答的作用。

（二）黏膜相关淋巴组织

黏膜相关淋巴组织又称黏膜免疫系统，是全身免疫系统的一个重要组成部分，由黏膜局部的黏膜相关淋巴组织及免疫细胞组成，主要对经黏膜表面进入的微生物产生应答，抵抗微生物对机体的侵袭。黏膜相关淋巴组织可根据其存在的特点，分为两种类型：① 具有一定结构的黏膜淋巴滤泡，主要生成分泌型 IgA 的 B 细胞，如肠道黏膜集合淋巴结、扁桃体等；② 广泛分布于黏膜固有层中的弥散的黏膜淋巴组织，是活化的免疫细胞发生免疫效应的部位。

黏膜系统在机体免疫防御中的重要性表现为：① 人体黏膜表面积约 400 m^2，是阻止病原微生物等侵入机体的主要物理屏障；② 机体近 50% 的淋巴组织存在于黏膜系统，故黏膜相关淋巴组织被视为执行局部特异性免疫功能的主要部位。

1. 黏膜相关淋巴组织的组成

（1）鼻相关淋巴组织：由鼻后部淋巴组织和 Waldeyer 咽淋巴环（Waldeyer's pharyngeal ring）相关的淋巴组织（如鼻咽扁桃体、腭扁桃体和舌扁桃体）组成，其结构类似于淋巴结，但缺乏被膜和输入淋巴管。鼻相关淋巴结的淋巴细胞位于鼻咽和软腭鳞状上皮下，由于所处解剖位置，可直接接触空气和食物中的抗原。其主要作用是抵御经空气传播的微生物感染。

（2）肠相关淋巴组织：包括派尔集合淋巴结、淋巴滤泡、上皮内淋巴细胞和固有层淋巴组织等，其主要作用是抵御侵入肠道的病原微生物感染。其具体组织结构见图 2-4。

某些派尔集合淋巴结表面的上皮细胞特化成为膜上皮细胞，即微皱褶细胞（microfold cell，M 细胞），又称特化的抗原转运细胞（specialized antigen transporting cell）。微皱褶细胞的基底部凹陷成小袋，其中容纳 T 细胞、B 细胞、巨噬细胞、树突状细胞等。微皱褶细胞缺乏厚的表面多糖被，不能分泌黏液，所以微皱褶细胞比肠细胞更易接近颗粒物质。微皱褶细胞可通过吸附、胞饮或内吞等方式摄入肠道内抗原分子，并将未降解的抗原转运给小袋中的巨噬细胞，由后者携带抗原至派尔集合淋巴结，引发黏膜免疫应答（图 2-5）。

（3）支气管相关淋巴组织：主要分布于各肺叶的支气管上皮下，其结构与派尔集合淋巴结相似，由组成滤泡的淋巴细胞团聚集构成。抗原被支气管黏膜上皮细胞摄取，通过抗原提呈细胞及膜细胞将抗原转输给淋巴细胞，滤泡中淋巴细胞受抗原刺激常增生成生发中心，其中主要是 B 细胞。

黏膜免疫系统对经口进入的抗原的免疫应答在许多方面都与在机体其他部位遇到的抗原的免疫应答有所不同。其中两个最显著的不同是：① 产生同黏膜相关的高水平的分泌型 IgA 抗体；② 用蛋白质抗原经口免疫具有

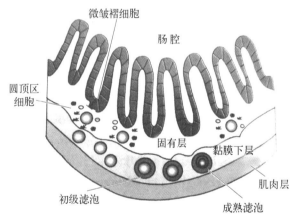

图 2-4 肠相关淋巴组织结构示意图

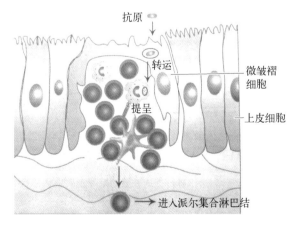

图 2-5 肠黏膜微皱褶细胞的功能示意图

诱导 T 细胞免疫耐受的倾向。

2. 黏膜相关淋巴组织的功能及其特点

（1）参与黏膜局部免疫应答：黏膜相关淋巴组织在消化道、呼吸道及泌尿生殖道黏膜构成了一道免疫屏障，是产生局部特异性免疫应答的主要场所，在黏膜局部抗感染免疫防御中发挥关键作用。

（2）产生分泌型 IgA：分泌型 IgA 在抵御消化道和呼吸道病原体侵袭中发挥关键作用，也是婴儿通过母乳获得被动免疫的关键成分。肠腔黏膜的表面积极大，可产生大量的分泌型 IgA，正常成人每日约分泌 3 g 分泌型 IgA，占输出抗体总量的 60%～70%。黏膜相关淋巴组织中的 B 细胞多为产生分泌型 IgA 的 B 细胞，其原因为：① 表达 IgA 的 B 细胞趋向定居于派尔集合淋巴结和固有层淋巴组织，其机制不明；② 与其他淋巴组织相比，派尔集合淋巴结含有更多可产生大量白细胞介素-5（分泌型 IgA 增强因子）的 Th2 细胞。B 细胞在黏膜局部受抗原刺激后所产生的分泌型 IgA 借助 J 链形成的二聚体，一旦分泌至固有层，即由分泌片经上皮细胞转运至肠腔。分泌片也参与将分泌型 IgA 分泌至胆汁、乳汁及唾液中。此外，分泌片也可将 IgM 转运至肠腔。

（3）参与口服蛋白抗原介导免疫耐受：口服蛋白质抗原刺激黏膜相关淋巴组织后，常导致免疫耐受。其机制为：① 口服蛋白抗原可诱导调节性 T 细胞活化，并分泌转化生长因子-β（transforming growth factor-β，TGF-β）及白细胞介素-10 等，后者可非特异性抑制针对特定抗原的 B 细胞增殖。此效应又称旁观者抑制，即通过诱导对无关抗原的耐受而抑制针对另一个抗原的适应性免疫应答；② 口服大剂量蛋白抗原导致 T 细胞克隆失能，类似于抗原提呈细胞表面共刺激分子表达缺陷的效应。

口服蛋白抗原诱导耐受的生物学意义在于：① 可阻止机体对肠腔内共栖的正常菌群产生免疫应答，而这些菌群的存在是正常消化和吸收功能所必需的；② 通过口服蛋白抗原诱导机体对该抗原形成特异性无反应性，可为治疗自身免疫病提供新途径。

第三节　淋巴细胞再循环与归巢

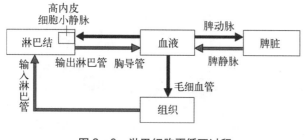

图 2-6　淋巴细胞再循环过程

血流中的淋巴细胞经高内皮细胞小静脉离开血液循环进入淋巴结定居，并通过输出淋巴管入胸导管返回血液循环；血流中的淋巴细胞经脾动脉穿过血管壁进入白髓，然后移向脾索、脾血窦，最后经脾静脉返回血液循环；血流中的淋巴细胞随血流进入毛细血管，穿出毛细血管壁进入组织，并通过输入淋巴管回流至淋巴结

随血流来的淋巴细胞穿过高内皮细胞小静脉或其间隙进入淋巴结，由输出淋巴管经淋巴干、胸导管或右淋巴导管进入血液循环，这一过程是淋巴细胞在血液、淋巴液、淋巴器官和组织间周而复始的循环，称为淋巴细胞再循环（lymphocyte recirculation）（图 2-6）。淋巴细胞再循环过程中，某些淋巴细胞亚群可选择性地趋向迁移并定居在外周淋巴组织和器官的特定区域或特定组织，称为淋巴细胞归巢（lymphocyte homing）。其分子基础是淋巴细胞表面的归巢受体（homing receptor）与特定组织高内皮细胞小静脉表面相应的配体分子相互作用的结果。参与再循环的淋巴细胞主要为 T 细胞，约占 80% 以上，其次是 B 细胞。

淋巴细胞再循环的生物学意义在于：① 使机体内的淋巴细胞得以更合理地进行区域分布；② 使淋巴组织内的淋巴细胞得到不断补充，有助于增强机体的免疫功能；③ 有利于淋巴细胞与抗原和抗原提呈细胞的接触；④ 有利于活化的淋巴细胞及时进入炎症发生部位，产生有效的免疫应答。

本章小结

免疫器官按其功能不同可分为中枢免疫器官和外周免疫器官，前者包括胸腺、骨髓和腔上囊（禽类），是免疫细胞发生、分化、发育和成熟的场所;后者包括淋巴结、脾脏以及皮肤和黏膜相关淋巴组织等,是免疫细胞定居和产生免疫应答的场所。正常机体内,成熟淋巴细胞可通过淋巴细胞再循环运行于全身,以增强机体的免疫功能。

思考题

1. 名词解释

   淋巴细胞再循环、淋巴细胞归巢。

2. 简答题

   中枢和外周免疫器官分别包括哪些器官组织? 各有哪些功能?

（高 燕）

第二章数字资源

第二章
课件

第二章
微课

第二篇

抗原和免疫分子

第三章

抗　　原

　　抗原(antigen，Ag)是指一类能与 T、B 细胞的 TCR 或 BCR 结合,促使其增殖、分化、产生抗体或致敏淋巴细胞,并与之结合,进而发挥免疫效应的物质。抗原一般具备两个重要特性:一是免疫原性(immunogenicity),即抗原能刺激机体产生免疫应答,诱导机体产生特异性抗体或致敏淋巴细胞的能力;二是免疫反应性(immunoreactivity),即抗原能与其所诱导产生的特异性抗体或致敏淋巴细胞发生特异性结合的能力。同时具有免疫原性和免疫反应性的物质称免疫原(immunogen),又称为完全抗原(complete antigen),即通常所称的抗原;仅具备免疫反应性的物质,称为不完全抗原(incomplete antigen),又称半抗原(hapten)。

　　一般而言,具有免疫原性的物质均具备免疫反应性,属完全抗原。半抗原若与大分子蛋白质或非抗原性的多聚赖氨酸等载体(carrier)交联或结合也可成为完全抗原。例如,许多小分子化合物及药物属于抗原,其与血清蛋白结合可成为完全抗原,并介导超敏反应(如青霉素过敏)。能诱导变态反应的抗原又称为变应原(allergen);可诱导机体产生免疫耐受的抗原又称为耐受原(tolerogen)。

第一节　抗原的特异性

一、特异性

　　抗原的特异性是指抗原刺激机体产生免疫应答及其与应答产物发生反应所显示的专一性,即某一特定抗原只能刺激机体产生特异性的抗体或致敏淋巴细胞,且仅能与该抗体或淋巴细胞发生特异性结合。决定抗原特异性的结构基础是存在于抗原分子中的抗原表位。抗原特异性是免疫应答中最重要的特点,也是免疫学诊断和免疫学防治的理论依据。

　　1. 抗原表位的概念　抗原分子中决定抗原特异性的特殊化学基团,称为抗原表位(epitope),又称抗原决定簇(antigenic determinant)。抗原表位是与 TCR、BCR 或抗体特异性结合的基本结构单位,通常由 5~17 个氨基酸残基或 5~7 个多糖残基或核苷酸组成。抗原分子上能与抗体分子结合的抗原表位的总数称为抗原结合价(antigenic valence)。天然抗原一般是大分子,含多种、多个抗原表位,是多价抗原,可以和多个抗体分子结合。

　　抗原表位的性质、数目、位置和空间构象决定着抗原表位的特异性。例如,虽然氨苯磺酸、氨苯砷酸和氨苯甲酸在结构上相似,仅一个有机酸基团的差异,但抗氨苯磺酸抗体仅对氨苯磺酸起强烈反应,对氨苯砷酸和氨苯甲酸只起中等和弱反应(表 3-1),这表明化学基团的性质决定了抗原表位的特异性。即使均为氨苯磺酸,但抗间位氨苯磺酸抗体只对间位氨苯磺酸产生强反应,对邻位氨苯磺酸和对位氨苯磺酸仅呈弱反应或无反应,表明了化学基团的位置对抗原表位的作用(表 3-2)。同样,抗右旋、抗左旋和抗消旋酒石酸的抗体仅对相应旋光性的酒石酸起反应,即空间构象与抗原表位的特异性有关。

表3-1 化学基团的性质对抗原表位免疫反应性的影响

半 抗 原	结 构 式	反应强度*
氨苯磺酸	NH₂ ... SO₃H	+++
氨苯砷酸	NH₂ ... AsO₃H	+
氨苯甲酸	NH₂ ... COOH	+/-

* 反应强度是指针对氨苯磺酸的免疫血清与不同半抗原的反应强度。

表3-2 化学基团的位置对抗原表位免疫反应性的影响

半 抗 原	结 构 式	反应强度*
间位氨苯磺酸	NH₂ ... SO₃H	+++
对位氨苯磺酸	NH₂ ... SO₃H	+/-
邻位氨苯磺酸	NH₂ SO₃H	++

* 反应强度是指针对间位氨苯磺酸的免疫血清与不同半抗原的反应强度。

2. 抗原表位的类型 根据抗原表位中氨基酸的空间结构特点,可将其分为顺序表位(sequential epitope)和构象表位(conformational epitope)(图3-1)。前者是由连续排列的短肽构成,又称为线性表位(linear epitope);后者指短肽或多糖残基在空间上形成特定的构象,又称为非线性表位(non-linear epitope)。一般来说,T细胞仅识别由抗原提呈细胞处理加工提呈的线性表位,而B细胞则可识别线性或构象表位。因此,也可根据T细胞、B细胞所识别的抗原表位的不同,将表位分为T细胞表位和B细胞表位。B细胞表位多位于抗原分子的表面,可直接刺激B细胞;T细胞表位可存在于抗原分子的任何部位。T细胞表位和B细胞表位的特性比较见表3-3。

3. 表位-载体作用 在人工抗原中,表位(半抗原)为简单的有机化学分子,与蛋白质载体偶联后,可诱导出抗半抗原抗体。在免疫应答中,B细胞识别半抗原,并提呈载体中的抗原表位给CD4⁺T细胞,Th细胞识别载体表位,这样载体就可

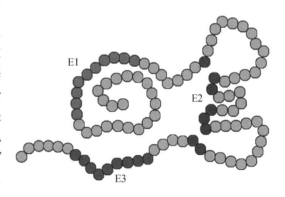

图3-1 抗原分子中的线性和构象表位

抗原表位是存在于抗原分子中决定抗原特异性的特殊化学基团。在蛋白质抗原中,由于其结构的相对复杂性,常含有多种不同的抗原表位。由连续排列的氨基酸残基组成的短肽所构成的抗原表位为线性表位(图中E1和E3);有些氨基酸虽然在序列上不连续性排列,但在空间上形成特定的构象,称为构象性表位(图中E2)

把特异 T 细胞和 B 细胞连接起来(T - B 桥联),T 细胞才能激活 B 细胞。在天然抗原中,常同时存在 T 细胞及 B 细胞表位,因此,可同时活化 T 细胞及 B 细胞。

表 3 - 3　T 细胞表位与 B 细胞表位的特性比较

	T 细胞表位	B 细胞表位
识别表位受体	TCR	BCR
MHC 分子参与	必须	无须
表位性质	主要是线性短肽	天然多肽、多糖、脂多糖、有机化合物
表位大小	8~12 个氨基酸($CD8^+$T 细胞) 12~17 个氨基酸($CD4^+$T 细胞)	5~15 个氨基酸,或 5~7 个单糖、核苷酸
表位类型	线性表位	构象表位或线性表位
表位位置	抗原分子任意部位	抗原分子表面

二、共同抗原与交叉反应

某些抗原不仅可与其诱生的特异性抗体或致敏淋巴细胞反应,还可与其他抗原诱生的抗体或致敏淋巴细胞发生反应的现象,称为交叉反应(cross reaction)。

抗原分子中常具有多种抗原表位,不同抗原之间含有的相同或相似的抗原表位,称为共同抗原表位(common epitope),具有共同抗原表位的抗原称为共同抗原。正是共同抗原表位的存在导致了交叉反应的发生。机体因感染链球菌而发生风湿性心脏病的主要原因是链球菌中含有与心肌抗原交叉的抗原,其诱导的抗体可交叉攻击心肌。

第二节　决定和影响抗原免疫原性的因素

一、抗原自身的因素

(一) 异物性

抗原物质具有免疫原性的本质是异物性,异物性是抗原的重要性质。异物即非己的物质,免疫学上的异物还包含在胚胎期未与免疫活性细胞充分接触的自身物质。一般来说,抗原与机体之间的亲缘关系越远,组织结构差异越大,异物性越强,其免疫原性就越强。例如,鸡卵蛋白对鸭是弱抗原,但对哺乳动物则是强抗原;非人灵长类(猴或猩猩)组织成分对人是弱抗原,而对啮齿动物则多为强抗原。异物性不仅存在于不同种属之间,如各种病原体、动物蛋白制剂等对人是异物,为强抗原;也存在于同种异体之间,如同种异体移植物是异物,也有免疫原性;自身成分如发生改变,也可被机体视为异物;即使自身成分未发生改变,但在胚胎期未与免疫活性细胞充分接触,也具有免疫原性,如精子、脑组织、眼晶状体蛋白等在正常情况下被相应的屏障所隔离,并不与机体的免疫系统接触。例如,外伤而逸出的组织或细胞,免疫活性细胞可视其为异物。

(二) 抗原分子的理化性质

1. 化学性质　天然抗原多为大分子有机物。一般来说蛋白质是良好的抗原。糖蛋白、脂蛋白和多糖类、脂多糖都有免疫原性。脂类和哺乳动物的细胞核成分如 DNA、组蛋白等通常情况下一般难以诱导免疫应答。

但细胞在某些状态下如肿瘤或过活化时,其染色质、DNA 和组蛋白都具有免疫原性,能诱导相应的自身抗体生成。

2. 分子量大小 抗原的分子量一般在 10 kDa 以上。一般来说,抗原的分子量越大,含有抗原表位越多,结构越复杂,免疫原性越强。大于 100 kDa 的为强抗原,小于 10 kDa 的通常免疫原性较弱,甚至无免疫原性。

3. 结构的复杂性 分子量大小并非决定免疫原性的绝对因素。明胶分子量为 100 kDa,但免疫原性却很弱,原因在于明胶是由直链氨基酸组成,缺乏含苯环的氨基酸,稳定性差。如在明胶分子中接上 2%的酪氨酸,其免疫原性将大大增强。胰岛素分子量仅5.7 kDa,但其序列中含芳香族氨基酸,其免疫原性较强。

4. 分子构象(conformation) 某些抗原分子在天然状态下可诱生特异性抗体,但经变性改变构象后,却失去了诱生同样抗体的能力。这是其构象表位改变的缘故。因此,抗原分子的空间构象很大程度上影响抗原的免疫原性。

5. 易接近性(accessibility) 是指抗原表位被淋巴细胞抗原受体所能接近的程度。抗原分子中氨基酸残基所处侧链位置的不同可影响抗原与淋巴细胞抗原受体的结合,从而影响抗原的免疫原性。如图3-2所示,氨基酸残基在侧链的位置不同(A 与 B 相比),其免疫原性也不同;B 与 C 相比,因侧链间距不同,使 BCR 可接近性不同,故免疫原性也不同。

6. 物理状态 一般聚合状态的蛋白质较其单体有更强的免疫原性;颗粒性抗原的免疫原性强于可溶性抗原。因此,如将免疫原性弱的物质吸附在某些大颗粒表面,可增强其免疫原性。

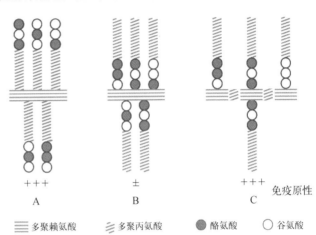

多聚赖氨酸　多聚丙氨酸　● 酪氨酸　○ 谷氨酸

图 3-2 抗原氨基酸残基的位置和间距与免疫原性的关系

抗原氨基酸残基的位置和间距决定了该抗原的免疫原性。以多聚赖氨酸为骨架、以多聚丙氨酸加酪氨酸和谷氨酸为侧链,组成抗原分子,结果当酪氨酸和谷氨酸残基在侧链的外侧时该抗原具有较强的免疫原性(A),而当酪氨酸和谷氨酸残基位于侧链内侧时,其免疫原性则较弱或无免疫原性(B);但是,若将各侧链的间距拉大,尽管酪氨酸和谷氨酸残基位于侧链内侧,但其免疫原性仍较强(C)

二、宿主方面的因素

1. 遗传因素 机体对抗原的应答是受遗传(基因)控制的。有研究发现,不同遗传背景的小鼠对特定抗原的应答能力不同,对某一抗原呈高反应的小鼠品系对其他抗原可能呈低反应。不同遗传背景的豚鼠对白喉杆菌的抵抗力各异,且有遗传性。多糖抗原对人和小鼠具有免疫原性,而对豚鼠则无免疫原性。个体遗传基因不同,对同一抗原的免疫应答与否及应答的程度也不同。在诸多遗传因素中,MHC 是控制个体免疫应答质和量的关键因素。

2. 年龄、性别与健康状态 一般说青壮年动物比幼年和老年动物对抗原的免疫应答强;新生动物或婴儿对多糖类抗原不应答,故易引起细菌感染。雌性动物比雄性动物抗体生成度高,但妊娠动物的应答能力则受到显著抑制。感染或免疫抑制剂都能干扰和抑制机体对抗原的应答。

三、抗原进入机体的方式

抗原进入机体的数量、途径、次数、两次免疫的间隔时间及免疫佐剂的应用和佐剂类型等都明显影响机体对抗原的应答。一般而言,抗原剂量要适中,太小和太大则可诱导免疫耐受。免疫途径以皮内注射免疫效果最佳,皮下注射免疫效果次之,腹腔注射和静脉注射免疫效果相对较差,口服易诱导耐受。注射间隔时间要适当,不要太频繁。要选择好免疫佐剂,弗氏佐剂主要诱导 IgG 类抗体产生,明矾佐剂易诱导 IgE 类抗体产生。

第三节　抗 原 的 分 类

抗原的种类繁多,可以从不同角度对抗原进行分类。

一、根据诱生抗体时是否需要 Th 细胞辅助分类

1. T 细胞依赖性抗原(T-dependent antigen,TD‐Ag)　又称胸腺依赖性抗原(thymus dependent antigen,TD‐Ag)(TD 抗原),TD 抗原刺激 B 细胞产生抗体时依赖于 T 细胞辅助。绝大多数蛋白质抗原如病原微生物、血细胞、血清蛋白等均属 TD 抗原。先天性胸腺缺陷和后天性 T 细胞功能缺陷的个体,TD‐Ag 诱导机体产生抗体的能力明显低下。

2. 非 T 细胞依赖性抗原(T-independent antigen,TI‐Ag)(TI 抗原)　又称非胸腺依赖性抗原(thymus independent antigen,TI‐Ag),TI 抗原刺激机体产生抗体时无须 T 细胞辅助。TI 抗原可分为 TI‐1 抗原和 TI‐2 抗原。TI‐1 抗原具有 B 细胞多克隆激活作用,如细菌脂多糖等,成熟或未成熟 B 细胞均可对其产生应答;TI‐2 抗原如肺炎球菌荚膜多糖、聚合鞭毛素等,其表面含多个重复 B 细胞表位,仅能刺激成熟 B 细胞。婴儿和新生动物 B 细胞发育不成熟,故对 TI‐2 抗原不应答或低应答,但对 TI‐1 抗原仍能应答。TD 抗原与 TI 抗原的特性比较详见表 3‐4。

表 3‐4　TD 抗原与 TI 抗原的特性比较

	TD 抗原	TI 抗原
组成	B 细胞表位和 T 细胞表位	重复 B 细胞表位
T 细胞辅助	必须	无须
免疫应答类型	体液免疫和细胞免疫	体液免疫
抗体类型	多种	IgM
免疫记忆	有	无

二、根据抗原与机体的亲缘关系分类

1. 嗜异性抗原(heterophil antigen)　是一类与种属无关,存在于人、动物及微生物之间的共同抗原。嗜异性抗原最初由 Forssman 发现,故又名 Forssman 抗原。例如,溶血性链球菌的表面成分与人肾小球基底膜及心肌组织存在共同抗原,故在链球菌感染后,其刺激机体产生的抗体可与具有共同抗原的心、肾组织发生交叉反应,导致肾小球肾炎或心肌炎;大肠杆菌 O14 型脂多糖与人结肠黏膜有共同抗原存在,有可能导致溃疡性结肠炎的发生。

2. 异种抗原(xenogeneic antigen)　指来自另一物种的抗原性物质。例如,病原微生物及其产物、植物蛋白、用于治疗目的动物抗血清及异种器官移植物等,对于人而言均为异种抗原。微生物的结构虽然简单,但其化学组成却相当复杂,都有较强的免疫原性。临床上治疗用的动物免疫血清,如马血清抗毒素有其两重性:一是特异性抗体,有中和毒素的作用;二是它也是异种抗原,可刺激机体产生抗马血清抗体,反复使用可导致超敏反应的发生。

3. 同种异型抗原(allogenic antigen)　指同一种属不同个体间所存在的抗原,亦称同种抗原或同种异体抗原。常见的人类同种异型抗原有血型(红细胞)抗原和组织相容性抗原(人主要为 HLA)。血型抗原有 40

余种抗原系统,常见的有 ABO 系统和 Rh 系统。HLA 是人体最为复杂的同种异型抗原。

4. 自身抗原(autoantigen) 在正常情况下,机体对自身组织细胞不会产生免疫应答,即自身耐受。但是,在感染、外伤、服用某些药物等影响下,隔离抗原释放,或改变和修饰了的自身组织细胞,可诱发机体免疫系统对其发生免疫应答,这些可诱导特异性免疫应答的自身成分称为自身抗原。

5. 独特型抗原(idiotypic antigen) TCR、BCR 或免疫球蛋白的 V 区所具有的独特的氨基酸顺序和空间构型,可诱导自体产生相应的特异性抗体,这些独特的氨基酸序列所组成的抗原表位为独特型的,独特型表位所诱生的抗体(即抗抗体,或称 Ab2)称抗独特型抗体。其能以 Ab1→Ab2→Ab3→Ab4…的形式进行下去,从而形成复杂的免疫网络,可调节免疫应答。

三、根据抗原是否在抗原提呈细胞内合成分类

1. 内源性抗原(endogenous antigen) 是指在抗原提呈细胞内新合成的抗原,如病毒感染细胞合成的病毒蛋白、肿瘤细胞内合成的肿瘤抗原等。此类抗原在细胞内加工处理为抗原短肽,与 MHC Ⅰ 类分子结合成复合物,可被 $CD8^+T$ 细胞的 TCR 识别。

2. 外源性抗原(exogenous antigen) 是指并非由抗原提呈细胞合成,而是来源于抗原提呈细胞外的抗原。抗原提呈细胞可通过胞噬、胞饮和受体介导的内吞等作用摄取外源性抗原(如吞噬的细胞或细菌等),经加工为抗原短肽后,与 MHC Ⅱ 类分子结合为复合物,可被 $CD4^+T$ 细胞的 TCR 所识别。

四、其他分类

除了上述常见的抗原分类外,还可根据抗原的产生方式的不同,将其分为天然抗原和人工抗原;根据其物理性状的不同,将其分为颗粒性抗原和可溶性抗原;根据抗原的化学性质不同,可将其分为蛋白质抗原、多糖抗原及多肽抗原等;根据抗原诱导不同的免疫应答,可将其分为移植抗原、肿瘤抗原、变应原及耐受原等。

第四节 非特异性免疫刺激剂

一、超抗原

通常,普通蛋白质抗原可激活机体总 T 细胞库中万分之一至百万分之一的 T 细胞。然而,某些物质只需要极低浓度(1～10 ng/mL)即可激活 2%～20% T 细胞克隆,产生极强的免疫应答,这类抗原被称为超抗原(superantigen, SAg),超抗原与普通抗原的比较如表 3-5 所示。与普通抗原不同,超抗原的一端可直接与 TCR 的 Vβ 链 CDR3 外侧区域结合,以完整蛋白的形式激活 T 细胞,另一端则与抗原提呈细胞表面的 MHC Ⅱ 类分子的抗原肽结合槽外部结合,因而超抗原不涉及 Vβ 的 CDR3 及 TCRα 的识别,也不受 MHC 的限制(图 3-3)。超抗原所诱导的 T 细胞应答,其效应并非针对超抗原本身,而是通过分泌大量的细胞因子而参与某些病理生理过程的发生与发展。因此,超抗原实际为一类多克隆激活剂。

表 3-5 超抗原与普通抗原的比较

	超 抗 原	普 通 抗 原
化学性质	细菌外毒素、逆转录病毒蛋白等	普通蛋白质、多糖等
MHC 结合部位	抗原结合槽外部	抗原结合槽内部(其氨基酸序列具有高度多态性)

续表

	超　抗　原	普　通　抗　原
TCR 结合部位	Vβ	Vα、Jα 及 Vβ、Dβ、Jβ
MHC 限制性	−	+
应答特点	直接刺激 T 细胞	抗原提呈细胞处理后被 T 细胞识别
反应细胞	CD4⁺T 细胞	T、B 细胞
T 细胞反应频率	1/20～1/5	1/10⁶～1/10⁴

超抗原主要有金黄色葡萄球菌肠毒素 A～E(staphylococcus enterotoxin A～E，SEA～SEE)；小鼠乳腺肿瘤病毒蛋白，它表达在细胞表面，作为次要淋巴细胞刺激抗原(minor lymphocyte stimulating antigen，mlsa)，刺激 T 细胞增殖。近年亦发现有作用于 γδ⁺T 细胞的超抗原如热激蛋白(heat shock protein，HSP)，以及 B 细胞超抗原如金黄色葡萄球菌蛋白 A(staphylococcus protein A，SPA)和人类免疫缺陷病毒(HIV) gp120。它们活化 γδ⁺T 细胞和 B 细胞的机制目前尚不完全清楚。

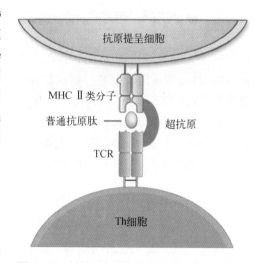

图 3-3　超抗原与 MHC 及 TCR 的作用模式

通常，Th 细胞表面的 TCR 识别与抗原提呈细胞 MHC Ⅱ类分子结合的抗原多肽。TCR 的 CDR1 和 CDR2 结合 MHC 分子的多态区和抗原肽的两端，CDR3 结合抗原肽中央的 T 细胞抗原表位。TCR 对这类抗原的识别，受 MHC 限制，且有抗原特异性。而超抗原与 TCR 和 MHC 结合与普通抗原肽不同，超抗原的一端可直接与 TCR 的 Vβ 链 CDR3 外侧区域结合，另一端和 MHC Ⅱ类分子的抗原肽结合槽外部结合

二、佐剂

佐剂(adjuvant)是指预先或与抗原同时注入体内，可增强机体对该抗原的免疫应答或改变免疫应答类型的非特异性免疫增强物质。佐剂的种类很多：① 生物性的，如卡介苗、短小棒状杆菌、脂多糖和细胞因子(如粒细胞-巨噬细胞集落刺激因子)；② 无机化合物，如氢氧化铝[Al(OH)₃]；③ 人工合成的双链多聚肌苷酸，如胞苷酸(polyI：C)和双链多聚腺苷酸；④ 尿苷酸(polyA：U)；⑤ 矿物油等。近来有研究将脂质体、免疫刺激复合物以及含 CpG 脱氧寡核苷酸用作佐剂。其中，弗氏完全佐剂(Frcund's complete adjuvant，FCA)和弗氏不完全佐剂(Freund's incomplete adjuvant，FIA)是目前动物试验中最常用的佐剂。FCA 含有灭活的结核杆菌和矿物油，可协助抗原刺激机体产生体液和细胞免疫应答；FIA 仅含矿物油成分，仅可协助抗原刺激机体产生体液免疫应答。

佐剂作用的主要机制有：① 改变抗原物理性状，延缓抗原降解和排除，延长抗原在体内潴留时间；② 刺激单核巨噬细胞系统，增强其对抗原的处理和提呈能力；③ 刺激淋巴细胞的增殖分化，从而增强和扩大免疫应答的能力。

由于佐剂具有增强免疫应答的作用，其应用很广。佐剂的主要用途包括：① 增强特异性免疫应答，用于预防接种及制备动物抗血清；② 作为非特异性免疫增强剂，用于抗肿瘤与抗感染的辅助治疗。近年来，临床上用作非特异免疫增强剂的有热激蛋白、免疫刺激复合物等。

三、丝裂原

丝裂原(mitogen)亦称有丝分裂原，因可致细胞发生有丝分裂而得名。由于其与淋巴细胞表面的相应受体结合，刺激静止淋巴细胞转化为淋巴母细胞和有丝分裂，激活某一类淋巴细胞的全部克隆，因而被认为是一种非特异性的淋巴细胞多克隆激活剂。

T、B 细胞表面表达多种丝裂原受体(表 3−6),均可对丝裂原刺激产生增殖反应,被广泛应用于体外机体免疫功能的检测。

表 3−6 作用于人和小鼠 T、B 细胞的丝裂原

	人		小 鼠	
	T 细胞	B 细胞	T 细胞	B 细胞
ConA(刀豆蛋白 A)	+	−	+	−
PHA(植物血凝素)	+	−	+	−
PWM(商陆丝裂原)	+	+	+	+
LPS(脂多糖)	−	−	−	+
SPA(金黄色葡萄球菌蛋白 A)	−	+	−	−

本章小结

抗原是指能与 T、B 细胞的 TCR 或 BCR 结合,促使其增殖、分化,产生抗体或致敏淋巴细胞,并与之特异性结合,进而发挥免疫效应的物质。免疫原性和免疫反应性是抗原的两个重要特性。抗原表位是抗原分子中决定抗原特异性的特殊化学基团,可分为顺序表位和构象表位,亦可分为 T 细胞表位和 B 细胞表位。

多种因素可影响机体对抗原免疫应答的类型及强度,但主要取决于抗原物质本身的性质及其与机体的相互作用。影响抗原免疫效果的抗原性质包括抗原的化学性质、分子量大小、结构的复杂性、分子构象、易接近性和物理状态等;宿主方面的因素如遗传因素、年龄、性别和健康状态也在很大程度上影响抗原的免疫效果;抗原免疫的剂量、途径、次数及免疫佐剂的选择都明显影响机体对抗原的应答。

根据诱生抗体时是否需要 Th 细胞参与,可将抗原分为 T 细胞依赖性抗原和非 T 细胞依赖性抗原。根据抗原与机体的亲缘关系的远近,可将抗原分为嗜异性抗原、异种抗原、同种异型抗原、自身抗原和独特型抗原。

除了传统意义上的抗原分子外,还有一些物质以抗原非依赖性、MHC 非限制性的方式激活淋巴细胞,称为非特异性免疫刺激剂。佐剂则通过预先或与抗原同时注入体内的方式,增强机体对该抗原的免疫应答或改变免疫应答类型;丝裂原可与某一类淋巴细胞表面相应受体结合,刺激静止淋巴细胞并将其转化为淋巴母细胞。

思考题

1. 名词解释
   抗原、半抗原、表位、交叉反应、TD 抗原、TI 抗原、嗜异性抗原、超抗原、佐剂。
2. 简答题
   (1) 决定和影响抗原免疫原性的因素有哪些?
   (2) 简述 TD 抗原和 TI 抗原的特性比较。

(吴利先)

第四章

免疫球蛋白

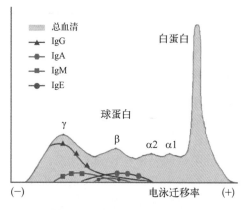

图 4-1 正常人血清电泳分离图

抗体(antibody，Ab)是血液和组织液中一类糖蛋白，是免疫系统在抗原刺激下，由 B 细胞或记忆 B 细胞增殖分化成的浆细胞所产生的、可与相应抗原特异性结合的、介导体液免疫的重要效应分子。19 世纪后期，从 Behring 等研究白喉和破伤风抗毒素开始，人们陆续发现一大类可与病原体结合并引起凝集、沉淀或中和反应的体液因子，将其命名为抗体。20 世纪 30 年代，Tiselius 和 Kabat 对血清蛋白进行电泳时，根据迁移率的不同，将其分为白蛋白、α 球蛋白、β 球蛋白、γ 球蛋白 4 个主要部分，并发现抗体活性存在于从 α~γ 的这一广泛区域(图 4-1)，但主要存在于 γ 区，曾认为抗体即 γ 球蛋白。1968 年和 1972 年世界卫生组织和国际免疫学会联合会的专业委员会先后决定，将具有抗体活性或化学结构与抗体相似的球蛋白统称为免疫球蛋白(immunoglobulin，Ig)。

免疫球蛋白可分为两型：① 分泌型免疫球蛋白(secreted Ig，sIg)，主要存在于血液、组织液及外分泌液中，发挥各种免疫功能；② 膜免疫球蛋白(membrane Ig，mIg)，即 BCR。

第一节　免疫球蛋白的结构

Edelman 和 Porter 于 20 世纪 50 年代深入研究了免疫球蛋白结构，借助变性和非变性电泳技术，发现免疫球蛋白含重链和轻链；用蛋白酶水解等方法，发现免疫球蛋白由抗原结合片段和可结晶片段组成。

一、免疫球蛋白分子的基本结构

免疫球蛋白的基本结构是由二硫键连接 4 条肽链构成的成对分子，包括两条相同重链和两条相同轻链。整个分子呈"Y"形，称为免疫球蛋白单体，是构成免疫球蛋白分子的基本结构(图 4-2)。免疫球蛋白单体中 4 条肽链两端游离的氨基或羧基的方向是一致的，分别命名为氨基端(N 端)和羧基端(C 端)。

1. 重链和轻链

(1) 重链(heavy chain，H 链)：大小约为轻链的 2 倍，含 450~550 个氨基酸残基，分子量为 50~75 kDa。不同的重链由于氨基酸组成的排列顺序、二硫键的数目和位置、含糖的种类和数量不同，其免疫原性也不相同，根据重链恒定区免疫原性的差

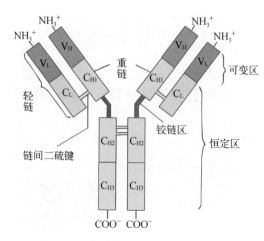

图 4-2　免疫球蛋白分子的基本结构

异可将其分为5类,分别以希腊字母μ、γ、α、δ和ε命名,其相应的免疫球蛋白分别为IgM(μ)、IgG(γ)、IgA(α)、IgD(δ)和IgE(ε)。根据重链恒定区氨基酸组成的较小差异以及二硫键位置数目不同,可将同类免疫球蛋白分为不同的亚类。例如,人IgG有四个亚类:IgG1、IgG2、IgG3、IgG4;人IgA有两个亚类:IgA1和IgA2。

（2）轻链（light chain，L）:大约由214个氨基酸残基组成,分子量约为25 kDa。轻链共有两型:kappa(κ)与lambda(λ)型,对于天然免疫球蛋白分子,两条轻链的型别总是相同的,但在同一个体内可存在分别带有κ链或λ链的免疫球蛋白分子。5类免疫球蛋白中每类都可以有κ链或λ链,两型轻链的功能无差异。不同种属生物体内两型轻链的比例不同,正常人血清免疫球蛋白κ:λ约为2:1,而小鼠则为20:1。κ:λ比例的异常可能反映免疫系统的异常。例如,人类免疫球蛋白λ链过多,提示可能有产生λ链的B细胞肿瘤。根据λ链恒定区个别氨基酸的差异,又可将λ分为λ1、λ2、λ3和λ4四个亚型。

2. 可变区和恒定区

（1）可变区（variable region，V区）:通过分析不同免疫球蛋白重链和轻链氨基酸序列时发现,在轻链靠近N端的1/2和重链靠近N端的1/5或1/4区域内,其氨基酸的种类、排列顺序与构型变化较大,称为可变区。重链和轻链的V区分别称为V_H和V_L。V_H和V_L各有3个区域的氨基酸组成和排列序列高度可变,称为高变区（hypervariable region，HVR）。V_H和V_L的这3个高变区分别称为HVR1、HVR2和HVR3,一般HVR3变化程度更高。按照Kabat编码模式,V_L的3个高变区分别位于29~31、49~58和95~102位氨基酸,V_H的3个高变区分别位于28~35、49~56和91~98位氨基酸（图4-3）。高变区是免疫球蛋白与抗原（表位）特异性结合的部位。已证实,可变区大部分序列并不直接与抗原接触,而是形成稳定的抗原接触面,称为免疫球蛋白裂隙（cleft）,由轻链和重链各3个高变区形成的3个环状结构组成。这些高变区序列与抗原表位在空间结构上互补,故又称互补决定区（complementarity determining

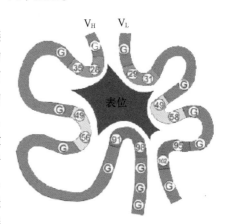

图4-3 抗体的互补决定区与抗原表位结合示意图（G表示相对保守的甘氨酸）

region，CDR）,免疫球蛋白的独特型决定基（idiotypic determinant）主要也在该区域。因此,免疫球蛋白高变区、免疫球蛋白的抗原结合部位和免疫球蛋白独特型决定基这3个不同的概念,实际上建立在同一结构基础上,即免疫球蛋白分子可变区球形顶端凹陷的立体结构,亦称抗体的独特型标志。

可变区中的非互补决定区部位,氨基酸组成与排列变化相对较少,这些氨基酸残基有助于使可变区的空间构象形成稳定的支架结构,夹持着互补决定区,称为骨架区（framework region，FR）。V_H和V_L各有4个骨架区（分别为FR1、FR2、FR3和FR4）和3个互补决定。V_H和V_L共6个互补决定区共同组成免疫球蛋白的抗原结合部位（antigen-binding site）,决定着免疫球蛋白的特异性,负责识别及结合抗原,从而发挥免疫效应。

（2）恒定区（constant region，C区）:位于免疫球蛋白重链靠近C端3/4或4/5区域和轻链靠近C端1/2区域的氨基酸种类、排列顺序比较恒定,称为恒定区。重链和轻链的恒定区分别称为C_H和C_L。不同类免疫球蛋白的C_L的长度基本一致,但不同类免疫球蛋白C_H的长度不一,IgG、IgA和IgD的重链恒定区包括C_H1、C_H2和C_H3;IgM和IgE的重链恒定区包括C_H1、C_H2、C_H3和C_H4。同一种属的个体,所产生针对不同抗原的同一类别免疫球蛋白,其恒定区氨基酸组成和排列顺序比较恒定,其免疫原性相同,但V区各异。例如,人抗白喉外毒素IgG与人抗破伤风外毒素的抗毒素IgG,它们的V区不相同,只能与相应的抗原发生特异性的结合,但其C区的结构是相同的,应用马抗人IgG第二抗体（或称抗抗体）均能与这两种抗不同外毒素的抗体（IgG）发生结合反应。

3. 铰链区（hinge region，H区）　位于C_H1和C_H2之间,含有丰富的脯氨酸,不易构成氢键,加之此区富含二硫键,阻碍螺旋结构形成,从而呈伸展状态,保持相当的柔曲性。铰链区对蛋白酶敏感,易被水解。经蛋白酶处理的免疫球蛋白,多在此区被切断。铰链区的功能为:① 免疫球蛋白与抗原结合时,该区可转动,以使免疫球蛋白分子两个可变区的抗原结合部位尽量与不同距离的两个抗原表位配合,起弹性和调节作用;② 利于免疫球蛋白分子变构,暴露免疫球蛋白的补体结合位点。5类免疫球蛋白或亚类的铰链区不完全相同,如IgG1、IgG2、IgG4和IgA的铰链区较短;IgG3、IgD的铰链区较长;IgM和IgE不存在铰链区。

4. 结构域　免疫球蛋白分子的两条重链和两条轻链都可折叠为数个球形结构域（domain）,每个球形结构域约由 110 个氨基酸残基组成,其氨基酸序列具有相似性或同源性。各结构域的二级结构是由两个反向平行的 β 片层(anti-parallel β sheet)组成,每一 β 片层由 3~5 股多肽链折叠形成,其中心的两个半胱氨酸由一个链内二硫键垂直连接,形成一个"β 桶状"(β barrel)或"β 三明治"(β sandwich)结构(图 4-4)。现已发现,许多膜型和分泌型分子均含这种独特的桶状结构,并被归于免疫球蛋白超家族(immunoglobulin superfamily,IgSF)。

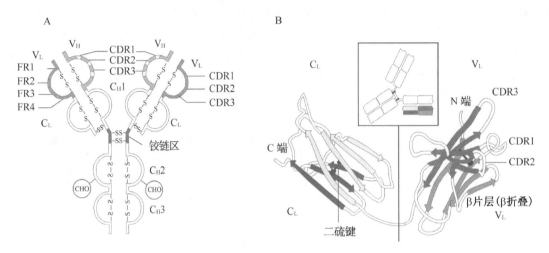

图 4-4 "β 桶状"结构及"β 三明治"结构

A:显示轻链的 V_L、C_L 两个结构域和重链的 V_H、C_H1、C_H2 和 C_H3 4 个结构域。其中,CDR 为互补决定区,FR 为骨架区。
B:人免疫球蛋白 V_L 和 C_L 结构域结构示意图,其二级结构由几股多肽链折叠形成的两个反向平行的 β 片层构成,两个 β 片层由一个链内二硫键垂直连接,形成"β 三明治"结构

免疫球蛋白轻链有 V_L 和 C_L 两个结构域,IgG、IgA 和 IgD 的重链有 4 个结构域,分别为 V_H、C_H1、C_H2 和 C_H3。IgM 和 IgE 有 5 个结构域,比 IgG 多一个 C_H4。以 IgG 为例,各结构域的功能为:① V_H 和 V_L 是特异性识别和结合抗原的部位,其中高变区是 V 区中与抗原决定簇互补结合的部位。V_H 和 V_L 通过非共价键相互作用,组成一个抗原结合位点(antigen-binding site)。单体免疫球蛋白分子具有 2 个抗原结合位点,二聚体分泌型 IgA 具有 4 个抗原结合位点,五聚体 IgM 可有 10 个抗原结合位点。② C_H1 和 C_L 是免疫球蛋白遗传标志所在部位,同种异体间的免疫球蛋白在该区存在着个别氨基酸排列的差异。③ IgG 的 C_H2 区和 IgM 的 C_H3 区有补体 C1q 的结合位点,可启动补体活化的经典途径;IgG 的 C_H2 区与穿过胎盘屏障相关。④ IgG 的 C_H3 区可与单核细胞、巨噬细胞、中性粒细胞、B 细胞和 NK 细胞表面的 IgG Fc 受体(FcγR)结合;IgE 的 C_H2 和 C_H3 区可与肥大细胞和嗜碱性粒细胞 IgE Fc 受体(FcεR)结合。

二、免疫球蛋白的其他结构

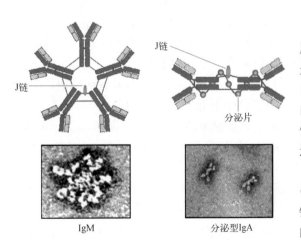

图 4-5 免疫球蛋白的 J 链和 SP 结构

1. 连接链(joining chain,J 链) 是分子量约 15 kDa 的多肽链,含 10% 的糖,富含半胱氨酸,由浆细胞合成。主要功能是以二硫键的形式与免疫球蛋白重链结合,将单体免疫球蛋白分子连接成二聚体或多聚体,并使之稳定。体液中 IgM 分子由 5 个免疫球蛋白单体组成,5 个单体由 J 链连接,组成五聚体。分泌型 IgA 分子由 2 个免疫球蛋白组成,2 个单体由 J 链连接,组成二聚体(图 4-5)。IgG、IgD 和 IgE 为单体,无 J 链。

2. 分泌片(secretory piece,SP) 又称分泌成分(secretory component,SC),是分子量约为 75 kDa 的多肽链,含 6% 的糖,由黏膜上皮细胞合成和分泌,是分泌型 IgA 的辅助成分(图 4-5)。单体 IgA 与 J 链在浆细胞内合成并连接,在穿越黏膜上皮细胞过程中,上皮细胞所合成的分泌

片以非共价键形式与 IgA 二聚体结合,使其成为分泌型 IgA。分泌片的功能是介导 IgA 转运,使 IgA 分泌至黏膜表面,发挥黏膜免疫效应;同时分泌片还可保护分泌型 IgA 的铰链区,使其免受蛋白水解酶的降解。

三、免疫球蛋白的水解片段

在一定条件下,木瓜蛋白酶和胃蛋白酶能将免疫球蛋白水解为不同片段(图 4-6)。研究对免疫球蛋白水解片段有助于我们了解免疫球蛋白的基本结构和功能特点。

1. 木瓜蛋白酶水解片段　木瓜蛋白酶(papain)将免疫球蛋白分子从重链间二硫键 N 端 219 位氨基酸上切断,裂解为 2 个完全相同的抗原结合片段(fragment antigen binding, Fab)和 1 个可结晶片段(fragment crystallizable, Fc)。Fab 由 V_L、C_L 和 V_H、C_H1 结构域组成,为单价,能与一个抗原决定簇特异性结合,不能形成肉眼可见的凝集反应或沉淀反应。Fc 段相当于 IgG 的 C_H2 和 C_H3 结构域,携带重链的部分同种型和同种异型抗原表位,Fc 无抗原结合活性,是免疫球蛋白与效应分子或细胞相互作用的部位。

2. 胃蛋白酶水解片段　胃蛋白酶(pepsin)将免疫球蛋白分子从重链间二硫键 C 端 232 位氨基酸上切断,形成一个大片段 F(ab')$_2$ 和一些小分子多肽碎片 pFc'。F(ab')$_2$ 段由两个 Fab 段及铰链区组成,抗体分子的两个

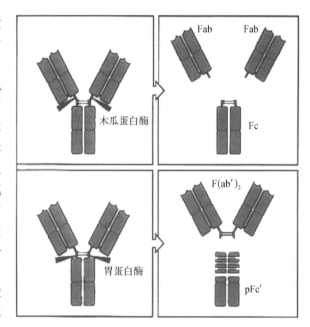

图 4-6　免疫球蛋白的水解片段示意图

臂仍由二硫键连接,因此为双价,可同时结合两个抗原表位,能形成凝集反应或沉淀反应。其 Fc 段被胃蛋白酶裂解为若干 pFc',最终被降解,无生物学活性。F(ab')$_2$ 片段保留了结合相应抗原的生物学活性,又避免了 Fc 段免疫原性可能引起的副作用和超敏反应,因而被广泛用作生物制品。人丙种球蛋白、白喉抗毒素、破伤风抗毒素经胃蛋白酶处理后精制提纯的制品,因去掉 Fc 片段而减少了超敏反应的发生。

第二节　免疫球蛋白的免疫原性

免疫球蛋白是大分子的球蛋白,就其功能而言,主体成分是抗体,具有抗体的多种活性,但因其为结构复杂的大分子糖蛋白,故也具有免疫原性。将免疫球蛋白作为免疫原,可在异种动物、同种异体或自身体内诱导不同程度的免疫反应。不同免疫球蛋白分子因氨基酸组成、排列、构型及其二硫键数目和位置不同,免疫原性也不相同。根据免疫球蛋白抗原表位存在的部位及其诱导产生的免疫应答反应的差异,可将免疫球蛋白分子的表位分为同种型、同种异型和独特型 3 种(表 4-1,图 4-7)。

表 4-1　人免疫球蛋白分子上抗原决定簇的分类

分　类		抗原表位存在部位	举　　例
同种型	类	C_H	IgM、IgG、IgA、IgD、IgE
	亚类	C_H	IgG1~4、IgA1~2
	型	C_L	κ、λ
	亚型	$C_L(\lambda)$	λ1、λ2、λ3、λ4

续表

分　类	抗原表位存在部位	举　　例
同种异型	$C_H(\gamma 1)$	G1m a(1)、G1m x(2)、G1m f(3)、G1m z(17)
	$C_H(\gamma 2)$	G2m n(23)
	$C_H(\gamma 3)$	G3m b1(5)、G3m c3(6)、G3m b5(10)、G3m b0(11)、G3m b3(13)、G3m b4(14)
		G3m s(15)、G3m t(16)、G3m g1(21)、G3m c5(24)、G3m u(26)、G3m v(27)、G3m g5(28)
	$C_H(\gamma 4)$	G4m 4a(1)、G4m 4b(1)
	$C_H(\alpha 2)$	A2m1、A2m2
	$C_H(\xi)$	Em1
	$C_L(\kappa)$	Km1、Km2、Km3
独特型	$V_H V_L$	极多

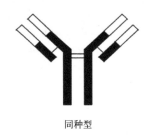
同种型

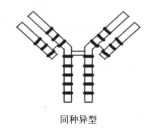
同种异型

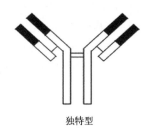
独特型

图 4-7　免疫球蛋白的抗原表位

一、同种型

不同种属来源的免疫球蛋白分子对异种动物来说具有免疫原性,可刺激异种动物(或人)产生针对该免疫球蛋白的免疫应答。这种存在于同种免疫球蛋白分子中的抗原表位即同种型(isotype)表位,其是同一种属所有个体免疫球蛋白分子共有的抗原特异性标志,为种属型标志。同种型抗原表位位于免疫球蛋白的重链或轻链的 C 区,是划分免疫球蛋白类(class)、亚类(subclass)、型(type)和亚型(subtype)的依据。

同种型抗原可在异种动物体内诱导相应抗体的产生,这些抗体可与同种属所有个体的同类免疫球蛋白结合。例如,用人 IgG 免疫羊得到的羊抗人 IgG 抗体,其可与任何人的所有 IgG 分子结合,而不能与人的其他种类免疫球蛋白或其他种属动物的 IgG 结合,这一特性在免疫诊断方面具有非常重要的实用价值。

二、同种异型

同一种属不同个体来源的免疫球蛋白分子也具有免疫原性,也可刺激不同个体产生特异性免疫应答。这种存在于同种不同个体免疫球蛋白中的抗原表位,称为同种异型(allotype)表位,其是同一种属不同个体间免疫球蛋白分子所具有的差异性抗原标志,为个体型标志。同种异型抗原表位存在于免疫球蛋白重链或轻链的 C 区内,是由一个或数个氨基酸残基出现差异所致。

三、独特型

即使是同一种属、同一个体来源的免疫球蛋白分子,其免疫原性亦不相同,决定免疫原性不同的结构称为独特型。免疫球蛋白分子每一 Fab 段均含 5~6 个独特位,均位于重链或轻链的 V 区(图 4-8)。

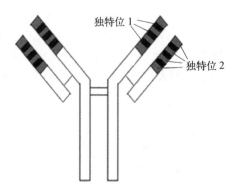
独特位 1
独特位 2

图 4-8　免疫球蛋白独特型示意图

每一免疫球蛋白的 V 区存在 5~6 个个体特异性的氨基酸结构,称为独特位

本质上,独特型的差异主要由重链和轻链 V 区的高变区氨基酸序列不同所致。这种氨基酸序列差异也是免疫球蛋白特异性的分子基础,不同特异性的免疫球蛋白分子,其独特型各异。独特型可刺激异种、同种异体及自体产生相应抗体,即抗独特型抗体。

第三节　免疫球蛋白的生物学功能

免疫球蛋白是体液免疫应答中发挥免疫功能最主要的免疫分子,免疫球蛋白所具有的功能是由其分子中不同功能区的特点所决定的。免疫球蛋白的主要生物学功能见图 4-9。

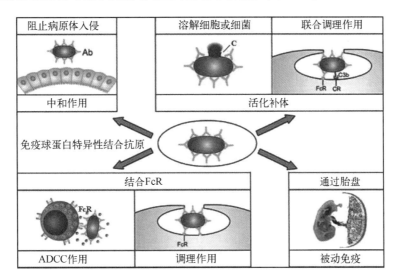

图 4-9　免疫球蛋白的主要生物学功能
ADCC 作用,抗体依赖细胞介导的细胞毒作用

一、可变区的功能

免疫球蛋白最主要的功能是识别并特异性结合抗原,执行该功能的结构是免疫球蛋白的 V 区,其中高变区在识别和结合特异性抗原中起决定性作用。免疫球蛋白的 V 区在体内可结合病原微生物及其产物,直接发挥中和抗原的毒性或致病性的作用。例如,抗毒素可中和外毒素,保护细胞免受毒素的作用;病毒的中和抗体可阻止病毒吸附和穿入细胞;分泌型 IgA 可抑制病原体黏附宿主细胞,从而阻止病原体感染。在体外一定条件下,免疫球蛋白的 V 区与抗原结合后,借助于 C 区的作用,可与抗原结合产生凝集反应、沉淀反应等各种抗原-抗体反应,有利于抗原或抗体的检测和功能判断。B 细胞膜表面的 IgM 和 IgD 等免疫球蛋白构成 BCR,能特异性识别抗原分子,诱导免疫应答反应。

免疫球蛋白分子可有单体、二聚体和五聚体,因此结合抗原决定簇的数目(结合价)也不相同。Fab 段为单价,不能产生凝集反应和沉淀反应。F(ab')₂ 和单体免疫球蛋白(如 IgG、IgD、IgE)为双价,二聚体分泌型 IgA 为 4 价,五聚体 IgM 理论上应为 10 价,但实际上由于立体构型的空间位阻,一般只有 5 个结合点可结合抗原。

二、恒定区的功能

免疫球蛋白分子重链的 C 区是进一步介导免疫细胞或其他免疫分子共同实现免疫应答效应的重要部分。

1. 激活补体系统　IgM、IgG(IgG1、IgG2 和 IgG3)与相应抗原结合后,形成免疫复合物,可通过经典途径激活补体系统,产生多种效应功能。通常,免疫球蛋白分子呈"T"形,与抗原结合后发生构型改变而呈"Y"形,此时免疫球蛋白分子中原来被掩盖的 C_H2/C_H3 功能区即补体结合位点暴露,从而使 C1q 与该区结合,并由此激活补体经典途径。其中,IgM 激活补体能力最强,IgG 中 IgG1 和 IgG3 激活补体能力较强,IgG2 较弱。IgA、IgE 和 IgG4 本身难以激活补体,但形成聚合物后可通过旁路途径激活补体系统,通常情况下 IgD 不能激活补体。补体激活后可通过攻膜复合物破坏抗原物质,也可通过激活的各类补体片段发挥趋化、促炎等作用。

2. 介导免疫细胞活性　免疫球蛋白通过其 Fc 段能与多种细胞表面的 Fc 受体(FcR)结合。巨噬细胞、淋巴细胞、嗜碱性粒细胞、肥大细胞、中性粒细胞和血小板等都表达 FcR。免疫球蛋白与 FcR 的结合部位因免疫球蛋白类别而异,不同类的免疫球蛋白的 Fc 段可与不同细胞的 FcR 结合,产生多种不同的生物效应,IgG、IgA 和 IgE 的 FcR 分别称为 FcγR、FcαR 和 FcεR。

(1)调理作用(opsonization):是指免疫球蛋白促进巨噬细胞吞噬、杀伤、降解细菌等抗原的作用。细菌特异性 IgG(特别是 IgG1 和 IgG3)V 区与抗原结合后,可通过其 Fc 段的 C_H3 区与巨噬细胞、单核细胞和中性粒细胞表面的 FcγR 结合,促进巨噬细胞对细菌等抗原的吞噬作用,此即为免疫球蛋白的调理作用,IgA 亦具调理作用。此外,免疫球蛋白与细胞结合后还可激发细胞的代谢变化和生物活性物质的释放(图 4 - 10A)。

(2)抗体依赖细胞介导的细胞毒作用(antibody-dependent cell-mediated cytotoxicity, ADCC):即 ADCC 作用,是指 IgG 类抗体与肿瘤或病毒感染的靶细胞结合后,可通过其 Fc 段与 NK 细胞、巨噬细胞表面相应 FcγR Ⅲ结合,增强和触发上述细胞对靶细胞的杀伤作用,产生 ADCC 作用,其中 NK 细胞是产生 ADCC 作用的主要细胞。在抗体介导 ADCC 作用发生的过程中,抗体只能与靶细胞上的相应抗原决定簇特异性结合,而 NK 细胞等效应细胞可杀伤任何已与抗体结合的靶细胞,故抗体与靶细胞上的抗原结合是特异性的,NK 细胞等对

A. 调理作用

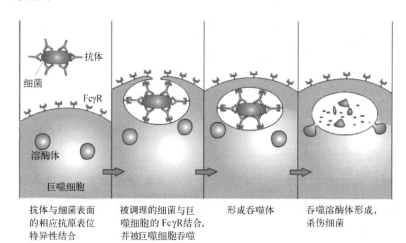

| 抗体与细菌表面的相应抗原表位特异性结合 | 被调理的细菌与巨噬细胞的 FcγR 结合,并被巨噬细胞吞噬 | 形成吞噬体 | 吞噬溶酶体形成,杀伤细菌 |

B. NK 细胞介导的ADCC作用

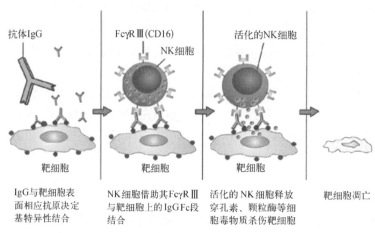

| IgG与靶细胞表面相应抗原决定基特异性结合 | NK细胞借助其FcγRⅢ与靶细胞上的IgGFc段结合 | 活化的NK细胞释放穿孔素、颗粒酶等细胞毒物质杀伤靶细胞 | 靶细胞凋亡 |

图 4 - 10　免疫球蛋白结合细胞表面 FcR 及其介导的功能示意图

靶细胞的杀伤作用是非特异性的(图 4-10B)。

（3）介导Ⅰ型超敏反应：IgE 为亲细胞性抗体,可通过 Fc 段与肥大细胞或嗜碱性粒细胞表面的 FcεR 结合,使上述免疫细胞处于致敏状态。若相同变应原再次进入机体与致敏靶细胞表面特异性 IgE 结合,即可促使这些细胞合成和释放组胺、白三烯等生物活性介质而引发Ⅰ型超敏反应(详见第十八章　超敏反应)。

3. 穿过胎盘和黏膜　在人类,IgG 是唯一可通过胎盘的免疫球蛋白。在胎盘母体一侧的滋养层细胞表达一种特异性 IgG 运输蛋白,称为新生 Fc 段受体(neonatal FcR,FcRn)。母体内的 IgG 可选择性与其结合,从而转移到滋养层细胞内,主动进入胎儿血液循环中,这是一种重要的自然被动免疫,对于新生儿抗感染具有重要意义。此外,分泌型 IgA 可被转运到呼吸道和消化道黏膜表面,是机体黏膜局部免疫的最主要因素。

第四节　各类免疫球蛋白的特性

IgG、IgA、IgM、IgD、IgE 的理化特性不尽相同,由此决定它们功能的差异(图 4-11,表 4-2)。

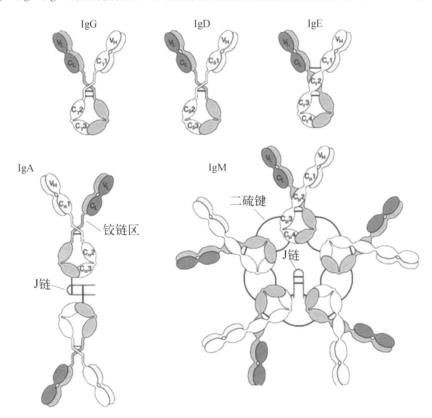

图 4-11　5 类免疫球蛋白结构示意图

表 4-2　人各类免疫球蛋白主要的理化特性和生物学特性比较

	IgG	IgA	IgM	IgD	IgE
重链名称	γ	α	μ	δ	ε
重链功能区数目	4	4	5	4	5
主要存在形式	单体	单体/二聚体	五聚体	单体	单体
分子量(kDa)	150	160/400	950	184	190
平均含糖量(%)	4	10	12	18	12

续表

	IgG	IgA	IgM	IgD	IgE
血清含量(mg/mL)	9.5~12.5	1.5~2.6	0.7~1.7	0.03	0.000 3
占血清免疫球蛋白比例	75%~85%	10%~15%	5%~10%	0.3%	0.02%
存在于外分泌液中	-	+++	+	-	-
经典途径活化补体	++(IgG3>IgG1>IgG2)	-	+++	-	-
旁路途径活化补体	+(IgG4)	+(IgA1)	-	?	-
结合巨噬细胞	++(IgG3>IgG1)	+	-	-	+(嗜酸性粒细胞)
结合肥大细胞和嗜碱性粒细胞	-	-	-	-	+++
结合金黄色葡萄球菌蛋白A	+	-	-	-	-
半衰期(d)	20~23	6	10	3	2.5
开始合成时间	出生后第3个月	出生后4~6个月	胚胎后期	随时	较晚
达成人水平时间	3~5岁	4~12岁	6个月~1岁	较晚	较晚
通过胎盘	+	-	-	-	-
免疫作用	再次应答抗感染	黏膜免疫	初次应答早期预防	B细胞分化成熟标志	抗寄生虫感染Ⅰ型超敏反应

一、IgG

IgG 以单体形式存在,是血清和胞外液中含量最高的免疫球蛋白,占血清总免疫球蛋白的 75%~85%。根据 IgG 分子中 γ 链免疫原性差异,人 IgG 分为 4 个亚类,依其血清浓度高低,分别为 IgG1、IgG2、IgG3 和 IgG4(图 4-12)。在个体发育过程中机体合成 IgG 的年龄要晚于 IgM,在出生后第 3 个月开始合成,3~5 岁接近成年人水平。IgG 分解缓慢,半衰期最长,为 20~23 d。

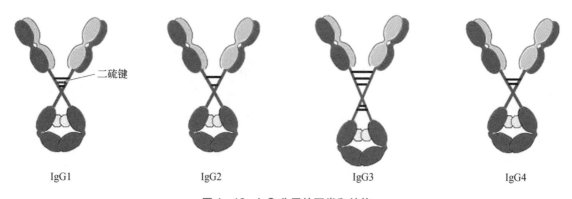

图 4-12　IgG 分子的亚类和结构

IgG 分为 4 个亚类,其主要差别位于铰链区,导致二硫键格局不同。IgG3 铰链区较长,故分子量较大且生物学功能较强

IgG 是再次体液免疫应答产生的主要抗体,亲和力高,在体内分布广泛,发挥重要的免疫效应,是机体抗感染的"主力军"。IgG1、IgG3、IgG4 可穿过胎盘屏障,在新生儿抗感染免疫中起重要作用。IgG1、IgG2、IgG3 与相应抗原结合后可激活补体经典途径,IgG4 凝聚物可激活补体旁路途径。IgG 与病原体等相应抗原结合后,可通过其 Fc 段与表面具有 FcγR 的吞噬细胞或 NK 细胞结合,产生促进吞噬的调理作用或 ADCC 作用。IgG1、IgG2、IgG4 可借助其 Fc 段与金黄色葡萄球菌蛋白 A 结合,借此可纯化抗体,并用于免疫诊断;某些自身抗体如抗甲状腺球蛋白抗体、抗核抗体,以及引起 Ⅱ、Ⅲ 型超敏反应的抗体也属于 IgG。

IgG 出现得晚,消失得晚,常用于回忆性诊断和机体感染能力的估计。

二、IgM

IgM 是分子量最大的免疫球蛋白,又称巨球蛋白(macroglobulin),一般不能通过血管壁,主要存在于血液中,占血清免疫球蛋白总量的 5%~10%。单体 IgM 以膜 IgM(membrane IgM, mIgM)表达于 B 细胞表面,是 BCR 的主要构成成分。未成熟 B 细胞只表达膜 IgM,记忆 B 细胞表面膜 IgM 逐渐消失;分泌型 IgM 是由 5 个 IgM 单体借助 J 链连接而成的五聚体。五聚体含 10 个 Fab 段,具有很强的抗原结合能力,含 5 个 Fc 段,比 IgG 更易激活补体。

IgM 是个体发育中合成和分泌最早的免疫球蛋白,在胚胎后期已能合成,IgM 不能通过胎盘,若新生儿脐带血中 IgM 含量升高,则提示胎儿可能有风疹病毒、巨细胞病毒等的宫内感染。在免疫应答过程中,IgM 是初次体液免疫应答中最早出现的抗体,是机体抗感染的"先头部队",且半衰期短。血清中若检出特异性 IgM 类抗体,则提示近期发生感染,并用于感染性疾病的早期诊断。IgM 是血管内抗感染的主要抗体,对于防止菌血症、败血症发挥着重要作用。

IgM 出现得早,消退快,没有免疫记忆,常用于感染早期的诊断。

三、IgA

IgA 分为血清型和分泌型两种类型。以血清型 IgA 为单体,血清型 IgA 由肠系膜淋巴组织中的浆细胞产生,主要存在于血清中,占血清免疫球蛋白总量的 10%~15%,具有一定的抗感染免疫作用。

分泌型 IgA(secretory IgA, sIgA)是由呼吸道、消化道、泌尿生殖道等处的黏膜固有层中的浆细胞产生,广泛分布于胃肠道和支气管分泌液、初乳、唾液和泪液中。分泌型 IgA 是由两个单体 IgA、一条 J 链和一个分泌片借二硫键连接组成的二聚体。黏膜固有层浆细胞合成 IgA 和 J 链,并在浆细胞内连接成二聚体,二聚体 IgA 在与黏膜上皮细胞合成的分泌片结合后,穿过黏膜上皮细胞,转运至局部黏膜表面。分泌型 IgA 是参与黏膜局部免疫的主要抗体,能阻止病原微生物对黏膜上皮细胞的黏附,具有抗菌、抗病毒和中和毒素等多种作用,是机体抗感染的"边防军"。新生儿出生 4~6 个月后才开始合成分泌型 IgA,至 4~12 岁达到成人水平。新生儿可从母乳中获得分泌型 IgA,这对婴儿抵抗呼吸道和消化道病原微生物的感染具有重要意义,是一种重要的自然被动免疫。

四、IgD

IgD 在血清中含量很低,仅占血清免疫球蛋白总量的 0.3%。IgD 可在个体发育的任何时间产生,以单体形式存在,铰链区较长,易被蛋白酶水解,故半衰期很短,仅 3 d。IgD 分为两型:血清型 IgD 和膜 IgD。血清型 IgD 生物学功能尚不清楚;膜 IgD 表达于成熟 B 细胞膜表面,是 BCR 的重要组成成分,可接受相应抗原的刺激,并对 B 细胞的活化、增殖、分化产生调节作用,为 B 细胞分化发育成熟的标志。未成熟 B 细胞仅表达膜 IgM,成熟 B 细胞可同时表达膜 IgM 和膜 IgD,活化的 B 细胞或记忆 B 细胞的膜 IgD 逐渐消失。

五、IgE

IgE 是血清中含量最少的一类免疫球蛋白,仅占血清总免疫球蛋白的 0.02%,但在过敏体质个体血清中 IgE 的含量显著增高。IgE 为单体结构,ε 链有 4 个 C_H($C_ε1$~$C_ε4$),无铰链区,含有较多的半胱氨酸和甲硫氨酸。IgE 抗体在种系进化中最晚出现,同时也是血清中最不稳定的一类免疫球蛋白,对热敏感,56℃ 30 min 可使 IgE 丧失生物学活性。IgE 主要由鼻咽部、扁桃体、支气管、胃肠等黏膜固有层的浆细胞产生,这些部位常是变应原入侵和 I 型超敏反应发生的场所。IgE 为亲细胞抗体,其 C_H2、C_H3 结构域可与嗜碱性粒细胞、肥大细胞膜上高亲和力 FcεR I 结合。变应原再次进入机体与已结合在嗜碱性粒细胞、肥大细胞上 IgE 结合,可引起 I 型超敏反应。寄生虫感染或过敏反应发作时,局部的外分泌液和血清中 IgE 水平都明显升高。

第五节   抗体的人工制备

为了研究抗体的理化性质、分子结构与功能,以及应用抗体于临床疾病的诊断、治疗及预防都需要人工制备抗体。目前,根据制备的原理和方法可将其分为多克隆抗体、单克隆抗体及基因工程抗体。

一、多克隆抗体

大多数天然抗原分子具有多种表位,可刺激多个 B 细胞克隆产生针对多种抗原表位的不同抗体,由此所获得的免疫血清是含有多种抗体的混合物,称为多克隆抗体(polyclonal antibody, pAb)。它是由多株 B 细胞及其子代细胞在多种表位刺激下产生的。作为生物制剂的多克隆抗体主要来源于动物免疫血清、恢复期患者血清或免疫接种人群。

多克隆抗体是机体发挥特异性体液免疫效应的关键分子,具有中和抗原、免疫调理、介导 ADCC 作用、补体依赖的细胞毒作用等重要作用。多克隆抗体的优点是来源广泛,制备容易;其缺点是表位特异性不高,由于这种抗体高度异质,将其作为诊断血清时,易出现交叉反应,同时其不易大量制备,应用受到限制。

二、单克隆抗体

机体淋巴组织内可存在很多种抗体形成细胞(B 细胞),每种抗体形成细胞只识别其相应的表位,其受抗原刺激后可增殖分化为一种细胞群,这种由单一细胞增殖形成的细胞群体可称为细胞克隆(clone)。单克隆抗体(monoclonal antibody, mAb)是由一个 B 细胞克隆产生的,只作用于单一抗原表位的高度均一的特异性抗体。

制备单一表位特异性抗体的理想方法是获得仅针对单一表位的浆细胞克隆,使其在体外扩增并分泌抗体。然而,浆细胞在体外的寿命较短,也难以培养。1975 年,Kohler 和 Milstein 首创了杂交瘤技术制备单克隆抗体。单克隆抗体技术的基本原理是骨髓瘤细胞在体外培养能大量无限增殖,但不能分泌特异性抗体;而抗原免疫的 B 细胞能产生特异性抗体,但在体外不能无限增殖。将脾脏中的免疫 B 细胞与骨髓瘤细胞融合后形成杂交瘤细胞,杂交瘤细胞继承了两个亲代细胞的特性,既具有骨髓瘤细胞能无限制增殖的特性,又具有免疫 B 细胞合成和分泌特异性抗体的能力。经在 HAT 培养基[含有次黄嘌呤(H)、氨基蝶呤(A)和胸腺嘧啶核苷(T)]中进行选择性培养,未融合的脾脏中的免疫 B 细胞因不能在体外长期存活而死亡;未融合的骨髓瘤细胞合成 DNA 的主要途径被培养基中的氨基蝶呤阻断,又因缺乏次黄嘌呤-鸟嘌呤-磷酸核糖转移酶(HGPRT transferase),不能利用培养基中的次黄嘌呤完成 DNA 的合成过程而死亡。只有融合的杂交瘤细胞因为从脾脏中的免疫 B 细胞获得了次黄嘌呤-鸟嘌呤-磷酸核糖转移酶,所以能在 HAT 培养基中存活和增殖。经克隆化,可筛选能产生特异性单克隆抗体的杂交瘤细胞,在体内和体外培养,即可无限制地大量制备单克隆抗体(图 4 - 13)。

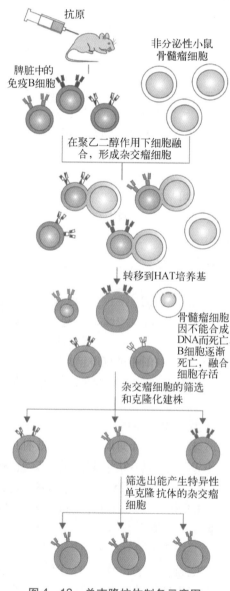

抗原

非分泌性小鼠骨髓瘤细胞

脾脏中的免疫B细胞

在聚乙二醇作用下细胞融合,形成杂交瘤细胞

转移到HAT培养基

骨髓瘤细胞因不能合成DNA而死亡,B细胞逐渐死亡,融合细胞存活

杂交瘤细胞的筛选和克隆化建株

筛选出能产生特异性单克隆抗体的杂交瘤细胞

图 4 - 13   单克隆抗体制备示意图

单克隆抗体的优点是纯度高、特异性强、效价高、少或无血清交叉反应、制备成本低等,从而被广泛用于疾病诊断、特异性抗原或蛋白检测和鉴定、被动免疫治疗和生物导向药物制备等。

三、基因工程抗体

自 1975 年单克隆抗体杂交瘤技术问世以来,单克隆抗体在医学中被广泛地应用于疾病的诊断及治疗。但目前绝大多数单克隆抗体是鼠源的,对人是异种抗原,可引起人抗鼠抗体反应(human anti-mouse antibody reaction,HAMA reaction,HAMA 反应),限制了单克隆抗体作为治疗性抗体在人体内的应用,因此,临床应用理想的单克隆抗体应是人源的。但人-人杂交瘤技术存在人-人杂交瘤传代不稳定、抗体亲和力低及产量不高等问题。目前较好的解决办法是研制基因工程抗体(gene engineering antibody,GEAb)以代替鼠源单克隆抗体用于临床。

基因工程抗体又称重组抗体,其原理为借助 DNA 重组和蛋白质工程技术,按人为需要在基因水平上对免疫球蛋白分子进行切割、拼接或修饰,重新组装成新型抗体分子,也称第三代抗体。基因工程抗体保留了天然抗体的特异性和主要生物学活性,去除或减少了无关结构,并可赋予抗体分子以新的生物学活性,因此比天然抗体具有更广泛的应用前景,目前已成功构建多种基因工程抗体(图 4-14)。

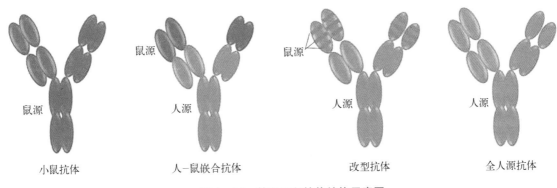

图 4-14 基因工程抗体结构示意图

(一) 鼠单抗的人源化

1. 人-鼠嵌合抗体(chimeric antibody) 抗体分子的抗原结合特异性由轻链和重链可变区决定,而作为异源蛋白诱发人抗小鼠抗体反应的主要是抗体恒定区。将小鼠单抗恒定区用人源抗体恒定区代替而拼接成嵌合抗体,这样整个分子的近 2/3 部分都是人源的,大大降低了原有单抗中鼠源蛋白的免疫原性。

2. 改型抗体(reshaped antibody) 也称互补决定区移植抗体(CDR grafting antibody)。抗体可变区特别是互补决定区是抗体识别和结合抗原的区域,直接决定抗体的特异性。将鼠源单抗的互补决定区移植至人源抗体可变区,替代人源抗体互补决定区,使人源抗体获得鼠源单抗的抗原结合特异性,同时减少其异源性。

(二) 全人源抗体的制备

1. 利用噬菌体抗体库技术获得全人源抗体 噬菌体抗体库技术是抗体工程领域的最重要进展,使抗体工程进入了一个全新的时期。噬菌体展示技术建立在噬菌体外壳具有表达抗体蛋白片段能力的基础上。这项技术的基本原理是用基因工程技术克隆人抗体可变区的全套基因,然后将克隆的基因插入噬菌体编码衣壳蛋白的基因中,建立全人源噬菌体抗体文库,从而使该异源分子呈现于噬菌体表面。通过"吸附-洗脱-扩增"的富集过程,可有效地从全人源噬菌体抗体库中筛选出特异性全人源抗体的可变区基因。

2. 转基因小鼠生产全人源抗体 转基因小鼠的免疫球蛋白基因是用人的相应基因替代,产生对人免疫系统非异种抗体,其策略是改造小鼠的体液免疫系统,将人免疫球蛋白基因微位点转入小鼠,产生能分泌人免疫球蛋白的转基因小鼠。这种转基因小鼠的不足之处在于基因片段较小,仅 30 kb 左右。另一种方法是利用基因打靶技术将编码人抗体轻重链的基因片段大约 18 Mb 的 DNA 全部转到自身抗体基因位点已被灭活的小鼠基因组中,再经过繁育筛选,建立了稳定的转基因小鼠品系。这样得到的转基因小鼠对特异的抗原能产生高亲和力的人源抗体。再用传统的杂交瘤技术,将表达特异抗体的转基因小鼠 B 细胞和骨髓瘤细胞融合,获得杂交瘤细胞系,产生全人源抗体。

本章小结

　　抗体是体液免疫的重要效应分子,由 B 细胞接受抗原刺激后增殖分化为浆细胞所产生。将具有抗体活性或化学结构与抗体相似的球蛋白统称为免疫球蛋白,免疫球蛋白分为分泌型免疫球蛋白和膜免疫球蛋白两种。免疫球蛋白是由两条完全相同的重链和轻链构成的四肽链结构。重链包括 μ 链、δ 链、γ 链、α 链和 ε 链,其组成的免疫球蛋白分别为 IgM、IgD、IgG、IgA 和 IgE。轻链有两种,分别为 κ 链和 λ 链,据此可将免疫球蛋白分为两型,即 κ 型和 λ 型。免疫球蛋白含有可变区、恒定区和铰链区。其中,可变区中的高变区是免疫球蛋白与抗原表位特异性结合的部位,决定抗体的特异性,负责识别及结合抗原。

　　根据免疫球蛋白抗原表位存在的部位及其诱导产生的免疫应答反应的差异,可将免疫球蛋白分子分为同种型、同种异型和独特型。

　　免疫球蛋白的功能与其结构密切相关。识别并特异性结合抗原是可变区的主要功能,而恒定区则通过激活补体、亲细胞性和穿过胎盘发挥作用。IgG、IgA、IgM、IgD、IgE 的理化特性不尽相同,由此决定它们功能的差异。

　　人工制备抗体包括多克隆抗体、单克隆抗体和基因工程抗体。

思考题

1. 名词解释
　　抗体、免疫球蛋白、CDR、Fab、ADCC 作用、抗体的调理作用、抗体的独特型、多克隆抗体、单克隆抗体。
2. 简答题
　　(1) 简述免疫球蛋白的结构、功能区及其功能。
　　(2) 简述免疫球蛋白经木瓜蛋白酶和胃蛋白酶水解后形成的片段和水解片段的功能。
　　(3) 简述各类免疫球蛋白的生物学特性及功能。
　　(4) 简述人工制备抗体的方法。

（袁　青）

···· 第四章数字资源 ···

第四章
课件

第四章
微课

第五章

补 体 系 统

第一节 概 述

　　补体(complement，C)是存在于正常人或动物血清中的一组被激活后具有酶活性的球蛋白。早在19世纪末，Bordet即证实，新鲜豚鼠血清中含有能引起细菌溶解、对热不稳定的成分，这种血清蛋白成分能协助和补充特异性抗体介导的免疫溶血作用，故称为补体。目前，已知补体是由30余种分泌型蛋白和膜结合型蛋白组成的多分子系统，其中包括直接参与补体激活的各种补体固有成分、调控补体激活的各种因子及分布于多种细胞表面的补体受体等，故称为补体系统(complement system)。在生理情况下，多数补体成分以非活化形式存在。抗原-抗体复合物、多种微生物成分等可以通过不同途径激活补体。在补体系统激活过程中，可产生多种生物活性物质，引起一系列生物学效应，参与机体的抗微生物防御反应，扩大体液免疫效应，调节免疫应答。同时，补体也可介导炎症反应，导致组织损伤。

一、补体系统的组成

　　根据补体系统各组分的生物学功能，可将其分为3类，即补体系统的固有成分、调控补体系统活化的成分和分布于细胞膜上的补体受体分子。

二、补体系统的命名原则

　　(1) 补体通常以符号"C"表示。参与激活经典途径的补体固有成分按其发现的先后顺序，分别命名为C1(q、r、s)、C2、C3、C4、C5、C6、C7、C8和C9。

　　(2) 参与补体旁路途径激活的补体其他成分以该成分英文单词大写首字母表示，如B因子、D因子、P因子、H因子。

　　(3) 补体调节蛋白多以其功能命名，如C1抑制物、C4结合蛋白、衰变加速因子等。

　　(4) 补体被激活后，至少可形成两个裂解片段，一般用英文小写字母"a"表示小片段，"b"表示大片段。如C3被激活后可形成较小的C3a和较大的C3b。但C2例外，C2被激活后可形成较小的C2b和较大的C2a。

　　(5) 已失活的补体成分则在其符号前冠以"i"(inactivated的首字母)表示，如I因子可将C3b水解为无活性的iC3b。

三、补体系统的理化特性和生物合成

　　补体系统各成分的化学组成均为糖蛋白，多数为β球蛋白，少数几种为α球蛋白或γ球蛋白，分子量25~390 kDa，补体系统固有成分的主要理化特性见表5-1。某些补体成分(如C1、C2、C5、C8)性质极不稳

定,加热56℃ 30 min即被灭活,室温下很快失活,在0~10℃中活性仅能保持3~4 d,故补体应保存在-20℃以下,冷冻干燥后能较长时间保存。许多理化因素如机械振荡、紫外线照射、强酸强碱、乙醇及蛋白酶等均可使补体失活。

表5-1 补体系统固有成分的主要理化性状

补体成分	分子量(kDa)	电泳位置	肽链数目	血清含量(g/L)	合 成 部 位
经典激活途径组分					
C1q	390	γ2	18	0.07~0.18	小肠上皮细胞、脾脏、巨噬细胞
C1r	85	α1	1	0.035~0.11	小肠上皮细胞、脾脏、巨噬细胞
C1s	85	α1	1	0.035~0.11	小肠上皮细胞、脾脏、巨噬细胞
C4	180	β1	3	0.4~0.64	巨噬细胞、肝脏、脾脏、肺
C2	117	β1	1	0.025~0.03	巨噬细胞、肝脏、脾脏、肺、骨髓
C3	190	β1	2	1.2~1.6	肝脏、淋巴组织、巨噬细胞、骨髓
替代激活途径组分					
B因子	95	β2	1	0.225~0.25	肝脏
D因子	25	α	1	0.001~0.002	
P因子	220	γ2	4	0.02~0.025	
攻膜复合物组分					
C5	190	β1	2	0.075~0.08	骨髓、肝脏、肾脏、肺、脾脏
C6	128	β2	1	0.06~0.075	肝脏、巨噬细胞
C7	120	β2	1	0.05~0.065	
C8	153	γ1	3	0.05~0.08	脾脏、肺、肝脏、小肠、肾脏
C9	79	α1	1	0.06~0.09	肝脏

补体在血清中的含量约为4 g/L,其中C3含量最高,高达1.2~1.6 g/L,约为补体总量的1/3,D因子含量最低,仅为0.001~0.002 g/L。不同动物血清的补体含量各有差异,豚鼠血清中补体含量丰富,故实验用的补体多取自豚鼠新鲜血清。人类胚胎发育早期即可合成补体各成分,补体多于出生后3~6个月达到成人水平。补体系统各固有成分90%以上由肝细胞合成,少数由巨噬细胞、小肠上皮细胞及脾细胞等产生。

四、补体系统主要固有成分的结构

1. **C1分子的结构和功能** C1是分子量最大的补体成分,包含1个C1q分子、2个C1r分子和2个C1s分子,彼此借Ca^{2+}连接而成大分子复合物(图5-1)。C1q由6个相同的花蕾状亚单位组成,每个亚单位又由A、B、C 3条肽链盘绕而成,其羧基端为球形结构,呈辐射状排列,构成C1q分子的头部,是C1q与免疫球蛋白的Fc段结合的部位。C1r起连接C1q和C1s的作用。当C1q与IgM和2个或2个以上IgG的补体结合位点结合后,C1r发生变构,成为有活性的C1r,可以诱导C1s活化。C1s平时以酶原形式存在,被C1r激活后成为具有丝氨酸蛋白酶活性的C1s,其可以激活补体的后续成分C4和C2,进一步引起酶促连锁反应。

2. **C3分子的结构、裂解片段和功能** C3是血清中含量最高的补体成分,在补体激活中起中心和枢纽作用。C3分子由α、β两条多肽链经链间二硫键连接组成,α链较长,分子量约为115 kDa;β链较短,分子量为70 kDa。在α链上有两个酶的裂解位点,第一个部位在近N端,可被C3转化酶裂解为C3a和C3b两个片段。小分子C3a释放至体液中,具有过敏毒素和趋化作用。大分子C3b可与细胞表面的C4b2a结合,组成C5转化酶。第二个裂解部位为C3b灭活因子

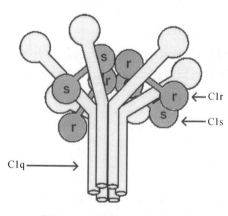

图5-1 C1分子结构模式图

C1r

C1s

C1q

（Ⅰ因子）的作用点。C3b 在Ⅰ因子等的作用下可逐级裂解成 C3c、C3d 等片段。C3b 也可通过 N 端与邻近细胞或抗原-抗体复合物结合,再通过 C 端结合具有 C3b 受体的吞噬细胞,发挥补体介导的调理作用和免疫黏附作用（图 5-2）。

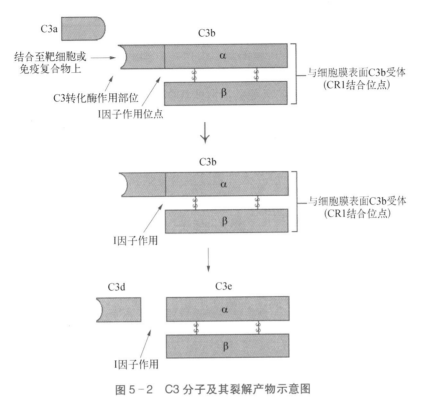

图 5-2 C3 分子及其裂解产物示意图

第二节　补体系统的激活

补体系统的激活是在某些激活物质的作用下,各补体成分按一定顺序,以连锁的酶促反应方式依次活化,并表现出各种生物学活性的过程,亦称为补体级联反应（complement cascade reaction）。补体系统的激活主要有 3 条途径：① C1q 开始激活的途径,称为经典途径（classical pathway）或传统途径;② C3 开始激活的途径,称为替代途径（alternative pathway）或旁路途径;③ 凝集素途径,又称 MBL 途径。

一、补体激活的经典途径

参与补体激活的经典激活途径的固有成分包括 C1~C9。按其在激活过程中的作用,可分成 3 组：识别单位（C1q、C1r、C1s）、活化单位（C4、C2、C3）和膜攻击单位（C5~C9）。经典途径的主要激活物质是特异性抗体（IgG 或 IgM）与相应抗原结合所形成的免疫复合物。除此之外,其他一些非免疫因素如 C 反应蛋白、变性 DNA、某些 RNA 病毒包膜蛋白、某些细菌细胞壁上的蛋白成分、胰蛋白酶、纤溶酶等也能直接激活经典途径。

经典途径的激活过程按其反应性质可分为 3 个阶段。

1. 识别阶段　即 C1 识别免疫复合物而活化形成 C1s 丝氨酸蛋白酶的阶段。抗原与特异性抗体（IgG 或 IgM）结合,导致抗体分子的构型改变,使 Fc 段上的补体结合位点（IgG 的 CH2 区或 IgM 的 CH3 区）暴露,C1q 分子识别并与之结合后,发生构象改变,使 C1r 活化,后者激活 C1s,从而形成具有丝氨酸蛋白酶活性的 C1 复合物,即 C1s 酶,其天然作用底物为 C4 和 C2。每一个 C1q 分子必须同时与两个或两个以上免疫球蛋白的 Fc 段结合,才能启动补体系统的活化。由于 IgM 分子为五聚体,至少可同时提供 5 个 Fc 段的补体结合点,故一个 IgM 分子与抗原结合即可有效地启动经典途径。IgG 分子为单体,与抗原结合需要两个相邻的 IgG 分子共同与 C1q 桥联,才能使 C1 活化。C1q 只能与 IgM 的 CH3 区、IgG 的 CH2 区结合,而且对 IgG 亚类的亲和力不同,依次为 IgG3>IgG1>IgG2。IgG4 和 IgA、IgE、IgD 等不能通过经典途径激活补体。

2. 活化阶段　　活化的 C1s 依次裂解 C4、C2 形成具有酶活性的 C3 转化酶(C4b2a),后者进一步裂解 C3 并形成 C5 转化酶(C4b2a3b),即经典途径的活化阶段。C1s 裂解 C4,至少产生两个片段,小分子片段 C4a 游离于液相,大分子片段 C4b 可与邻近细胞膜表面的蛋白质或多糖共价结合,使补体活化稳定而有效地进行。未能与膜结合的 C4b 在液相中很快被灭活。在 Mg^{2+} 存在时,C2 与结合在细胞膜上的 C4b 结合,继而被 C1s 裂解为大分子的 C2a 和小分子的 C2b。C2b 释放入液相,C2a 则与邻近结合在细胞表面的 C4b 结合,形成稳定的 C4b2a 复合物,此即经典途径的 C3 转化酶(C3 convertase)。C4b2a 中的 C4b 可与 C3 结合,由 C2a 裂解 C3。在激活过程中,小片段 C3a 游离在液相中,大片段 C3b 与细胞膜上的 C4b2a 共价结合,形成 C4b2a3b 三分子复合物,即 C5 转化酶(C5 convertase)。

3. 膜攻击阶段　　膜攻击阶段形成攻膜复合物,导致靶细胞溶解。C5 是 C4b2a3b 的天然底物,受其作用而裂解成 C5a、C5b 两个片段。C5a 游离于液相,具有过敏毒素作用和趋化作用;C5b 首先与 C6 结合成 C5b6 复合物,继而与 C7 结合形成 C5b67 三分子复合物,并通过 C7 上的疏水片段插入靶细胞膜脂质双层结构中。膜上的 C5b67 复合物对 C8 具有高亲和力,C8 结合到此复合物上,并通过其 γ 链插入靶细胞膜中,使 C5b678 复合物牢固地黏附在靶细胞膜上。C9 是一种有聚合倾向的糖蛋白,C5b678 复合物作为 C9 的受体,能催化多个 C9 分子聚合。它与 C5b678 结合并进行环状聚合,共同组成 1 个大分子量的攻膜复合物(图 5-3)。攻膜复合物(membrane attack complex,MAC)是由一个 C5b678 复合物与 12~15 个 C9 分子组成的管状复合体,此复合物贯穿整个靶细胞膜,成为内径约 11 nm 的跨膜孔道。攻膜复合物的形成使靶细胞膜失去通透屏障作用,电解质从细胞内逸出,水大量内流,细胞膨胀而溶解。此外,攻膜复合物嵌入靶细胞膜,亦可因致死量的钙离子被动透入细胞内,而导致不依赖渗透压作用的细胞死亡。

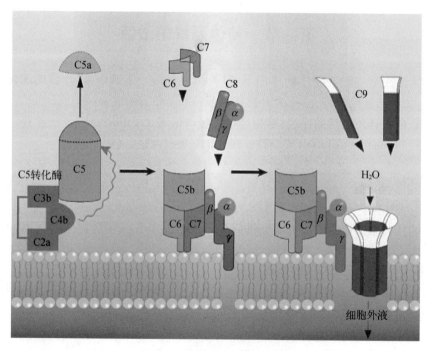

图 5-3　攻膜复合物结构示意图

补体经典激活途径的前端反应见图 5-4。

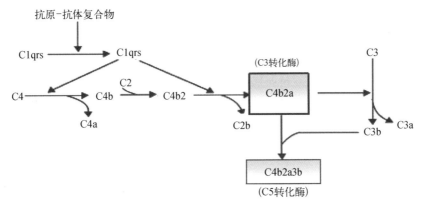

图 5-4　补体激活的经典途径的前端反应

二、补体激活的旁路途径

旁路途径(alternative pathway)亦称替代途径,与经典途径的不同之处主要是不通过 C1、C4、C2 的激活而直接激活 C3,然后完成 C5~C9 的激活。参与这一激活途径的补体成分除 C3、C5~C9 外,还包括 B 因子、D 因子、P 因子、H 因子、I 因子等。旁路途径的激活物质主要是细菌细胞壁成分即脂多糖、肽聚糖、磷壁酸,凝聚的 IgA 及 IgG4、眼镜蛇毒、酵母多糖等。它们实际上是为补体激活提供保护性微环境和接触的表面。

1. 旁路途径 C3b 和 C3 转化酶(C3bBb)的形成　在生理条件下,血清中的 C3 可在蛋白酶等的作用下缓慢、持续地裂解为少量的 C3b,释放入液相中的 C3b 迅速被 I 因子灭活。在 Mg^{2+} 存在下,B 因子可与 C3b 结合形成 C3bB。体液中同时存在着无活性的 D 因子和有活性的 D 因子(B 因子转化酶)。D 因子作用于 C3bB,可使此复合物中的 B 因子裂解成 Ba 和 Bb 两个片段,前者游离于液相,后者形成 C3bBb,即旁路途经的液相 C3 转化酶。C3bBb 可不断裂解 C3 产生低水平的 C3b,但此酶很不稳定,且效率低。C3bBb 可与正常血清中活化的 P 因子(备解素)结合成 C3bBbP,而使其趋于稳定,半衰期延长。体液中存在的 H 因子可置换 C3bBb 复合物中的 Bb,使 C3b 与 Bb 解离,解离或游离的 C3b 立即被 I 因子灭活(图 5-5)。因此,在生理情况下,I 因子和 H 因子控制着液相中的 C3bBb,使之保持在很低的水平,避免 C3 大量裂解和后续补体成分的激活。这种 C3 的低速度裂解和低浓度 C3bBb 的形成,对补体的激活具有重要意义,可认为是生理情况下的准备阶段。

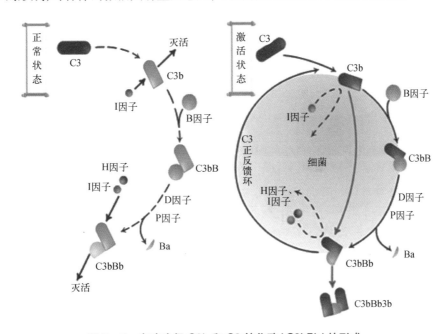

图 5-5　旁路途径 C3b 和 C3 转化酶(C3bBb)的形成

2. C5 转化酶的形成　旁路途径的激活物质是细菌脂多糖、酵母多糖等。这些激活物质的存在为 C3b 或 C3bBb 提供了不易被 I 因子、H 因子灭活的保护性微环境,使旁路途径从缓和进行的准备阶段过渡到正式激活阶段。结合于细胞表面的 C3bBb 或 C3bBbP,即固相 C3 转化酶,可使 C3 大量裂解,并与其裂解产物 C3b 结合形成多分子复合物 C3bBb3b,此即旁路途径的 C5 转化酶(图 5-5),C5 转化酶一旦形成,其后续激活过程及效应与经典途径完全相同,即进入 C5~C9 的激活阶段,形成攻膜复合物,导致靶细胞溶解。

三、补体激活的凝集素途径

补体激活的甘露糖结合凝集素途径(mannose binding lectin pathway,MBL 途径),简称凝集素途径(图 5-6)。甘露糖结合凝集素(mannose-binding lectin,MBL)是 1978 年川崎(Kawasaki)发现的一种钙依赖性糖结合蛋白,属于植物凝集素家族。甘露糖结合凝集素结构含有糖识别域(carbohydrate recognition domain,CRD),其可通过 CRD 与细菌的甘露聚糖残基结合。1993 年被命名为甘露糖结合凝集素。正常血清中的甘露糖结合凝集素水平极低,但在急性期反应时,水平明显升高。凝集素途径与经典途径的过程类似,只是活化起始于炎症期产生的 C 反应蛋白及甘露糖结合凝集素与病原体结合之后,而非依赖于抗原-抗体复合物活化。在病原微生物感染的早期,体内巨噬细胞和中性粒细胞等产生的 TNF-α、白细胞介素-1、白细胞介素-6 和白细胞介素-8 等炎症因子,产生急性期反应并诱导肝细胞合成甘露糖结合凝集素及 C 反应蛋白。

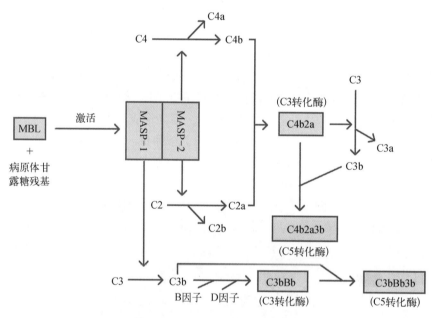

图 5-6　补体激活的凝集素途径

MBL,甘露糖结合凝集素;MASP,甘露糖结合凝集素相关丝氨酸蛋白酶

凝集素途径的主要激活物为表面含有甘露糖基、岩藻糖和 N-氨基半乳糖的病原微生物。甘露糖结合凝集素可通过与细菌的甘露聚糖残基结合,再激活甘露糖结合凝集素相关丝氨酸蛋白酶(MBL-associated serine protease,MASP)(MASP 分为 MASP-1、MASP-2),由于 MASP-2 具有类似 C1s 酶的活性,进而依次活化 C4、C2、C3,形成和经典途径相同的 C3 转化酶与 C5 转化酶,激活补体级联酶促反应的活化途径。其后的反应过程与经典途径相同。活化的 MASP-1 可直接裂解 C3 产生 C3b,在 D 因子和 P 因子的参与下,激活补体旁路途径。

四、三条补体激活途径的比较

补体系统是固有免疫分子的重要组分。在种系进化中,三条激活途径出现的先后顺序是旁路途径、凝集素途径和经典途径。三者相对独立、又相互联系,具有共同的终末反应过程(图 5-7,表 5-2)。

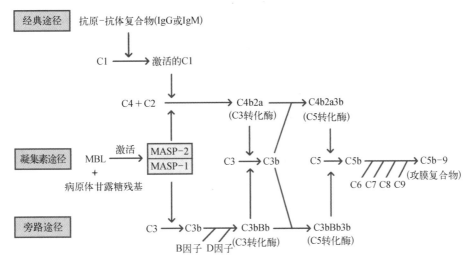

图 5-7　补体激活的 3 条途径

MBL, 甘露糖结合凝集素; MASP, 甘露糖结合凝集素相关丝氨酸蛋白酶

表 5-2　补体系统三条激活途径的比较

比 较 项 目	经 典 途 径	凝 集 素 途 径	旁 路 途 径
激活物质	免疫复合物等	细菌表面甘露糖	细菌脂多糖、酵母多糖等
参与的补体成分	C1~C9	C2~C9、MASP	C3、B 因子、D 因子、P 因子、C5~C9
所需离子	Ca^{2+}、Mg^{2+}	Ca^{2+}、Mg^{2+}	Mg^{2+}
C3 转化酶	C4b2a	C4b2a/C3bBb	C3bBb
C5 转化酶	C4b2a3b	C4b2a3b/C3bBb3b	C3bBb3b
作用	参与特异性体液免疫效应阶段,在疾病的持续阶段发挥作用	参与非特异性免疫,在感染早期阶段发挥作用	参与非特异性免疫在感染早期阶段发挥作用

第三节　补体系统激活的调节

补体系统的激活反应在体内受到一系列调节机制的严格控制,以保持补体系统激活与灭活的动态平衡,防止补体成分过度消耗和对自身组织的损伤。这是机体自身稳定功能的主要表现之一。补体系统激活的调控可通过补体自身衰变及体液中和细胞膜上存在的各种调节因子来实现。当这些调节因子缺陷时,就会引起相应的临床病症。

一、补体自身衰变的调节

补体系统活性成分的自身衰变(decay)是补体自身控制的重要机制。补体活化片段 C4b、C3b、C5b 极不稳定,若不能与细胞膜结合,很快就会失去活性;三条激活途径中的 C3 转化酶(C4b2a、C3bBb)和 C5 转化酶(C4b2a3b、C3bBb3b)均易衰变失活,从而限制了后续补体成分的连锁反应。

二、补体调节蛋白的调节

体内存在多种分泌型及膜结合型补体调节蛋白,以特定方式与不同的补体成分相互作用,使补体的激活与抑制处于精细的平衡状态,从而既防止对自身组织造成损害,又能有效地杀灭外来微生物。补体调节蛋白的缺失有时是某些疾病发生的原因,目前已发现的补体调节蛋白有十余种,按其作用的特点可分为:① 防止或限制补体在液相中自发激活的抑制剂;② 抑制或增强补体对底物正常作用的调节剂;③ 保护机体组织、细胞免遭补体破坏作用的抑制剂(表5-3)。

表5-3　补体调节蛋白

种　类	分　布	作用的靶分子	功　能
分泌型补体调节蛋白			
C1抑制物	血清	C1r、C1s	抑制C1r、C1s与无活性C1结合
C4结合蛋白	血清	C4b	加速C4b2a衰变,辅助I因子介导的C4b裂解
H因子	血清	C3b	加速C3bBb衰变,辅助I因子介导的C3b裂解
I因子	血清	C3b、C4B	裂解C3和灭活C3b、C4b
过敏毒素灭活因子	血清	C3a、C4a、C5a	灭活过敏毒素
S蛋白	血清	C5B67	连接C5b67复合物,防止攻膜复合物插入细胞膜
SP-40	血清	$C5b6789_n$	调节攻膜复合物的形成
膜结合型补体调节蛋白			
CR1(CD35)	多数血细胞、肥大细胞	C3b、C4b iC3b	加速C3转化酶解离 辅助I因子介导C3b、C4b降解
膜辅助因子(MCP,CD46)	血细胞(除红细胞)、上皮细胞、成纤维细胞	C3b、C4b	辅助I因子介导C3b、C4b降解
衰变加速因子	多数血细胞	C4b2a C3bBb	加速C3转化酶降解
同源限制因子(C8bp)	红细胞、淋巴细胞、单核细胞、血小板、中性粒细胞	C8、C9	抑制旁观者细胞溶解 阻止C9与C8结合 防止攻膜复合物插入自身血细胞膜和细胞溶解,作用限于同种的C9、C8
膜反应性溶解抑制物(CD59)	红细胞、淋巴细胞、单核细胞、血小板、中性粒细胞	C7、C8	阻断C7、C8与C5b结合 防止攻膜复合物形成及其溶解细胞作用

注:MCP,单核细胞趋化蛋白。

三、补体激活的放大

　　旁路途径的激活过程是补体系统的重要放大机制。因此在有激活物质存在的情况下,C3bBb能不断地裂解C3,产生更多的C3b分子,C3b又可在B因子、D因子参与作用下合成更多的C3bBb,继而进一步使C3裂解产生C3b。这样,C3b既是C3转化酶的组成成分,又是C3转化酶的作用产物,由此形成了旁路途径的正反馈放大环路,称为C3b正反馈环或C3b正反馈途径。此外,经典途径激活产生的C3b也能启动旁路途径,旁路途径C3转化酶对经典途径也起放大作用。

第四节　补　体　受　体

　　补体受体(complement receptor, CR)是表达于细胞表面能与某些补体成分或补体片段相结合的糖蛋白分子。补体系统激活后所产生的一系列生物效应大多是通过补体受体介导的。另外,补体受体对补体活化也可产生调节作用。不同类型的细胞可具有不同的补体受体,其表达数量也有所不同。

1. CR1(CD35)　广泛分布于各种血细胞、树突状细胞、肾小球上皮细胞,其配体为 C3b/C4b(高亲和力)及 iC3b 和 C3c(低亲和力)。CR1 的主要功能有:① 抑制补体激活,协助 I 因子裂解 C3b 和 C4b;② 调理吞噬,中性粒细胞和单核巨噬细胞上的 CR1,可与结合在细菌或病毒上的 C3b 结合,以促进吞噬细胞的吞噬作用;③ 促进免疫复合物清除,免疫复合物与红细胞上的 CR1 结合,被携带至肝脏、脾脏等处加以清除。

2. CR2(CD21)　主要分布于 B 细胞、树突状细胞和鼻咽部上皮细胞表面,其配体为 iC3b 和 C3dg,CR2 也是 EB 病毒结合部位。CR2 的主要功能是调节 B 细胞增殖、分化、记忆和抗体产生。此外,作为 EB 病毒受体,与传染性单核细胞增多症、伯基特(Burkitt)淋巴瘤或鼻咽癌的发生密切相关。

3. CR3(CD11b)　主要表达于中性粒细胞、单核巨噬细胞、肥大细胞和 NK 细胞表面,属于黏附分子整合素家族成员,其配体为 iC3b。主要功能是参与细胞黏附作用,从而介导一系列生理与病理过程,如 CR3 可介导吞噬细胞与 iC3b 包被的微生物或颗粒的黏附,促进吞噬作用,诱导呼吸爆发,促进趋化作用。

4. CR4(CD11c)　是 iC3b 及 C3dg 受体,其细胞分布及功能均与 CR3 相似。

5. CR5　是 C3dg 和 C3d 受体,分布于中性粒细胞及血小板表面。主要功能是处理带有 iC3b 的免疫复合物。

第五节　补体的生物学作用

补体系统的激活过程中,可产生多种补体成分的复合物和游离的补体裂解片段,发挥重要的生物学作用。

一、细胞毒作用

补体系统激活后,可通过攻膜复合物的形成溶解多种靶细胞,包括红细胞、白细胞、血小板、细菌、支原体和某些肿瘤细胞等。溶菌和溶细胞作用是机体抗细菌、抗病毒及抗寄生虫感染的重要防御机制之一,可由抗体协助完成,也可由补体单独产生。如果靶细胞是自身细胞,则可损伤自身组织,临床上血型不符的输血反应或因药物引起的免疫性溶血,均是补体溶解红细胞所致。

二、调理作用

补体裂解产物(C3b、C4b)与细胞或其他颗粒性物质结合,可促进吞噬细胞对其吞噬,称为补体介导的调理作用。C3b 的氨基端可与靶细胞结合,羧基端可与带有 C3b 受体的吞噬细胞结合。使 C3b 在靶细胞(或免疫复合物)和吞噬细胞间作为桥梁使两者连接起来,从而促进吞噬作用。C3b/CR1 的调理作用具体见图 5-8。补体成分 C3b、C4b、iC3b 均有调理作用,这种调理作用是机体抵御感染的重要机制之一。

三、免疫黏附作用与清除免疫复合物

免疫黏附(immune adherence)作用是指抗原-抗体复合物激活补体后,可通过 C3b 或 C4b 黏附于具有 CR1 的红细胞、血小板或某些淋巴细

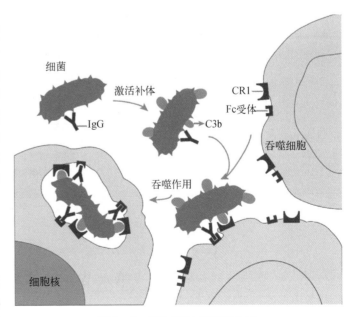

图 5-8　C3b/CR1 的调理作用

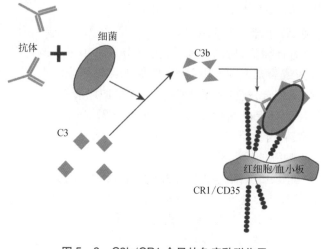

图 5-9 C3b/CR1 介导的免疫黏附作用

胞上,形成较大的聚合物,其易被吞噬细胞吞噬和清除(图5-9)。免疫黏附在抗感染免疫和免疫病理过程中具有重要意义。补体成分的存在可减少免疫复合物的产生,并能使已生成的复合物溶解,发挥自我稳定作用,借以避免因免疫复合物过度生成和沉积所造成的组织损伤。有研究已经证实,C3b可嵌入免疫复合物的网格结构,与免疫球蛋白分子结合,致使抗体与抗原之间的亲和力降低,复合物中的一部分抗原与抗体分离,导致复合物变小,易于排出和降解。此外,免疫复合物可通过C3b介导的免疫黏附作用结合于红细胞上,随血液进入肝脏和脾脏,被吞噬细胞吞噬和清除。循环系统中的红细胞数量大,受体丰富,因此是清除免疫复合物的主要参与者。

四、炎症介质作用

1. 激肽样作用　C2裂解所产生的小分子片段C2b具有激肽样作用,能增加血管通透性,引起炎症性充血,故称为补体激肽。遗传性血管神经性水肿症即因先天缺乏C1抑制物,血中C2b增高而导致水肿。

2. 过敏毒素作用　C3a、C4a、C5a均具有过敏毒素作用,可使肥大细胞、嗜碱性粒细胞释放组胺、白三烯及前列腺素等介质,有增加毛细血管通透性以及引起血管扩张、平滑肌痉挛、局部水肿等作用。

3. 趋化作用　C3a、C5a和C5b67有趋化因子的活性,能吸引中性粒细胞和单核巨噬细胞等向炎症部位聚集,发挥吞噬作用,增强炎症反应。

五、免疫调节作用

补体可通过参与固有免疫应答、适应性免疫应答发挥免疫调节作用,并与体内凝血系统、纤溶系统和激肽系统存在密切关系。其生物学意义远远超过了单纯非特异性防御的范畴,涉及了特异性免疫应答在内的广泛生理功能,补体系统主要成分或其裂解产物的生物活性见表5-4。

表5-4　补体成分或其裂解产物的生物活性

补体成分或其裂解产物	生 物 活 性	作 用 机 制
C1~C9	激活后溶菌和溶细胞	嵌入细胞膜的磷脂双层结构中,使细胞膜穿孔,细胞内容物渗漏
C3b、C4b、iC3b	调理作用	与细菌或细胞结合,使之易于被吞噬细胞吞噬
C3b	免疫黏附	与免疫复合物结合后黏附于红细胞或血小板,使免疫复合物易被吞噬
C1q、C4	中和、溶解病毒	与某些RNA肿瘤病毒直接结合
C2b	补体、激肽	增强血管通透性
C3a、C5a、C4a	过敏毒素	与肥大细胞或嗜碱性粒细胞结合,释放组胺等介质,使毛细血管扩张
C3a、C5a、C5b67	趋化因子	借其梯度浓度吸引中性粒细胞及单核巨噬细胞

第六节　补体系统与疾病

补体遗传缺陷、过度活化或功能障碍与某些疾病的发生有关。

一、补体的遗传缺陷

几乎所有补体蛋白成分都可发生遗传缺陷。遗传性血管神经性水肿是一种较为常见的补体缺陷病,为常染色体显性遗传。本病85%患者缺乏C1抑制物。由于C1抑制物缺陷,C1的活化得不到有效的控制,致使C4和C2消耗增多,C2的裂解产物C2b具有激肽样活性,能使血管扩张、毛细血管通透性增高,从而引起皮肤和黏膜水肿,严重的喉头水肿可导致窒息死亡。

二、补体激活与炎症性疾病

补体激活是炎症反应中重要的早期事件。感染、创伤、烧伤、器官移植和缺血-再灌注等均能激活补体系统,产生炎性因子(如C3a、C5a等)进而激活单核细胞、内皮细胞等,使之释放细胞因子、炎性介质等参与炎症反应。

三、血清补体水平与临床疾病

正常人血清中补体的含量相对稳定,但在患某些疾病时,补体蛋白的含量可显著降低,出现低补体血症。主要见于:

1. 消耗增多　主要见于系统性红斑狼疮、冷球蛋白血症、自身免疫性溶血性贫血、类风湿关节炎、链球菌感染后肾小球肾炎、同种异体移植排斥反应等疾病。

2. 大量丧失　多见于大面积烧伤、大出血及肾病综合征。

3. 合成不足　多见于急、慢性肝炎,肝硬化或肝癌。

相比而言,补体成分的增高多见于组织损伤和感染性疾病的早期和恢复期,某些肿瘤患者可表现为高补体血症,但其生物学意义不明。

四、补体与Ⅱ型、Ⅲ型超敏反应

补体系统的激活也可引起病理性免疫应答,从而导致机体组织的损伤,这种免疫病理现象属于Ⅱ型或Ⅲ型超敏反应。

本章小结

补体系统包括30余种分泌型蛋白和膜结合型蛋白,是固有免疫分子的重要组分。同时又参与和调节固有免疫和适应性免疫应答。补体可通过经典途径、旁路途径和凝集素途径被激活,三条途径相对独立、相互交叉,具有共同的终末反应过程。在补体系统激活过程中,可产生多种生物活性物质,表现为一系列生物学效应,参与机体的抗微生物防御反应,扩大体液免疫效应,调节免疫应答。同时,也可介导炎症反应,导致组织损伤。机体存在针对补体激活的极为复杂和精细的调节机制。补体成分或其调节蛋白功能异常,可能导致某些病理过程的发生和发展。

思考题

1. 名词解释

补体、补体介导的调理作用、攻膜复合物、C3转化酶、C5转化酶、免疫黏附作用、C3正反馈环。

2. 简答题

(1) 简述补体的主要生物学作用。

(2) 比较补体三条激活途径的主要特点。

(3) 补体系统激活可主要产生哪些小分子裂解片段? 这些片段有何生物学活性?

(4) 试述补体系统在抗感染过程中的作用。

(5) 试述补体激活可能对机体造成的有利或不利的影响。

(杨留启)

第五章数字资源

 第五章
课件

 第五章
微课

第六章

细 胞 因 子

第一节　细胞因子的共性和分类

细胞因子(cytokine)是由免疫原、丝裂原或其他因素刺激细胞所产生的小分子多肽和蛋白质,具有调节固有免疫和适应性免疫应答,促进造血,以及刺激细胞活化、增殖和分化等功能。根据其产生细胞因子的细胞种类不同,有些细胞因子曾被冠以不同的名称,如由淋巴细胞产生的细胞因子被称为淋巴因子(lymphokine),由单个核吞噬细胞产生的因子称为单核因子(monokine)。有些细胞因子根据其主要功能命名,如使细胞产生趋化运动的细胞因子称为趋化因子,可刺激骨髓干细胞或祖细胞分化成熟的细胞因子被称为集落刺激因子。淋巴细胞、单核巨噬细胞、树突状细胞、粒细胞及其他非造血细胞(如成纤维细胞和内皮细胞等)均可产生细胞因子,其中 Th 细胞是产生细胞因子最多的免疫细胞。细胞因子是免疫细胞间的通信分子,是免疫系统中最重要的信号分子之一。

一、细胞因子的共性

机体内细胞因子种类很多,但均具有一些共同特点:① 多为小分子(8~30 kDa)多肽。② 在较低浓度下即有生物学活性。③ 通过结合细胞表面高亲和力受体发挥生物学效应。④ 以自分泌、旁分泌或内分泌形式发挥作用。例如,某个 T 细胞产生的白细胞介素-2 可刺激其自身的生长,表现自分泌作用(autocrine action)。树突状细胞产生的白细胞介素-12 刺激邻近的 T 细胞分化,表现旁分泌作用(paracrine action)。肿瘤坏死因子在高浓度时可通过血流作用于远处的靶细胞,表现内分泌作用(endocrine action)(图 6-1)。⑤ 具有多效性、重叠性、拮抗性或协同性。一种细胞因子刺激不同靶细胞而产生不同的生物学效应的性质被称为细胞因子的多效性,如 γ 干扰素不仅可刺激多种细胞 MHC Ⅰ类和 MHC Ⅱ类分子的上调表达,也可激活巨噬细胞和 NK 细胞;不同的细胞因子作用于同一种靶细胞,产生相同或相似的生物学效应的性质被称为细胞因子的重叠性,如白细胞介素-2、白细胞介素-4、白细胞介素-7 和白细胞介素-15 均可刺激 T 细胞增殖;一种细胞因子可抑制其他细胞因子的功能的特点称为细胞因子的拮抗性,如白细胞介素-4 抑制 γ 干扰素诱导Th0 细胞向 Th1 细胞分化,γ 干扰素抑制白细胞介素-4诱导 Th0 向 Th2 分化;一种细胞因子可增强另一种细胞因子的功能,表现为细胞因子的协同性,如白细胞介素-3 可协同多种集落刺激因子刺激造血干/祖细胞的分化和成熟。众多细胞因子在体内相互促进或相互制约,形成十分复杂的细胞因子调节网络(也称为网络性)。

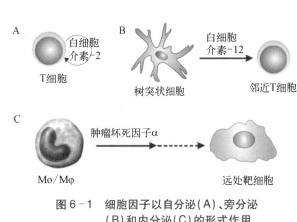

图 6-1　细胞因子以自分泌(A)、旁分泌
(B)和内分泌(C)的形式作用

Mo,单核细胞;Mφ,巨噬细胞

二、细胞因子的分类

根据结构和功能,细胞因子可分为白细胞介素、干扰素、肿瘤坏死因子家族、集落刺激因子、趋化因子和生长因子等多种类型。

1. 白细胞介素(interleukin, IL)　最初是指由白细胞产生又在白细胞间发挥调节作用的细胞因子。后来发现,除白细胞外,其他细胞也可以产生白细胞介素,如基质细胞和内皮细胞等;除白细胞外,白细胞介素也作用于其他的靶细胞如内皮细胞、成纤维细胞和神经细胞等。目前已发现的白细胞介素有 40 余种(IL-1~IL-40)。

2. 干扰素(interferon, IFN)　是最早发现的细胞因子,因其具有干扰病毒的感染和复制的功能而得名。根据来源和理化性质的不同,干扰素可分为 Ⅰ 型干扰素、Ⅱ 型干扰素和 Ⅲ 型干扰素:Ⅰ 型干扰素包括 IFN-α、IFN-β、IFN-ε、IFN-ω、IFN-κ;Ⅱ 型干扰素即 IFN-γ;Ⅲ 型干扰素(IFN-λ)是最新发现的干扰素家族成员,兼具 Ⅰ 型干扰素和 IL-10 家族的双重特征,具有抗病毒、抑制肿瘤细胞生长和免疫调节等生物学活性,包括 IFN-1(IL-29)、IFN-2(IL-28A)、IFN-3(IL-28B)。IFN-α、IFN-β 和 IFN-γ 已被成功应用于临床某些疾病的治疗。有关这 3 种干扰素的类型、主要产生细胞及主要功能见表 6-1。

表 6-1　干扰素的类型、主要产生细胞及主要功能

名　称	类　型	主要产生细胞	主　要　功　能
IFN-α	Ⅰ 型干扰素	浆细胞样树突状细胞,淋巴细胞,单核巨核细胞	抗病毒,免疫调节,促进 MHC Ⅰ 类分子和 MHC Ⅱ 类分子的表达
IFN-β	Ⅰ 型干扰素	成纤维细胞	抗病毒,抗细胞增殖,免疫调节,促进 MHC Ⅰ 类分子和 MHC Ⅱ 类分子的表达
IFN-γ	Ⅱ 型干扰素	活化 T 细胞,NK 细胞	激活巨噬细胞,抗病毒,促进 MHC 分子表达和抗原提呈,诱导 Th1 细胞分化,抑制 Th2 细胞分化

3. 肿瘤坏死因子(tumor necrosis factor, TNF)　1975 年,卡斯韦尔(Carswell)等将一种能杀伤某些肿瘤细胞或使体内肿瘤组织发生血坏死的因子,称为肿瘤坏死因子。1985 年,沙勒贝(Shalaby)把由活化的单核巨噬细胞产生的肿瘤坏死因子命名为 TNF-α,由活化的 T 淋巴细胞产生的淋巴毒素(lymphotoxin, LT)命名为 TNF-β。现已发现,肿瘤坏死因子超家族至少包括 19 个成员和 29 个不同的受体,它们在调节适应性免疫、杀伤靶细胞和诱导细胞凋亡等过程中发挥重要作用。

4. 集落刺激因子(colony stimulating factor, CSF)　是指能够刺激多能造血干细胞和不同发育分化阶段的造血祖细胞增殖、分化的细胞因子。目前发现的集落刺激因子有粒细胞-巨噬细胞集落刺激因子(granulocyte-macrophage colony-stimulating factor, GM-CSF)、巨噬细胞集落刺激因子(macrophage colony-stimulating factor, M-CSF)、粒细胞集落刺激因子(granulocyte colony-stimulating factor, G-CSF)。此外,红细胞生成素、干细胞因子和血小板生成素等也是集落刺激因子。IL-3 可作用于多种早期造血祖细胞,因此也具有集落刺激因子的功能。

5. 趋化因子(chemokine)　人类有约几十种趋化因子,根据结构特征和功能分为 4 种亚家族:① CC 亚家族:此类趋化因子的近氨基端有 2 个相邻的半胱氨酸(CC)。单核细胞趋化蛋白-1(monocyte chemotactic protein-1, MCP-1)是一种 CC 亚家族的趋化因子,对单核细胞、T 细胞、嗜碱性粒细胞和树突状细胞有趋化作用。② CXC 亚家族:此类趋化因子的氨基端有一个 CXC 基序(半胱氨酸-1 个任意其他氨基酸-半胱氨酸)。IL-8 是一种 CXC 亚家族趋化因子,可趋化多形核白细胞到达急性炎症部位。③ C 亚家族:此类趋化因子近氨基端只有 1 个半胱氨酸(C)。淋巴细胞趋化蛋白(lymphotactin)是一种 C 亚家族趋化因子,对 T 细胞、NK 细胞和树突状细胞有趋化作用。④ CX3C 亚家族:此类趋化因子的近氨基端有一个半胱氨酸-3 个其他任意氨基酸-半胱氨酸序列。Fractalkine 是一种 CX3C 亚家族趋化因子,对单核

细胞和 T 细胞有趋化作用。

6. 生长因子(growth factor，GF) 是一类可促进相应细胞生长和分化的细胞因子,其种类较多,如 TGF-β、血管内皮细胞生长因子、表皮生长因子、成纤维细胞生长因子、血小板生长因子、神经生长因子等。

第二节　细胞因子的主要生物学活性

细胞因子在调节固有免疫应答,调节适应性免疫应答,刺激造血,促进凋亡、直接杀伤靶细胞,促进创伤修复等方面发挥着重要作用。

一、调节固有免疫应答

参与机体固有免疫应答的细胞主要有树突状细胞、单核巨噬细胞、中性粒细胞、NK 细胞、NK T 细胞、γδT 细胞、B1 细胞、嗜酸性粒细胞及嗜碱性粒细胞等。细胞因子对这些细胞发挥多种重要的调节作用。

1. 树突状细胞 机体各部位的树突状细胞摄取抗原后,在 IL-1β 和 TNF-α 等细胞因子作用下,树突状细胞从不成熟状态逐渐变成成熟细胞,经血液和淋巴循环,迁移并归巢到淋巴结、脾脏、派尔集合淋巴结中的 T 细胞区,将抗原提呈给初始 T 细胞,启动适应性免疫应答。在抗原提呈过程中,IFN-γ 上调树突状细胞表面 MHC Ⅰ类分子和 MHC Ⅱ类分子的表达。

2. 单核巨噬细胞 趋化因子如 MCP 可趋化单核细胞到达某些炎症部位发挥作用。IL-2、IFN-γ、M-CSF、GM-CSF 等都是巨噬细胞的活化因子。IFN-γ 通过上调 MHC Ⅰ类分子和 MHC Ⅱ类分子的表达,促进单核巨噬细胞的抗原提呈作用。IL-10 和 IL-13 可抑制巨噬细胞的功能,发挥负调节作用。

3. 中性粒细胞 在急性炎症发生时,中性粒细胞迁移到急性炎症部位发挥杀伤和清除病原生物的作用。在此过程中,炎症局部产生的 IL-1β、IL-8 和 TNF-α 等细胞因子可通过上调血管内皮细胞的黏附分子,促进中性粒细胞经血管壁渗出到炎症部位。G-CSF 可激活中性粒细胞。

4. NK 细胞 在 NK 细胞分化过程中,IL-15 是关键的早期促分化因子。IL-2、IL-12、IL-15 和 IL-18 可明显促进 NK 细胞对肿瘤细胞和病毒感染细胞的杀伤作用。

5. NK T 细胞 IL-2 和 IL-12 可活化 NK T 细胞,并增强其细胞毒作用。

6. γδT 细胞 巨噬细胞或肠道上皮细胞产生的 IL-1、IL-7、IL-12 和 IL-15 等对 γδT 细胞有很强的激活作用。

二、调节适应性免疫应答

细胞因子调控 B 细胞和 αβT 细胞的发育、分化和效应功能的发挥。

1. B 细胞 IL-4、IL-5、IL-6、IL-13 和肿瘤坏死因子超家族的 B 细胞活化因子(B cell-activating factor, BAF)等可促进 B 细胞的活化、增殖和分化为抗体产生细胞。多种细胞因子调控 B 细胞分泌的免疫球蛋白的类别转换,如 IL-4 可诱导 IgG1 和 IgE 产生,TGF-β 和 IL-5 可诱导 IgA 的产生。

2. T 细胞 IL-2、IL-7、IL-18 等可活化 T 细胞并促进其增殖。IL-12 和 IFN-γ 可诱导 Th0 向 Th1 亚群分化,而 IL-4 则促进 Th0 向 Th2 亚群分化(图 6-2)。在小鼠体内,TGF-β 与 IL-6 联合作用,可促进 Th0 向 Th17 亚群分化(在人类体内则是 IL-1β 和 IL-6 联合促进 Th17 的分化),IL-23 可促进 Th17 细胞的扩增。TGF-β 可促进调节性 T 细胞的分化。IL-2、IL-6 和 IFN-γ 明显促进 CTL 的分化并增强其杀伤功能。

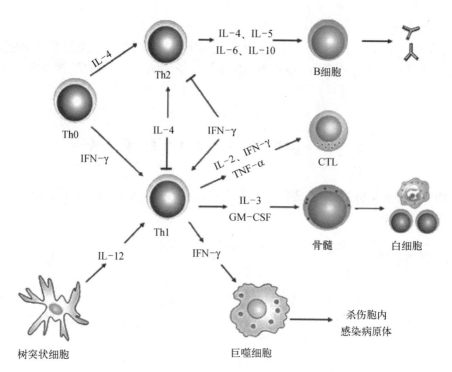

图6-2   以Th1细胞和Th2细胞为核心的细胞因子调节网络

IL,白细胞介素;IFN,干扰素;GM-CSF,粒细胞-巨噬细胞集落刺激因子;CTL,细胞毒性T细胞

三、刺激造血

造血(hematopoiesis)主要在中枢免疫器官骨髓和胸腺中进行。骨髓和胸腺微环境中产生的细胞因子尤其是集落刺激因子对调控造血细胞的增殖和分化起着关键作用。

1. 主要作用于造血干细胞和祖细胞的细胞因子   IL-3和干细胞因子等主要作用于多能造血干细胞及多种定向的祖细胞。

2. 主要作用于髓样祖细胞和髓系细胞的细胞因子   GM-CSF可作用于髓样细胞前体及多种髓样谱系细胞;G-CSF主要促进中性粒细胞的生成,促进中性粒细胞吞噬功能和ADCC活性;M-CSF促进单核巨噬细胞的分化和活化。

3. 主要作用于淋巴样干细胞的细胞因子   IL-7是T细胞和B细胞发育过程中的早期促分化因子。

4. 作用于单个谱系的细胞因子   红细胞生成素促进红细胞生成;血小板生成素和IL-11促进巨核细胞分化和血小板生成;IL-15促进NK细胞的分化。

四、促进凋亡、直接杀伤靶细胞

在肿瘤坏死因子超家族中,有几种细胞因子可直接杀伤靶细胞或诱导细胞凋亡。例如,TNF-α和淋巴毒素-α(lymphotoxin-α, LT-α)可直接杀伤肿瘤细胞或病毒感染细胞。活化T细胞表达的Fas配体(Fas ligand, FasL)可通过膜免疫球蛋白或分泌型免疫球蛋白形式结合靶细胞上的Fas,诱导其凋亡。

五、促进创伤修复

多种细胞因子在组织损伤的修复中扮演重要角色。例如,TGF-β可通过刺激成纤维细胞和成骨细胞促进损伤组织的修复。血管内皮细胞生长因子可促进血管和淋巴管的生成。成纤维细胞生长因子可促进多种细胞的增殖,有利于慢性软组织溃疡的愈合。表皮生长因子促进上皮细胞、成纤维细胞和内皮细胞的增殖,促进皮肤溃疡和创口的愈合。

第三节　细胞因子受体

细胞因子通过结合特异性的细胞因子受体发挥生物学作用。细胞因子受体(cytokine receptor)均为跨膜分子,由胞膜外区、跨膜区和胞质区组成。细胞因子和细胞因子受体结合后启动细胞内的信号转导,调节细胞的功能。

一、细胞因子受体的分类

细胞因子受体根据其结构特征可分为免疫球蛋白超家族受体、Ⅰ类细胞因子受体、Ⅱ类细胞因子受体、肿瘤坏死因子受体超家族和趋化因子家族受体等多种类型(图6-3)。

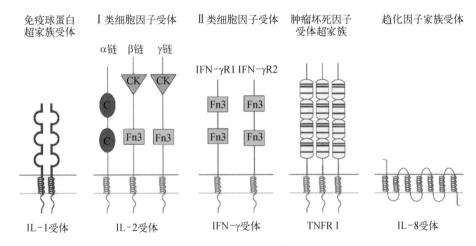

图6-3　细胞因子受体家族

1. 免疫球蛋白超家族(Ig superfamily, IgSF)受体　这类受体在结构上与免疫球蛋白的 V 区或 C 区相似,即具有数个 IgSF 结构域。IL-1 受体、IL-18 受体、M-CSF 受体及干细胞因子受体属此类受体。

2. Ⅰ类细胞因子受体　大多数白细胞介素和集落刺激因子的受体都属于这一类。Ⅰ类细胞因子受体胞膜外区由细胞因子受体结构域和Ⅲ型纤连蛋白(Fn3)结构域组成。该家族成员都具有数个保守的半胱氨酸和 1 个 Trp-Ser-X-Trp-Ser(WSXWS)基序,包括 IL-2、IL-3、IL-4、IL-5、IL-6、IL-7、IL-9、IL-13、IL-15、GM-CSF 和红细胞生成素等细胞因子的受体。多数Ⅰ类细胞因子受体由 2 个或 3 个受体亚单位组成,其中一种亚单位是细胞因子(即配体)结合亚单位,另一种是信号转导亚单位。2 个或 3 个亚单位共同组成高亲和力受体。在细胞因子受体中,共用亚单位的现象比较普遍,如 IL-2、IL-4、IL-7、IL-9、IL-15 和 IL-21 受体中有相同的信号转导亚单位——共同 γ 链(common γ chain, γc)。这部分解释了这些细胞因子为什么会有相似的生物学功能。γc 基因位于 X-染色体上,γc 基因缺陷的个体会发生 X-性连锁重症联合免疫缺陷病(X-linked severe combined immunodeficiency, X-SCID)。这类患者由于 IL-2、IL-4、IL-7、IL-9、IL-15 和 IL-21 等多种受体介导的信号转导发生障碍,可出现严重的细胞免疫和体液免疫缺陷。

3. Ⅱ类细胞因子受体　这类受体的胞膜外区由 Fn3 结构域组成。IFN-α、IFN-β、IFN-γ 及 IL-10 家族的受体属此类。Ⅱ类细胞因子受体由 2 个亚单位肽链组成,分别为配体结合链和信号转导链。

4. 肿瘤坏死因子受体超家族　有 20 多个成员,这类受体细胞外区含有数个富含半胱氨酸的结构域,包括 TNF 受体、CD40 分子和 Fas 分子等。肿瘤坏死因子受体超家族多以同源三聚体发挥作用。

5. 趋化因子家族受体　为 7 次跨膜的 G–蛋白偶联受体。根据与其结合的趋化因子 CXC、CC、C 或 CX3C 等的不同，趋化因子家族受体可分为 CXCR、CCR、CR 和 CX3CR 等亚家族受体。CCR5 和 CXCR4 是 HIV 感染巨噬细胞和 T 细胞上的辅助受体，CCR5 的小分子拮抗肽可抑制 HIV 感染巨噬细胞。CCR5 的编码基因为多态性基因。携带缺失了 32 个碱基的 CCR5 等位基因的纯合子个体即使多次接触 HIV 也不发生感染。

细胞因子受体可为单链、双链或多链蛋白；细胞因子受体多为多链蛋白，其中能与细胞因子结合的肽链称为结合链，而负责传递信号的肽链称为信号转导链；许多细胞因子受体常共用相同的信号转导链。

二、可溶性细胞因子受体和细胞因子受体拮抗剂

1. 可溶性细胞因子受体　绝大多数细胞因子受体在体液中存在可溶性形式。可溶性细胞因子受体缺乏跨膜区和胞内区，仅含有胞外区，故保留与细胞因子结合的能力，可发挥抑制细胞因子功能的作用。检测某些可溶性细胞因子的水平有助于某些疾病的诊断及病程发展和转归的监测。

2. 细胞因子受体的拮抗剂　一些细胞因子的受体存在天然拮抗剂，如 IL–1 受体拮抗剂（IL–1Rα）是一种由单核巨噬细胞产生的、与 IL–1 有一定同源性的多肽，可以竞争结合 IL–1 受体，从而抑制 IL–1 的生物学活性。有些病毒可产生细胞因子结合蛋白，抑制细胞因子与相应受体的结合从而干扰机体的免疫功能。

第四节　细胞因子与临床

细胞因子与细胞因子受体结合后不仅在免疫细胞间充当通信联络分子，也可作用于神经、内分泌等其他系统，成为免疫系统内部及其联系机体其他系统的"语言"。细胞与疾病关系日益密切，细胞因子及其受体已广泛应用于临床疾病诊断和治疗中。

一、细胞因子与炎症

炎症是机体组织与细胞对损伤性因素产生的一种防御反应。炎症反应是典型的多细胞和多因子共同参与的过程。免疫系统参与炎症发生、发展和消退的过程主要通过细胞因子介导。通常，参与促进炎症发生的细胞因子称为促炎性细胞因子，主要包括 TNF–α、IL–1β、IL–6、IL–8、IL–12、IL–17 等，而参与抑制炎症发生的细胞因子称为抑炎性细胞因子，主要有包括 IL–10、TGF–β 等。

许多疾病的发生、发展与细胞因子的异常引发的炎症相关。其中，细胞因子风暴（cytokine storm）是一种因免疫细胞被激活并释放大量细胞因子而引发严重的全身炎症反应综合征，又称为细胞因子释放综合征（cytokine release syndrome, CRS），临床上以发热和多器官功能障碍为特征。多见于如移植物抗宿主病、急性呼吸窘迫综合征、脓毒血症、禽流感和冠状病毒感染等。近年来，免疫细胞生物治疗在临床上使用，与其相关的细胞因子风暴也备受关注。

二、细胞因子与疾病的诊断

某些情况下特定细胞因子的检测可作为病情判断、疾病诊断的指标，如 IL–6 可用于辅助急性感染的早期诊断，动态检测 IL–6 水平也有助于评价感染性疾病进展和治疗效果；IL–3、集落刺激因子异常与造血性疾病有关。

三、细胞因子及其相关生物制品的应用

细胞因子种类繁多,细胞因子与其相应受体结合后,一方面在维持机体正常状态方面发挥重要作用;另一方面,炎症、自身免疫病、肿瘤等疾病的发生、发展也与细胞因子异常密切相关。采用现代分子生物技术研发的重组细胞因子、抗细胞因子抗体和细胞因子受体拮抗剂等已获得了广泛的临床应用。

1986 年,美国食品药品监督管理局(Food and Drug Administration, FDA)批准重组 IFN-α 治疗人毛细胞白血病,成为世界第一个应用于临床的细胞因子类药物。此后,重组 IFN-α 又被批准治疗卡波西(Kaposi's)肉瘤、慢性髓样白血病、滤泡性非霍奇金淋巴瘤、T 细胞淋巴瘤、肾细胞癌、黑色素瘤、尖锐湿疣、丙型肝炎和乙型肝炎等疾病。

1989 年,重组促红细胞生成素成为治疗慢性肾衰竭引起的重度贫血的生物制剂。

1990 年,重组 IFN-γ1b 成为治疗慢性肉芽肿疾病的药物。IFN-γ 可激活巨噬细胞杀伤胞内寄生菌,防止或减轻肉芽肿的形成。

1991 年,重组促红细胞生成素又被用于治疗获得性免疫缺陷综合征(AIDS)治疗药物引起的严重贫血。

1991 年,重组 G-CSF 被批准和化学药物联合应用治疗某些实体肿瘤,重组 GM-CSF 和重组 G-CSF 可用于促进骨髓移植患者白细胞的生成。

1993 年,重组 IFN-β 被批准用于治疗多发性硬化;重组 IL-11 被批准用于治疗化疗引起的血小板减少症。

1997 年,嵌合抗体被批准用于治疗类风湿关节炎、克罗恩病(节段性回肠炎)、银屑病、溃疡性结肠炎和强直性脊椎炎。抗 CD25(IL-2Rα 链)人源化抗体被用于预防肾移植引起的急性排斥反应。

1998 年,重组 IL-1R 拮抗蛋白被批准用于治疗类风湿关节炎。

2001 年,人 TNF-α 单克隆抗体被批准用于治疗克罗恩病和类风湿关节炎。

2002 年,TNFR-IgFc 融合蛋白被批准用于治疗类风湿关节炎。

2003 年,GM-CSF 作为黑色素瘤疫苗免疫佐剂。

2004 年,抗 EGFR 嵌合抗体用于治疗转移性结肠直肠癌和头颈部肿瘤。抗血管内皮生长因子人源化单克隆抗体用于治疗转移性结肠癌。

2006 年,抗血管内皮生长因子人源抗体批准用于治疗年龄相关的黄斑变性。

2013 年,IL-6R 的人源化单克隆抗体(托珠单抗)在中国批准上市。

2017 年,美国 FDA 批准托珠单抗用于治疗因接受 CAR-T 细胞疗法产生严重或威胁生命的细胞因子释放综合征。

本章小结

细胞因子是由免疫原、丝裂原或其他刺激剂诱导多种细胞产生的低分子量、高活性、可溶性蛋白质,具有调节免疫应答、血细胞生成、细胞生长及损伤组织修复等多种功能。细胞因子通过旁分泌、自分泌或内分泌等方式发挥作用,具有多效性、重叠性、拮抗性和协同性。细胞因子可分为白细胞介素、干扰素、肿瘤坏死因子家族、集落刺激因子、趋化因子和生长因子等。众多细胞因子在机体内相互促进或相互制约,形成十分复杂的细胞因子调节网络。细胞因子通过结合细胞表面的细胞因子受体而发挥生物学作用。细胞因子受体分为免疫球蛋白超家族受体、Ⅰ类细胞因子受体、Ⅱ类细胞因子受体、肿瘤坏死因子受体超家族和趋化因子家族受体等。

思考题

1. 名词解释

细胞因子、细胞因子受体、干扰素、白细胞介素、肿瘤坏死因子、趋化因子、集落刺激因子、可溶性细胞因子

受体、细胞因子风暴。

2. 简答题

 (1)细胞因子有哪些共同特征?

 (2)简述细胞因子的分类。

(商正玲)

······ 第六章数字资源 ······

 第六章
课件

 第六章
微课

第七章

主要组织相容性复合体及其编码分子

在不同种属或同种不同系的动物个体间进行正常组织或肿瘤移植会出现排斥，这是供者与受者组织不相容的反映。排斥反应本质上是免疫应答，是由组织表面的同种异型抗原诱导的。这种代表个体特异性的同种异型抗原称为组织相容性抗原(histocompatibility antigen)或移植抗原(transplantation antigen)。机体内与排斥反应有关的抗原系统中，能引起强而迅速排斥反应的抗原称为主要组织相容性抗原，其编码的基因是一组紧密连锁的基因群，称为主要组织相容性复合体(major histocompatibility complex, MHC)。而能引起缓慢排斥反应者称为次要组织相容性抗原，其编码的基因称为次要组织相容性复合体(mino histocompatibility complex, mHC)。现已证明，还有一群对机体免疫应答具有调控能力的基因(immune response gene, Ir gene)，它们也位于 MHC 内。因此，MHC 不仅与移植排斥反应有关，也广泛参与免疫应答的诱导与调节。不同种属的哺乳类动物其 MHC 及编码的抗原系统有不同的命名，小鼠的主要组织相容性抗原系统称为 H-2 系统，人类的则称为 HLA 系统。

第一节　主要组织相容性复合体

一、MHC 的结构及其多基因特性

MHC 是存在于大多数脊椎动物基因组中的一个基因家族，与免疫系统的功能密切相关。由于人类主要组织相容性抗原首先在白细胞表面被发现，故称其为人类白细胞抗原(human leucocyte antigen, HLA)，人类的 MHC(即编码 HLA 的基因群)称为 HLA 复合体。HLA 复合体位于人第 6 号染色体短臂 6p21.31，长 3 600 kb，共有 224 个基因座位，其中 128 个为有产物表达的功能性基因，96 个为假基因。根据编码分子的分布与功能的不同，HLA 复合体分为 HLA Ⅰ 类基因、HLA Ⅱ 类基因和 HLA Ⅲ 类基因(图 7-1)。

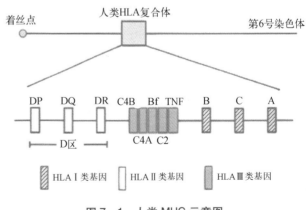

图 7-1　人类 MHC 示意图

HLA Ⅰ 类基因(HLA class Ⅰ gene)：HLA Ⅰ 类基因区内包括存在 31 个基因座位，已识别并命名的有 8 个基因，其中 *HLA-A*、*HLA-B*、*HLA-C* 为经典的 HLA Ⅰ 类基因。

HLA Ⅱ类基因(HLA class Ⅱ gene)：HLA Ⅱ类基因区包括约 30 个基因座位，其中经典的 HLA Ⅱ类基因指 *HLA-DR*、*HLA-DP* 和 *HLA-DQ*，各又含有不同的 A 座位和 B 座位，分别编码 HLA Ⅱ类基因的 α 链和 β 链。陆续发现了一些位于 HLA Ⅱ类基因区的新基因座，其中某些基因的产物与内源性抗原的处理与提呈有关。

HLA Ⅲ类基因(HLA class Ⅲ gene)：HLA Ⅲ类基因区至少已经发现 36 个基因座位。其中 *HLA-C2*、

HLA - C4A、HLA - C4B、HLA - Bf 基因编码相应的补体成分,另外还包括 21 羟化酶基因(*CYP21A、CYP21B*)、肿瘤坏死因子基因(*TNFA、TNFB*)及热激蛋白 70(heat shock protein70, *HSP70*)基因等。

免疫功能相关基因:近年来,在于 HLA Ⅱ类基因区还发现了一些新基因座位,其编码产物参与免疫应答的启动,与免疫应答紧密相关,其中部分基因的产物及功能已清楚,包括:① 肽链转运蛋白基因(即 *TAP - 1* 和 *TAP - 2*),其编码的产物与细胞内的肽转运有关,已被命名为抗原加工相关转运体(transporter associated with antigen processing, TAP)或抗原肽链转运肽(transporter of antigen peptide)。② 蛋白酶体相关基因(proteasome-related gene),包括 LMP - 2 和 LMP - 7,其产物参与内源性抗原的处理和提呈,已被命名为低分子量多肽(low molecular weight peptide, LMP)或巨大多功能蛋白酶(large multifunctional protease)。

二、HLA 的遗传特征

1. 单体型遗传   HLA 复合体是一组紧密连锁的基因群。这些连锁在一条染色体上的 HLA 等位基因的组合称为单体型(haplotype)。单体型遗传指连锁在一条染色体上的等位基因很少发生同源染色体间的交换。HLA 在由亲代传给子代的遗传过程中遵循单体型遗传规律,单体型常作为一个完整的遗传单位遗传给子代。人是二倍体生物,每一细胞均有两个同源染色体组,分别来自父母双方。子女的 HLA 染色体中,子女和父母之间的 HLA 总是有一半是相同的,也只能有一个单体型相同。在兄弟姐妹之间比较 HLA 单体型型别只会出现下列 3 种可能性:① 两个单体型完全相同的概率为 25%。② 两个单体型完全不同的概率为 25%。③ 有一个单体型相同的概率为 50%。这一遗传特点可应用于器官移植中供者的选择。

2. 多态性现象   多态性(polymorphism)是指在一个群体中,染色体同一基因座位有两种以上基因型,能编码两种以上的产物。HLA 的多态性现象可能是由复等位基因(multiple alleles)和共显性(codominance)遗传所致。HLA 复合体的每一座位均存在为数众多的复等位基因,这是 HLA 高度多态性的最主要原因。由于各个座位基因组合是随机的,故人类 HLA 的基因型可达 10^8 之多。HLA 复合体中每一对等位基因均为共显性,两个基因都会表达。共显性大大增加了人群中 HLA 表型的多样化,基因型可达到 10^7 数量级。

3. 连锁不平衡   HLA 多基因座位组成单体型时,连锁的基因不是随机组合在一起的,而是某些基因总是较经常在一起出现,而另一些又较少地在一起出现。这种单体型基因非随机分布的现象称为连锁不平衡(linkage disequilibrium)。例如,在北欧白人中,HLA - A1 和 HLA - B8 频率分别为 0.17 和 0.11。若随机组合,则单体型 HLA - A1 - HLA - B8 的预期频率应为 0.17×0.11＝0.019。但实际所测得的 HLA - A1 - HLA - B8 单体型频率是 0.088,即 HLA - A1 - HLA - B8 处于连锁不平衡。实测频率与预期频率间的差值(△＝0.088－0.019＝0.069)为连锁不平衡参数。连锁不平衡如何产生、如何维持,可能与自然选择有关,尚需要深入探讨。多态性与连锁不平衡以一对矛盾形式在群体中存在。多态性使群体中的个体保持其个体特异性以相互区别,连锁不平衡则造成某些个体间的相似甚至完全相同。

第二节   主要组织相容性抗原

HLA 分子是 HLA 复合体编码的蛋白抗原,不同 HLA 分子的结构、组织分布不同,功能也有差异。

一、HLA 分子的结构

(一) HLA Ⅰ类分子的结构

HLA Ⅰ类分子结构见图 7-2,是由经典的 *HLA - A、HLA - B、HLA - C* 和非经典的 *HLA - E、HLA - F、HLA - G、HLA - H、HLA - K* 和 *HLA - L* 等基因编码。经典的 HLA Ⅰ类分子是由非共价键连接的两条肽链组成的糖蛋白;其中一条称为重链或 α 链,由 MHC Ⅰ类基因编码;另一条为轻链(又称 β2 微球蛋白),由另一条染色体(人第 15 号染色体,小鼠第 2 号染色体)β2 微球蛋白基因编码。

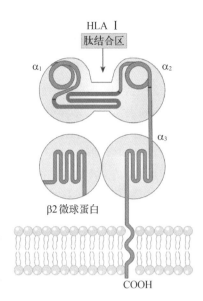

1. 重链　又称 α 链,其分子量为 40 kDa。成熟的 α 链为糖蛋白(其 N 端链接了 1 个寡糖),总分子量为 44~47 kDa。α 链为跨膜结构,可分为肽结合区、胞膜外区、跨膜区及胞质区。

(1) 肽结合区(peptide-binding region):利用 X 射线衍射图,解析了 HLA Ⅰ类分子的三维结构,证明 α1 和 α2 结构域共同构成了槽形的抗原肽段结合部位(图 7-2),其决定了 HLA Ⅰ类分子与抗原结合的特异性。HLA Ⅰ类分子与抗原的结合有一定的选择性,但是没有抗体和 TCR 与抗原结合的特异性高。

(2) 胞膜外区(extramembrane region):由免疫球蛋白样区(immunoglobulin-like region)组成,HLA Ⅰ类分子的 α3 结构域约含 90 个氨基酸残基,氨基酸组成十分保守,与 IgC C 区同源,在二级结构上,α3 组成免疫球蛋白样折叠(Ig fold),即 7 个 β 折叠形成两个平面,由二硫键相连,属免疫球蛋白超家族(IGSF)中 C1 结构。α3 结构域是 α 重链的非多态部分(non-ploymorphic),通过 MHC 分子突变分析证实,此区是 HLA Ⅰ类分子与 CD8 分子相互作用的位置。

图 7-2　HLA Ⅰ类分子结构示意图

(3) 跨膜区(transmembrane region):α3 结构域的羧基端侧有一段较短的跨膜区,跨膜区约由 25 个疏水性氨基酸残基组成,可穿过细胞膜的磷脂双分子层,使 α 链锚在细胞膜上。

(4) 胞质区(cytoplasmic region):约含 30 个氨基酸残基,并具有数个 cAMP 依赖的蛋白激酶(蛋白激酶 A)和 PP60 Src 酪氨酸激酶的磷酸化位点。此外,羧基端含有一个谷氨酰胺残基,谷氨酰胺残基作为转谷氨酰胺酶转肽作用的底物。上述结构可能在 MHC Ⅰ类分子与其他膜蛋白或细胞骨架成分相互作用中起作用,去除 MHC Ⅰ类分子胞质羧基端可抑制Ⅰ类分子的内化。

2. 轻链　HLA Ⅰ类分子的轻链含 99 个氨基酸残基,分子量为 12 kDa,电泳位于 β2 区,称 β2 微球蛋白(β2-microglobulin, β2M)。HLA-A、HLA-B、HLA-C 抗原所含轻链均一致。β2 微球蛋白氨基酸排列与 IgG CH2 约有 30% 序列同源,故 β2 微球蛋白有游离免疫球蛋白结构域(free immunoglobulin domain)之称,属免疫球蛋白超家族 C1 结构,不同种动物之间 β2 微球蛋白很少有区别。β2 微球蛋白是以非共价形式附着于 α3 结构域上,但在维系 MHC Ⅰ分子的 α 链的结构稳定性方面有重要作用。

(二) HLA Ⅱ类分子的结构

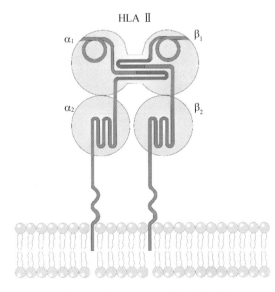

图 7-3　HLA Ⅱ类分子结构示意图

HLA Ⅱ类分子结构见图 7-3,人类的 MHC Ⅱ类分子由 HLA 复合体中的 D 区基因编码,经典的 HLA Ⅱ类分子包括 HLA-DR、HLA-DP 和 HLA-DQ 抗原。HLA Ⅱ类分子是由非共价连接的两条多肽链组成,分别称为 α 链和 β 链;与 HLA Ⅰ类分子不同的是,两条链均由 HLA 复合体编码。α 链的分子量约 34 kDa,β 链的分子量约 29 kDa;两条肽链均嵌入细胞膜,伸入细胞质之中;两条多肽链的胞膜外区各有两个免疫球蛋白样的结构域,分别称为 α1、α2、β1 和 β2 结构域(图 7-3)。X 射线衍射图显示,HLA Ⅱ类分子的 α1 和 β1 结构域共同形成一个与 HLA Ⅰ类分子相似的槽形结构的多肽结合区。α1 和 β1 各有一个螺旋,形成槽的两侧壁,其余部分形成片层,构成槽的底部。HLA Ⅱ类分子的多态性也体现在多肽结合槽的侧壁和底部,所以其空间构型依编码基因的不同而异。HLA Ⅱ类分子的抗原结合特性与 HLA Ⅰ类分子一样,特异性不强,每个分子可能与多种抗原肽结合。

二、HLA 分子的组织分布和功能

1. HLA Ⅰ类分子的组织分布和功能　HLA Ⅰ类分子几乎分布在所有有核细胞及血小板表面,但不同组织细胞的表达水平差异很大。HLA - A、HLA - B 抗原在人类淋巴细胞表面浓度最高,每个细胞有 $10^3 \sim 10^5$ 个分子,占淋巴细胞表面蛋白的 1%。肾脏、肝脏、肺、心脏及皮肤次之,肌肉和内分泌细胞上最少;而成熟红细胞、胎盘滋养层细胞、神经细胞和精细胞上未能检出 HLA Ⅰ类抗原,血清、尿液及初乳等体液中有可溶性 HLA Ⅰ类存在。HLA Ⅰ类分子的重要生理功能是对 CD8$^+$T 细胞的抗原识别功能起限制性作用。CD8$^+$T 细胞只能识别与 HLA Ⅰ类分子结合的抗原(多为内源性的细胞抗原,如病毒感染的细胞和肿瘤细胞等)。HLA Ⅰ类分子主要介导 CTL 的细胞毒作用,也是重要的移植抗原。

2. HLA Ⅱ类分子的组织分布和功能　HLA Ⅱ类分子的分布比较局限,主要表达在树突状细胞、单核巨噬细胞和 B 细胞等抗原提呈细胞上,精细胞和活化的 T 细胞上也有 HLA Ⅱ类分子。一些在正常情况下不表达 HLA Ⅱ类分子的细胞,在细胞因子的诱导下也能诱导表达 HLA Ⅱ类分子。细胞表面 HLA Ⅱ类分子的表达可以作为细胞具有抗原提呈能力的标志。有些组织细胞在病理条件下也可表达 HLA Ⅱ类抗原,如胰岛 β 细胞、甲状腺细胞等。HLA Ⅱ类分子的功能主要是在免疫应答的始动阶段将经过处理的抗原片段提呈给 CD4$^+$T 细胞。CD4$^+$T 细胞只能识别与 HLA Ⅱ类分子结合的抗原片段。HLA Ⅱ类分子主要参与外源性抗原的提呈,在一些条件下也可提呈内源性抗原。在组织或器官移植过程中,经典的 HLA Ⅱ类分子是引起移植排斥反应的重要移植抗原。在免疫应答中,HLA Ⅱ类抗原主要是协调免疫细胞间的相互作用,调控体液免疫和细胞免疫应答。

3. HLA Ⅲ类分子分布及功能　HLA Ⅲ类分子主要存在于体液中的补体成分、TNF - α、TNF - β 和热激蛋白 70 等中,具体功能见表 7 - 1。

MHC 三类基因产物主要类型及其特征和功能见表 7 - 1。

表 7 - 1　MHC 三类基因产物主要类型及其特征和功能

	MHC Ⅰ类基因产物	MHC Ⅱ类基因产物	MHC Ⅲ类基因产物
主要类型特征	HLA - A、HLA - B、HLA - C	HLA - D/HLA - DP、HLA - DQ、HLA - DR	HLA - C4、HLA - C2、HLA - Bf
分　布	所有有核细胞表面	B 细胞、活化 T 细胞、巨噬细胞、树突状细胞等	血清及组织液
多肽链组　成	α β$_2$微球蛋白	α β	C4α β γ C2 Bf
功　能	为同种异型抗原,诱导同种异体排斥反应,诱导抗体和 CTL 形成;形成 CTL 杀伤病毒感染细胞和其他靶细胞的 MHC 限制	为同种异型抗原,诱导同种异体排斥反应,诱导抗体的产生及 Th 细胞的增殖,体外刺激巨噬细胞、朗格汉斯细胞提呈抗原作用;免疫调节(Ir 基因),约束巨噬细胞 - T、T - B 细胞间相互作用的 MHC 限制性	编码相应的免疫相关基因产物

三、HLA 与抗原肽的相互作用

MHC 基因及其产物的高度多样性造成不同 MHC 分子结构上的差异,这些差异主要集中于 MHC 分子的肽结合槽,从而决定了 MHC 分子和抗原肽的结合具有一定的选择性。MHC 分子高亲和力与抗原肽结合成为复合物,这是 MHC 分子有效提呈抗原的重要前提。MHC Ⅰ类分子的抗原肽结合槽由 α1 和 α2 结构域组成,而 MHC Ⅱ类分子的抗原肽结合槽由 α1 和 β1 结构域组成。前者抗原肽结合槽的两端处于封闭状,而后者的凹槽两端开放。MHC Ⅰ类分子只能接纳 8~10 肽,而 MHC Ⅱ类分子可容纳的抗原多肽长度可达到 13~17 个氨基酸残基,甚至更多。HLA Ⅰ类和 HLA Ⅱ类分子抗原肽结合槽示意见图 7 - 4。

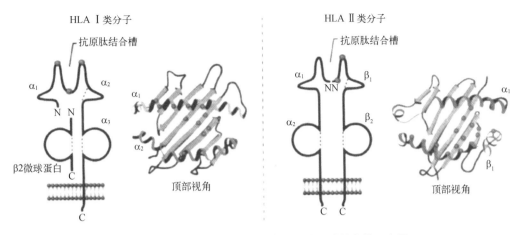

图 7-4　HLA Ⅰ类和 HLA Ⅱ类分子抗原肽结合槽示意图

1. 抗原肽和 HLA 分子相互作用的分子基础　分析从 HLA 分子抗原肽结合槽中洗脱下来的各种天然抗原肽的一级结构,发现都带有两个或两个以上与 MHC 分子凹槽相结合的特定部位,称锚定位。该位置的氨基酸残基称为锚定残基(anchor residue)。不同的 HLA 类分子接纳抗原肽时,各自有特定的共用基序(consensus motif)。例如,分子序列为 xL/MxxxxxxV/L 的氨基酸残基能结合于 HLA-A * 0201,分子序列为 xRxxxxxxL/F 的氨基酸残基能结合于 HLA-B * 2705(x 代表任意氨基酸残基)。

2. 抗原肽和 MHC 分子相互作用的特点

(1) MHC 接纳与提呈抗原肽有一定的选择性,这种选择性可导致不同个体对同一抗原出现应答强弱的差异。特定的 MHC 分子可凭借所需要的共用基序选择性地结合抗原肽,两者的结合具有一定的专一性。因此,不同的 MHC 等位基因产物可提呈同一抗原分子的不同表位,造成不同个体对同一抗原应答强度的差异。这是 MHC 以其多态性参与和调控免疫应答的一种重要机制。

(2) MHC 分子接纳和提呈抗原肽又显示出相当的灵活性,即 MHC 分子对抗原肽识别的专一性并不是非常严格,而仅仅体现在可以识别并结合符合其特征的共用基序的肽段。因而一些结构相似的抗原肽,皆可被同一类 MHC 等位基因分子所接纳。这种灵活性可导致带有某些特定等位基因的个体,对一定类别范围的抗原呈现免疫应答。有研究发现,MHC 分子对抗原肽的识别并非呈现严格的一对一关系,而是一种类型的 MHC 分子可以识别一群带有特定的共同基序的肽段,由此构成 MHC 分子与抗原肽相互作用的包容性(flexibility)。这一包容性可表现在不同层次:首先,共同基序中以 x 表示的氨基酸,其顺序和结构可以改变;其次,同一 MHC 分子(特别是 MHC Ⅱ类分子)被提呈肽段的锚定残基往往不止一种氨基酸,因而符合某一共同基序的肽段数量可以相当多,造成一种 MHC 分子有可能结合多种抗原肽,活化多个抗原特异 T 细胞克隆;最后,不同 MHC 分子接纳的抗原肽,也可以拥有相同的共用基序。例如,在 HLA Ⅰ类分子中至少已经确认了 A2、A3、B4、B44 四个家族,这些家族中的成员可选择性地共同识别拥有相同或相似锚定残基的抗原肽。这意味着能够被某一 HLA 分子识别和提呈的抗原肽,也可被该家族其他分子所提呈。这一点对应用肽疫苗或 T 细胞疫苗进行免疫预防和免疫治疗提供了便利。

(3) MHC 分子与抗原肽结合与解离速率缓慢,一旦结合,可维持数小时甚至数天,有利于被 T 细胞识别。

第三节　主要组织相容性抗原的生物学功能

一、参与抗原的提呈

HLA 分子在多个环节参与对抗原的处理。外源性蛋白质被抗原提呈细胞摄入细胞内,在溶酶体内被水解成肽段。同时，MHC Ⅱ类分子在内质网中装配成 α、β 异二聚体，由高尔基体转送到溶酶体，与该处带有免疫原性抗原决定簇的抗原肽相结合形成抗原肽-MHC 复合物，然后被转运到抗原提呈细胞表面，被 CD4⁺T 细胞所识别，从而保证了多肽不被进一步降解为氨基酸。内源性抗原如病毒 DNA 整合到细胞核 DNA 中，通过转录和翻译，在细胞质内生成特异的病毒蛋白质抗原，继而被蛋白酶体（proteasome）摄取并酶解成肽段。与此同时，成 HLA Ⅰ类分子的 α 链和 β2 微球蛋白在内质网中合成。加工处理后的肽段进入内质网腔与 HLAⅠ类分子结合形成稳定的聚合体之后，被高尔基体运往细胞表面，被 CD8⁺T 细胞识别。新增段内标记 HLAⅡ类基因 *HLA-DQ* 和 *HLA-DP* 之间的蛋白酶体相关基因（proteasome-related genes）和肽链转运蛋白基因（*TAP-1* 和 *TAP-2*）产物参与内源性抗原的处理和抗原片段的转运。这两种蛋白的基因与 MHC Ⅱ类基因紧密连锁于 1 kb DNA 序列中。LMP 由许多低分子蛋白聚合而成，具有蛋白水解酶的性质，能参与各种蛋白基质的降解。该分子集团中有多个催化位点，可使同一基质蛋白同步产生多种适合 MHCⅠ类分子结合的肽段，如具有疏水性羧基末端的九肽。TAP 是内质网上的异源二聚体，由 *TAP-1* 及 *TAP-2* 基因编码，其功能是将胞质中 LMP 加工后的抗原片段转运至内质网，并在内质网腔内组装抗原肽-MHCⅠ类分子复合体。与抗原肽结合的 MHCⅠ类分子的稳定性增加。LMP 及 TAP 均具多态性，不同个体中的 LMP 有不同的蛋白结合位点，催化水解的位点不同，产生的肽段及抗原决定簇也不同。TAP 的多态性能使不同的肽转运至内质网内。因此，不同个体的 MHCⅠ类分子对同一大分子提呈的抗原片段可不同，从而使不同机体对同一抗原的免疫应答可表现出个体差异，或产生保护性免疫，或产生免疫耐受，或有自身免疫倾向，或表现出 MHC 相关疾病。

二、参与免疫细胞间相互作用的 MHC 限制性

有研究发现，CTL 只杀伤具有同一 MHC 表型的被病毒感染的靶细胞。这意味着 T 细胞识别细胞表面抗原决定簇的同时，还须识别细胞上的 MHC 分子。只有具有同一 MHC 表型的免疫细胞间才能有效地相互作用，此即 MHC 限制性。不但 CTL 与靶细胞之间，而且巨噬细胞与 Th 细胞、Th 细胞与 B 细胞及 Th 细胞与 CTL 间的相互作用也存在 MHC 限制性。巨噬细胞与 Th 细胞间的相互作用受 MHC Ⅱ类分子的限制，外来抗原进入机体，被巨噬细胞摄取、处理，然后抗原的关键性片段与巨噬细胞内 MHC Ⅱ类分子的肽结合区形成复合物，后者转运至巨噬细胞的细胞膜表面。Th 细胞的 TCR 联合识别免疫原性多肽片段的表位及 MHC Ⅱ类分子 α1、β1 结构域的多态性位点，同时，Th 细胞表面的 CD4 分子识别 MHC Ⅱ类分子 α2、β2 结构域的非多肽性位点，由此启动免疫应答。因此，只有 MHC Ⅱ类分子阳性细胞才具有抗原提呈能力，且细胞表面 MHC Ⅱ类分子密度与其抗原提呈能力呈正相关。CTL 与病毒感染的靶细胞相互作用受 MHC Ⅰ类抗原的约束。CTL 的 TCR 联合识别靶细胞表面的病毒抗原以及 MHC Ⅰ类分子 α2 和 β2 结构域的多态性位点。同时，CTL 表面的 CD8 分子识别 MHC Ⅰ类分子 α3 区的非多态性位点。一种例外的情况是，在进行器官移植时，CTL 对同种异体靶细胞的杀伤作用不存在自身 MHC 限制性。

三、参与对免疫应答的遗传控制

机体对某种抗原物质是否产生应答以及这种应答的强弱是受遗传控制的。Benacerraf 首先证实豚鼠和小鼠对人工合成抗原的免疫应答能力受单个常染色体显性基因的控制，这种控制免疫应答的基因称为免疫应答基因（immune response gene，*Ir* gene），该基因的编码产物称为免疫相关抗原（immuno-associated antigen，Ia 抗原），研究证实 *Ir* 基因位于小鼠 H-2 区内，人的 *Ir* 基因定位于 HLA Ⅱ类等位基因内。人类变态反应性疾病的发生与遗传因素有关，后来发现其实际与 MHC Ⅱ类基因及其抗原的差异有关。MHC Ⅱ类分子调控免疫应答的机制尚未清楚，可能是不同 MHC Ⅱ类分子与抗原结合的部位不同，因此提呈给 Th 细胞的抗原表位也不相同。

四、诱导自身或同种淋巴细胞反应

MHC 分子可作为自身或同种反应的刺激分子从而诱导免疫应答或参与免疫调节。MHC 分子是一种同

种异型抗原,可诱导同种免疫应答的发生,典型的例子是体外的同种异型混合淋巴细胞反应和体内同种移植排斥反应。在这两种情况下,反应性 T 细胞对非己 MHC 抗原的识别不受自身 MHC 限制。

五、参与免疫调节

MHC 分子可参与抗原提呈并制约免疫细胞间的相互作用,Ir 基因可控制免疫应答的发生及其强度,这表明 MHC 在多个方面参与了免疫调节。此外还发现,非 T 细胞在体外能诱导自身 T 细胞发生增殖反应,称为自身混合淋巴细胞反应(autologous mixed lymphocyte reaction, AMLR)。在 AMLR 中,非 T 细胞表面的刺激决定簇是 MHC - DQ 抗原。自身反应性 T 细胞激活后可表达 MHC - DR 抗原,后者又可作为刺激决定簇激活某些 T 细胞。一般认为,AMLR 代表体内免疫细胞间的一种调节机制,有助于维持免疫自稳,故 MHC Ⅱ类分子通过诱发 AMLR 而参与免疫调节。MHC 从多方面参与了机体免疫应答的发生和调节,尤其是 MHC 分子参与对抗原的处理,与之结合并将其提呈给 T 细胞,这是免疫应答的诱导和调节的最基本点。

六、参与 T 细胞分化过程

MHC 分子参与早期 T 细胞在胸腺中的分化过程。MHC Ⅰ、Ⅱ类分子阳性细胞分别与 CD8⁺T 细胞和 CD4⁺T 细胞的分化发育有关。早期 T 细胞在胸腺中发育为成熟 T 细胞的过程中,伴随着一系列表面标志的变化。MHC 分子对 T 细胞的分化发育起着重要作用,早期 T 细胞必须与表达 MHC Ⅰ 或Ⅱ类分子的胸腺上皮细胞接触才能分别分化成 CD8⁺T 细胞或 CD4⁺T 细胞。

第四节 HLA 与 临 床

一、HLA 与排斥反应

移植排斥反应的本质是免疫应答,故移植器官的长期存活关键取决于供者和受者之间的 MHC 型别是否相符,即 MHC 各等位基因位上是否表达相同的基因。经典的 HLA Ⅰ、Ⅱ类分子是引起同种异体移植排斥反应的主要抗原,供者与受者 MHC 的相似程度直接反映两者的相容性;供-受者间的 MHC 相似性越高,移植成功的可能性越大。同卵双胎或多胎兄弟姐妹之间进行移植时几乎不发生排斥反应;亲子之间有一条 HLA 单倍型相同,移植成功的可能性也较大;而在无任何亲缘关系的个体之间进行器官移植时存活率要低得多。为了降低移植排斥反应,延长移植物的存活时间,移植前的重要工作就是通过 HLA 检测的方法进行组织配型(tissue matching),选择 HLA 抗原与受者尽量相同的供者;在移植后发生排斥反应时进行恰当的免疫抑制(详见第二十三章 移植免疫)。近年来特别重视 HLA - DP 对移植器官长期存活的意义。在骨髓移植中,为预防严重的移植物抗宿主反应,一般要求从同胞中选择 HLA 完全相同的个体作为供者。此外,某些输血反应及习惯性流产也与 HLA 不相容所导致的排斥反应有关。

二、HLA 与临床疾病

(一) HLA 与临床疾病的关联

研究 MHC 与临床疾病的关联,实质上是研究临床疾病发生发展的遗传倾向,因此必须首先明确两个基本概念。一是关联,指两个遗传学性状在群体中同时出现时呈非随机性分布。若无关联则呈随机性分布。二是连锁,指在一条染色体上,不同座位的基因结合在一起遗传的频率不同于按分离率所期望的频率。基因的连锁表示它们处在同一染色体上,而且其座位是很靠近的。家系分析表明,双亲的 MHC 各座位的基因总是以特定的单体型为单位一起遗传给后代而很少发生交换。若患者的单体型呈现非随机性分布,即连锁不平衡,说明此病与 MHC 有连锁。关联和连锁是两个不同的概念,与 MHC 有关联的疾病不一定有连锁,反之,与 MHC 有连锁的疾病在群体中不一定查得出有明显的关联。

目前,已发现 50 余种人类疾病与 HLA 的一种或数种抗原相关,如某些传染病和自身免疫病,强直性脊柱炎尤为典型。在美国白人中,90% 的强直性脊柱炎患者为 HLA - B27 阳性,而正常人 HLA - B27 阳性率仅为 9%,表明 HLA - B27 与强直性脊柱炎的发生呈高度相关。需要指出的是,这种“相关性”只是一种统计学的概念,并不表明两者之间有绝对的因果关系,因为除了 HLA 之外,其他基因及许多未知的环境因素都可能影响疾病的发生。HLA 与某疾病的相关程度常用相对危险率(relative risk,RR)表示,这是带有某种 HLA 抗原的人群发生某种疾病的频率与不带该抗原(Ag)的人群发生某病频率的比值,其公式为

$$RR = 患者(Ag^+/Ag^-)/对照(Ag^+/Ag^-)$$

RR 数值越大,表示某病与该抗原的相关性越强。一般来说,RR 值大于 3 就表示相关性较强;但是如果某抗原在患者中出现的频率低于 20%,即使 RR 值很大,也无明显意义。

表 7 - 2 显示了与 HLA 呈现较强相关性的部分疾病,和 HLA 关联的疾病达 50 种以上,多数是自身免疫病,也包括部分传染性疾病和肿瘤。

表 7 - 2　与 HLA 呈较强相关性的部分疾病

疾　　病	HLA	相对危险率(RR)
与 I 类 HLA - B27 抗原相关的疾病		
强直性脊柱炎	DR27	103.5
Reiter 综合征	DR27	37.0
沙门菌感染后的关节炎	DR27	29.7
耶尔森菌感染后的关节炎	DR27	17.6
前葡萄膜炎	DR27	14.6
与 I 类其他抗原相关的疾病		
亚急性甲状腺炎	B35	13.6
寻常型牛皮癣	Cw6	13.3
血色素沉着病	A3	8.2
重症肌无力	88	4.4
与 II 类抗原相关的疾病		
淋巴瘤甲状腺炎	DR5	3.2
类风湿关节炎	DR4	5.8
疱疹样皮肤病	DR3	56.4
慢性活动性肝炎	DR3	13.9
粥样泻	DR3	10.8
干燥综合征	DR3	9.7
原发性慢性肾上腺皮质功能减退症	DR3	6.3
胰岛素依赖型糖尿病	DR3	5.0
	DR4	6.8
	DR3、DR4	14.3
	DR2	0.25
	DR3、DQ8	100.0

疾　　病	HLA	相对危险率（*RR*）
甲状腺毒症	DR3	3.7
肺-肾综合征	DR2	13.1
结核样型麻风	DR2	8.1
多发性硬化症	DR2	4.8
嗜睡病	DR2	100.0

（二）HLA 表达异常与疾病的关系

HLA 表达异常即细胞表面 HLA 分子质与量的异常，可参与疾病发生。

1. HLA Ⅰ 类抗原表达异常　在小鼠及许多人类肿瘤或肿瘤衍生的细胞株中均已发现 MHC Ⅰ 类抗原表达缺失或密度降低。若将 HLA Ⅰ 类基因转染给肿瘤细胞株，则恶变细胞可发生逆转，且浸润性与转移性消失或降低。这可能是由于 MHC Ⅰ 类抗原缺失的肿瘤细胞不能被 CTL 识别并攻击，从而导致肿瘤免疫逃逸（sneaking through）。

2. HLA Ⅱ 类抗原表达异常　器官特异性自身免疫病的靶细胞可异常表达 HLA Ⅱ 类抗原。例如，毒性弥漫性甲状腺肿（Graves disease）患者的甲状腺上皮细胞、原发性胆管肝硬化患者的胆管上皮细胞、1 型糖尿病患者的胰岛 β 细胞等均可出现 HLA Ⅱ 抗原异常表达。其机制可能是局部感染诱生 IFN - γ，后者诱导HLA Ⅱ 类抗原表达。HLA Ⅱ 类抗原乃抗原提呈的效应分子，一旦靶细胞异常表达 HLA Ⅱ 类抗原，就可能以组织特异性方式把自身抗原提呈给自身反应性 T 细胞，从而启动自身免疫反应。激活的自身反应性 Th 细胞又可分泌大量 IFN - γ，诱导更多的靶细胞表达 HLA Ⅱ 类抗原，加重和延续自身免疫反应，最终导致迁延不愈的自身组织损伤。

3. MHC 与母胎关系　成熟的胎盘滋养层细胞不表达经典 MHC Ⅰ 类抗原，从而保护了携带父方 MHC 单体型的胎儿不被母体排斥。目前已有报道，可采用输入丈夫或其他人的淋巴细胞以激发孕妇同种异体反应的方法治疗习惯性流产。

三、HLA 与法医学

HLA 复合体是体内最复杂的多态性基因系统，其表型数以亿计，两个无血缘关系的个体很难具有完全相同的 HLA，MHC 分子是每一个体的特异性生物学标志，且终身不变。在同一家庭内 MHC 的遗传是以单体为单位从亲代遗传给子代，子代的两个 MHC 单体型各来自双亲一方，因此 HLA 检测至少具有两方面的意义：① 由于 HLA 具有单倍型遗传的特点，每个子代均从其父母各得到一个单倍型，因此可用于亲子关系鉴定。② 如用分子生物学方法，尚可对极少量的陈旧性标本进行检测，在法医学上可用于凶犯身份鉴定和死者身份鉴定。但 MHC 在染色体中分布相对集中，用其进行亲子和法医学鉴定有一定的缺陷，现多用短串联重复序列和单核苷酸多肽性等方法进行鉴定。

四、HLA 与人类学研究

HLA 复合体的多态性是人类进化的产物，因此各人种、各民族的 HLA 抗原分布、基因频率、单体型组合及频率能为研究民族和种族的起源、演变、进化和迁移提供极为有价值的信息，国际组织相容性会议（International Histocompatibility Workshop and Conference，IHWC）已组织两次以上世界范围内的不同水平上的 HLA 抗原及等位基因调查，并绘制了系统树。我国 HLA 工作者也已对我国南北方汉族人群的 HLA 多态性分布进行了调查，发现高加索人种起源的 HLA 抗原（HLA - A1、HLA - A3、HLA - B7、HLA - B8、HLA -

B14）在华北人中有较高频率而向着南方降低,而起源于东南亚的 HLA（HLA－A11、HLA－B46）则在华南人中有较高频率而向着北方降低的梯度分布。根据遗传距离聚类分析,表明我国包含华北、华南两大群体,提出我国双重起源学说。对我国西双版纳傣族群体 HLA Ⅱ类的基因分析,也发现 *HLA－DR*、*HLA－DQ*、*HLA－DP* 等位基因频率与连锁不平衡单体型明显有别于白种人及其他人种而具有该民族的独特性。

本章小结

机体内与排斥反应有关的抗原系统中,能引起强而迅速排斥反应者称为主要组织相容性抗原,其编码基因是一组紧密连锁的基因群,称为主要组织相容性复合体（MHC）,MHC 不仅与移植排斥反应有关,也广泛参与免疫应答的诱导与调节。人的 MHC 编码的抗原系统称为 HLA 系统。人的 MHC 复合体分为 MHC Ⅰ类基因、MHC Ⅱ类基因和 MHC Ⅲ类基因。HLA 的遗传特征包括单体型遗传、多态性现象和基因连锁不平衡。不同 HLA 分子的结构、组织分布不同,功能也有差异。MHC 分子高亲和力与抗原肽结合成为复合物,这是 MHC 分子有效提呈抗原的重要前提。主要组织相容性抗原的生物学功能包括通过参与对抗原的加工处理、约束免疫细胞间相互作用、参与对免疫应答的遗传控制、诱导自身或同种淋巴细胞反应和参与 T 细胞分化过程,从而参与对机体免疫应答的调节。HLA 表达异常与疾病的发生有关。

思考题

1. 名词解释

MHC、HLA、MHC 限制性。

2. 简答题

（1）描述 MHC 的基因组成及定位。

（2）从 MHC 分子的分布、结构与功能 3 个方面分析 MHC Ⅰ类分子与 MHC Ⅱ类分子之间的差异。

（3）简要回答 MHC 分子的基因分布情况及其在抗原提呈中的作用。

（赵久刚）

第七章数字资源

第七章
课件

第七章
微课

白细胞分化抗原和黏附分子

免疫应答过程有赖于免疫系统中细胞间的相互作用,免疫细胞间相互作用可以通过分泌细胞因子或其他生物活性分子的方式传递信号;也可以直接接触,依赖细胞间膜分子的配对结合传递信号。免疫细胞之间相互识别的分子基础是表达于细胞表面的多种功能分子,包括细胞表面的多种抗原、受体和其他膜分子等。有些细胞表面功能分子与细胞种类、发育分化状态密切相关,这类分子称为细胞表面标志(cell surface marker)。

第一节　人白细胞分化抗原

一、人白细胞分化抗原的概念

(一) 白细胞分化抗原的概念

白细胞分化抗原(leukocyte differentiation antigen, LDA)主要是指造血干细胞在分化成熟为不同谱系(lineage),后各个谱系分化的不同阶段以及细胞活化过程中,出现或消失的细胞膜表面分子。白细胞分化抗原除表达在白细胞外,还表达在红系和巨核细胞/血小板谱系,并广泛分布于许多非造血细胞如血管内皮细胞、成纤维细胞、上皮细胞、神经内分泌细胞等。白细胞分化抗原大多数是跨膜糖蛋白,其结构可分为胞膜外区、跨膜区和胞质区;有些白细胞分化抗原是以糖基磷脂酰肌醇(glycosyl-phosphatidylinositol, GPI)连接方式,锚定在细胞膜上。少数白细胞分化抗原是碳水化合物。

根据人白细胞分化抗原胞外区结构特点,可将其分为不同的家族(family)或超家族(superfamily)。常见的有免疫球蛋白超家族、C 型凝集素超家族、整合素家族、选择素家族、细胞因子受体家族、肿瘤坏死因子受体超家族和肿瘤坏死因子受体超家族等。

(二) 分化群的概念

单克隆抗体是鉴定白细胞分化抗原的主要工具,因此应用以单克隆抗体鉴定为主的方法,将来自不同实验室的单克隆抗体所识别的同一种分化抗原归为同一个分化群(cluster of differentiation, CD)。通常,一个白细胞分化抗原可具有多个不同表位,从而可以诱导产生多种不同单克隆抗体,因为针对的是同一个分化抗原,所以分化抗原及其相对应的单克隆抗体都用同一个 CD 编号。人 CD 的编号已从 CD1 命名至 CD363,可大致划为 14 个组。

二、人白细胞分化抗原的功能

人白细胞分化抗原按其执行的功能不同,主要分为受体和黏附分子,其中受体包括特异性识别抗原受体及其辅助受体、模式识别受体、细胞因子受体、补体受体、NK 细胞受体及免疫球蛋白超家族受体等。黏附分子包括共刺激（或抑制）分子、归巢受体和血管地址素等。有关 BCR、Fc 受体、补体受体和细胞因子受体的主要功能（图 8-1）等内容在相关章节中介绍。

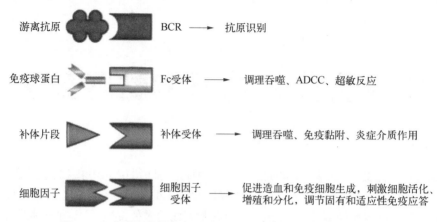

游离抗原	BCR	→	抗原识别
免疫球蛋白	Fc受体	→	调理吞噬、ADCC、超敏反应
补体片段	补体受体	→	调理吞噬、免疫黏附、炎症介质作用
细胞因子	细胞因子受体	→	促进造血和免疫细胞生成，刺激细胞活化、增殖和分化，调节固有和适应性免疫应答

图 8-1　免疫细胞表面相关受体与配体结合后发挥的主要功能

第二节　黏附分子

细胞黏附分子（cell adhesion molecule，CAM）是介导细胞与细胞之间或细胞与细胞外基质（extracellular matrix，ECM）间相互接触和结合的分子统称。黏附分子以受体-配体结合的形式发挥作用，参与细胞的分化发育与相互识别、细胞的活化和信号转导、细胞的增殖与分化、细胞的伸展与迁移，是胚胎发育分化、正常组织结构的维持以及免疫应答、炎症发生、凝血、肿瘤转移和创伤愈合等一系列重要生理和病理过程的分子基础。

一、黏附分子分类

黏附分子属于白细胞分化抗原，是其中主要促进接触和结合的一部分膜分子。黏附分子以配受体结合的方式发挥作用，其配体有膜分子、细胞外基质及血清等体液中的可溶性分子（如 C3 片段，抗体的 Fc 段）。大部分黏附分子已有 CD 的编号，但也有部分黏附分子尚无 CD 编号。黏附分子根据其结构特点可分为免疫球蛋白超家族、整合素家族、选择素家族、黏蛋白样血管地址素、钙黏蛋白家族等，此外还有一些尚未归类的黏附分子。有关免疫球蛋白超家族中某些常见的黏附分子如 CD4、CD8、CD22、CD28、CTLA-4、ICOS、ICAM-1、CD80 和 CD86 等在相应章节中加以介绍。本节简要介绍整合素家族和选择素家族。

（一）整合素家族

整合素家族（integrin family）最初是因该类黏附分子主要介导细胞与细胞外基质的黏附，使细胞得以附着而得名。

1. 整合素分子的基本结构　整合素家族的成员都是由 α、β 两条链（或称亚单位）经非共价键连接组成的异源二聚体。α、β 链共同组成识别配体的结合点（图 8-2）。

整合素分子由 α 亚单位和 β 亚单位组成，在胞膜外区共同组成识别配体部位。

2. 整合素家族的成员组成　整合素家族中至少有 18 种 α 亚单位和 8 种 β

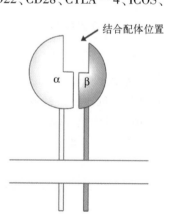

图 8-2　整合素分子的基本结构示意图

亚单位,以含有 β 亚单位的不同可将整合素家族分为 8 个组(β1 组~β8 组)。同一个组内不同成员的 β 链均相同,但 α 链不同。大部分 α 链可结合一种 β 链,但有的 α 链可分别结合两种或两种以上的 β 链。表 8-1 列举了整合素家族 β1、β2、β3 三个组中某些成员的举例、亚单位结构、分布、配体和主要功能。

表 8-1　整合素家族 β1、β2、β3 组中某些成员的举例、亚单位结构、分布、配体和主要功能

分　　组	成员举例	亚单位结构	分　　布	配　　体	主要功能
β1 组(VLA 组)	VLA-4 (CD49d/CD29)	α4β1	淋巴细胞, 胸腺细胞, 单核细胞, 嗜酸性粒细胞	FN, VCAM-1 MAdCAM-1	参与 T 细胞活化
β2 组(白细胞黏附 受体组)	LFA-1 (CD11a/CD18)	αLβ2	淋巴细胞,髓样细胞	ICAM-1/2/3	参与 T 细胞活化、淋巴细胞再循环和炎症的形成等
	Mac-1 (CR3, CD11b/CD18)	αMβ2	髓样细胞,淋巴细胞	iC3b, Fg ICAM-1	参与细胞黏附、炎症的形成和调理吞噬
β3 组(血小板糖蛋 白组)	gpⅡbⅢa (CD41/CD61)	αⅡbβ3	血小板,内皮细胞, 巨核细胞	Fg, FN, vWF, TSP	血小板活化和凝集

注:Fg,血纤蛋白原;FN,纤连蛋白;iC3b,灭活 C3b 片段;ICAM-1/2/3,细胞间黏附分子-1/2/3;LFA-1,淋巴细胞功能相关抗原-1;MAdCAM-1,黏膜地址素细胞黏附分子-1;TSP,血小板反应蛋白;VCAM-1,血管细胞黏附分子-1;VLA,迟现抗原;vWF,冯·维勒布兰德因子。

3. 整合素分子的分布　整合素分子在体内分布十分广泛,一种整合素可分布于多种细胞,同一种细胞也往往有多种整合素的表达。某些整合素的表达具有显著的细胞特异性,如白细胞黏附受体组(β2 组)主要分布于白细胞,gpⅡbⅢa 分布于巨核细胞和血小板(表 8-1)。整合素分子的表达水平可随细胞活化和分化状态发生改变。

(二) 选择素家族

选择素家族(selectin family)成员有 L-选择素、P-选择素和 E-选择素,在白细胞与内皮细胞黏附以及炎症发生和淋巴细胞归巢中发挥重要作用。

1. 选择素分子的基本结构　选择素为跨膜分子,选择素家族各成员胞膜外区结构相似,均由 C 型凝集素样结构域、表皮生长因子样结构域和补体调节蛋白重复序列组成。其中,C 型凝集素样结构域可结合某些碳水化合物,是选择素结合配体部位(图 8-3)。选择素分子胞质区与细胞骨架相连。

2. 选择素家族的组成　选择素家族有 L-选择素(CD62L)、P-选择素(CD62P)和 E-选择素(CD62E)3 个成员,L、P 和 E 分别表示这 3 种选择素最初发现表达在白细胞、血小板或血管内皮细胞(图 8-3)。

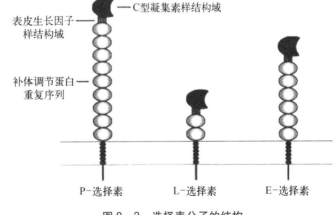

图 8-3　选择素分子的结构

3. 选择素分子识别的配体　与大多数黏附分子所结合的配体不同,选择素识别的是一些寡糖基团,主要是唾液酸化的路易斯寡糖(sialyl-Lweisˣ, sLeˣ 即 CD15s)或类似结构分子,这些配体主要表达于白细胞和内皮细胞表面。

二、黏附分子的功能

黏附分子参与机体多种重要的生理功能和病理过程,概述如下:

1. 参与免疫细胞之间的相互作用　免疫细胞之间的相互作用均有黏附分子的参与,如 T 细胞与抗原提呈细胞之间的相互作用包括 CD4 - MHC Ⅱ类分子、CD8 - MHC Ⅰ类分子、CD28 - CD80 或 CD86、CD2 - CD58、LFA - 1 - ICAM - 1 等。T 细胞识别抗原提呈细胞提呈的抗原后,专职抗原提呈细胞上表达的 CD80 (或 CD86)分子与 T 细胞表达的 CD28 结合,提供 T 细胞活化的第二信号,刺激 T 细胞活化、增殖和分化;如抗原提呈细胞不表达 CD80/CD86,则 T 细胞缺乏 CD80/CD86 - CD28 相互作用提供的辅助刺激信号,抗原刺激后的 T 细胞会处于免疫应答无能(anergy)状态。

2. 介导白细胞与血管内皮细胞间黏附而参与炎症过程　以中性粒细胞为例,在炎症发生初期,中性粒细胞表面的唾液酸化的路易斯寡糖与内皮细胞表面炎症介质所诱导表达的 E -选择素的相互作用,介导了中性粒细胞沿血管壁的滚动和最初的结合;随后,在某些炎症因子刺激下中性粒细胞表面淋巴细胞功能相关抗原-1(lymphocyte function associated antigen - 1, LFA - 1)和 Mac - 1 等整合素分子表达上调,与内皮细胞表面表达的 ICAM - 1 结合,对于中性粒细胞与血管内皮细胞紧密黏附和穿出血管壁发挥关键的作用(图 8 - 4)。

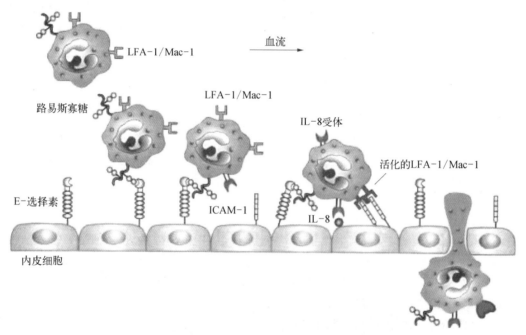

图 8 - 4　黏附分子介导中性粒细胞与血管内皮细胞的相互作用

LFA - 1,淋巴细胞功能相关抗原-1;ICAM - 1,细胞间黏附分子-1

3. 淋巴细胞归巢　是淋巴细胞的定向迁移,包括成熟淋巴细胞向外周免疫器官及淋巴细胞向炎症部位迁移。其分子基础是表达于淋巴细胞表面的淋巴细胞归巢受体(lymphocyte homing receptor, LHR)的黏附分子,通过与表达于内皮细胞上的配体分子相互作用,导致淋巴细胞归巢。图 8 - 5 列举了在淋巴细胞再循环中,初始 T 细胞与淋巴结中的高内皮细胞小静脉结合,并穿出血管内皮细胞进入淋巴结过程中所参与的黏附分子。

4. 参与细胞的发育、分化、附着和移动　在胚胎发育阶段,同型细胞间选择性黏附是整个形态形成过程中的重要特征。同型细胞的聚集、细胞与细胞外基质的结合,都有赖于黏附分子。钙黏蛋白是一类重要的形态调节分子,胚胎细胞定向分化、同型细胞的选择性黏附、实体组织的形成均与钙黏蛋白密切相关。当然,免疫球蛋白超家族成员 CD56 及 CD31 也在其中发挥了一定作用。而细胞与细胞外基质的附着,是细胞生存和增值所必需的,这一过程主要与整合素相关。

5. 参与多种疾病的发生　黏附分子介导多种疾病发生,如 CD4 分子是 HIV 糖蛋白 gp120 的主要受体。HIV 能够感染并破坏 CD4⁺T 细胞,从而影响 Th 细胞参与的细胞免疫及体液免疫功能,引起 AIDS。CD18(β2 整合素)基因缺陷可导致白细胞黏附缺陷症。

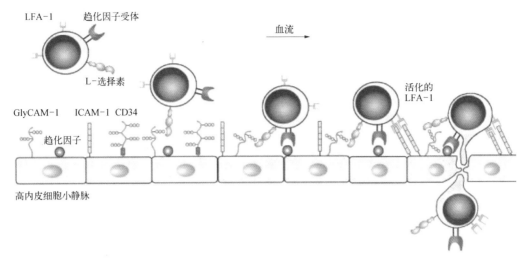

图 8-5 初始 T 细胞进入淋巴结中与高内皮静脉表达的黏附分子相互作用
LFA-1,淋巴细胞功能相关抗原-1;ICAM-1,细胞间黏附分子-1

第三节 白细胞分化抗原及其单克隆抗体的临床应用

CD 和黏附分子及其相应的单克隆抗体已在临床免疫学中得到十分广泛的应用,此处仅就在疾病的发病机制、诊断、预防和治疗中的应用举例加以介绍。

一、在发病机制研究中的应用

CD4 分子胞膜外区第一个结构域是 HIV 囊膜糖蛋白 gp120 识别的部位,因此人类 CD4 分子是 HIV 入侵的人类宿主细胞的主要受体。HIV 感染 CD4$^+$T 细胞后,选择性地使 CD4$^+$T 细胞数量锐减和功能降低。由于 CD4$^+$T 细胞是免疫系统中重要的免疫效应细胞和免疫调节细胞,因此 HIV 感染后临床上突出的表现是 AIDS(详见第二十章 免疫缺陷病)。

CD18(β2 整合素)基因缺陷导致 LFA-1(CD11a/CD18)、Mac-1(CD11b/CD18)等整合素分子功能不全,导致白细胞不能黏附和穿过血管内皮细胞,由此引起一种称为白细胞黏附缺陷症(leukocyte adhesion deficiency, LAD)的严重免疫缺陷病。

二、在疾病诊断中的应用

检测 AIDS 患者外周血 CD4$^+$ 细胞绝对数,对于辅助诊断、判断 AIDS 病情和药物疗效有重要参考价值。正常人外周血 CD4$^+$T 细胞绝对数在 500 个/μL 以上,当 HIV 感染患者 CD4$^+$T 细胞降至 200 个/μL 以下,提示病情恶化。

此外,CD 单克隆抗体为白血病、淋巴瘤的免疫学分型提供了精确的手段,用单克隆抗体免疫荧光染色和流式细胞术分析,可进行白血病和淋巴瘤的常规免疫学分型。

三、在疾病预防和治疗中的应用

抗 CD3、CD25 等单克隆抗体作为免疫抑制剂在临床上用于防治移植排斥反应,取得明显疗效。例如,体内注射一定剂量抗 CD3 单克隆抗体后,抗 CD3 单克隆抗体与 T 细胞结合,通过活化补体溶解 T 细胞,抑制机体细胞免疫功能,达到防止移植排斥反应目的。抗 B 细胞表面标记 CD20 的单克隆抗体靶向治疗来源于 B 细胞的非霍奇金淋巴瘤有较好的疗效。

本章小结

白细胞分化抗原和黏附分子是免疫细胞表面重要的功能分子。许多白细胞分化抗原以 CD 加以命名。黏附分子根据其结构特征可分为免疫球蛋白超家族、整合素家族、选择素家族、钙黏蛋白家族等,广泛参与免疫应答、炎症发生、淋巴细胞归巢等生理和病理过程。CD 和黏附分子及其单克隆抗体在基础医学和临床医学中的应用十分广泛。

思考题

1. 名词解释

　白细胞分化抗原、黏附分子、CD 分子。

2. 简答题

　(1)试举 3 例说明白细胞分化抗原的功能。

　(2)简述黏附分子的功能。

(徐 茜)

第八章数字资源

　第八章
课件

　第八章
微课

第三篇

免疫细胞

第九章

T 细 胞

T 细胞(T cell)又称 T 淋巴细胞(T lymphocyte),是胸腺依赖淋巴细胞(thymus-dependent lymphocyte)的简称。造血干细胞(hematopoietic stem cell, HSC)在骨髓微环境的影响下,分化为共同淋巴样祖细胞,然后进一步分化为祖细胞(progenitor,包括祖 T 细胞和祖 B 细胞等)。从胚胎发育的第 11 周起,来自卵黄囊、胚肝及骨髓的祖 T 细胞经血液输送到胸腺,在胸腺中分化、发育为成熟 T 细胞,然后进入外周淋巴器官,主要定居在外周淋巴器官的胸腺依赖区,接受抗原刺激后,分化成效应 T 细胞和记忆 T 细胞,参与机体的免疫应答和免疫记忆的维持。

第一节　T 细胞的分化发育

胸腺是 T 细胞分化发育和成熟的主要场所,在胸腺中处于不同分化阶段的 T 细胞统称为胸腺细胞(thymocyte)。T 细胞的分化发育和成熟受到胸腺微环境中细胞因子、胸腺基质细胞及胸腺上皮细胞的诱导和调控:胸腺基质细胞可通过细胞表面的黏附分子与胸腺细胞相互作用,其中的抚育细胞(nurse cell)对于 T 细胞的分化和成熟起到重要的调节作用。胸腺基质细胞分泌的多种细胞因子(如 IL-1、IL-6 和 IL-7)和胸腺激素(如胸腺素和胸腺生成素)可诱导胸腺细胞分化,而胸腺细胞也可分泌多种细胞因子(如 IL-2 和 IL-4)调节自身的分化和成熟。此外,胸腺内上皮细胞、巨噬细胞和树突状细胞对于胸腺细胞在胸腺内的发育也起着决定性作用。

T 细胞在胸腺中的发育经历 3 个核心事件:多样性 TCR 的表达、获得自身 MHC 限制性(阳性选择)和形成自身免疫耐受(阴性选择)。祖 T 细胞进入胸腺后,沿胸腺浅皮质区向深皮质区、髓质区移行,细胞表面分子也随之变化。这些表面分子,尤其是 TCR、CD3、CD4 和 CD8 分子,不仅是不同发育阶段 T 细胞的表面标志,也在一定程度上影响着 T 细胞在胸腺的发育。根据 T 细胞表达的表面分子的不同,可将 T 细胞在胸腺内的发育大体上分为 3 个阶段:早期 T 细胞的表型为 CD4⁻CD8⁻,称为双阴性细胞(double negative cell, DN cell),其主要在皮质区域分化;随后分化为 CD4⁺CD8⁺双阳性细胞(double positive cell, DP cell),开始表达 TCR,并进入髓质区。双阳性细胞经过阳性选择和阴性选择,最终发育为成熟的、仅表达 CD4⁺ 或 CD8⁺ 的单阳性细胞(single positive cell, SP cell)。图 9-1 显示了 T 细胞在胸腺发育的各阶段表面标志及相互作用的细胞。

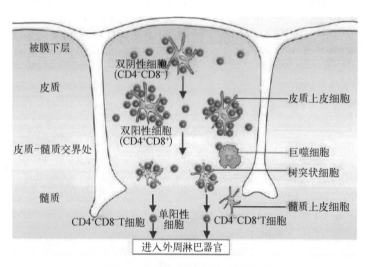

图 9-1　T 细胞在胸腺发育的阶段

一、T 细胞发育过程中 TCR 的基因重排与表达

T 细胞在胸腺中的发育经历祖 T 细胞、前 T 细胞、未成熟 T 细胞和成熟 T 细胞等阶段,涉及 T 细胞中一系列基因的有序表达和关闭,特别是 TCR 的基因重排与表达。根据组成肽链的不同,可将 TCR 分为 TCRαβ 和 TCRγδ,在胸腺中表达 TCRαβ 的 T 细胞占 T 细胞总数的 95%~99%。祖 T 细胞开始进行 TCR 基因重排,TCRβ 基因进行 V、D、J 区重排,表达 β 链蛋白,与前 T 细胞 α 链(pre - T cell α, pTα)组装成前 TCR(pTα∶β),表达在细胞表面,即发育为前 T 细胞。前 T 细胞在 IL - 7 等细胞因子诱导下,增殖活跃,表达 CD4 和 CD8 进入双阳性细胞阶段。此时细胞停止增殖,α 基因开始重排表达 α 链,与 β 链组装成 TCR(α∶β)。胸腺细胞此时开始表达成熟的具有功能性的 TCRαβ,进入未成熟 T 细胞阶段,为其经历后续的选择过程做好了准备。

二、T 细胞发育过程中的阳性选择

阳性选择(positive selection)发生在胸腺深皮质区,参与细胞包括胸腺皮质上皮细胞。在此过程中,未成熟的双阳性 T 细胞通过其 TCR 识别胸腺上皮细胞表面的自身抗原肽- MHC 分子复合物,若 TCR 能以适当亲和力与之结合,该细胞可以存活下来并继续分化成 CD4⁺ 或 CD8⁺ 的单阳性 T 细胞:其中可识别 MHC Ⅰ类分子的双阳性 T 细胞中 CD8 分子表达升高,CD4 分子表达下降直至丢失,成为 CD8⁺ 单阳性 T 细胞;而识别 MHC Ⅱ类分子的双阳性 T 细胞中 CD4 分子表达升高,CD8 分子表达下降直至丢失,成为 CD4⁺ 单阳性细胞。那些 TCR 不能与自身抗原肽- MHC 分子复合物有效结合,或亲和力过高的双阳性 T 细胞则在胸腺皮质中发生凋亡,此类凋亡细胞占双阳性 T 细胞的 95% 以上。这一过程称为 T 细胞的阳性选择,历经阳性选择而存活下来的 T 细胞分化为单阳性 T 细胞并获得了自身 MHC 的限制性(图 9 - 2)。

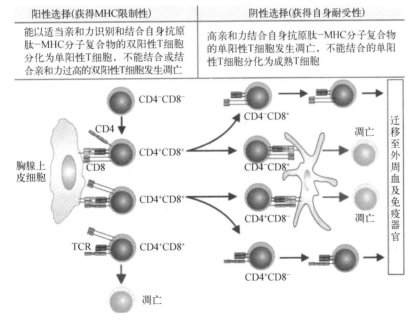

图 9 - 2　T 细胞发育过程中的阳性选择和阴性选择

三、T 细胞发育过程中的阴性选择

阴性选择(negative selection)发生在胸腺皮髓质交界处及髓质区,参与细胞有胸腺上皮细胞、胸腺树突状细胞和巨噬细胞。经历了阳性选择的 CD4⁺ 或 CD8⁺ 的单阳性 T 细胞若能通过 TCR 与这些细胞表面的自身抗

原肽-MHC 分子复合物发生高亲和力结合,即被诱发凋亡,反之则继续发育为成熟的、能识别外来抗原的 T 细胞,这一过程称为 T 细胞的阴性选择。阴性选择清除了自身反应性的 T 细胞克隆,从而获得对自身抗原的耐受性,是 T 细胞获得中枢免疫耐受的主要机制。但一些不在胸腺中表达的自身抗原,其对应的自身反应性 T 细胞仍能发育成熟,并输出至外周,其可能会通过其他机制,在外周建立免疫耐受(图 9-2)。

T 细胞在胸腺内经历了上述复杂的过程,包括分化抗原的表达、各种细胞受体,尤其是 TCR 的表达,通过阳性选择和阴性选择,最终只有不到 5% 的胸腺细胞分化发育为成熟的 CD4$^+$CD8$^-$T 细胞或 CD8$^+$CD4$^-$T 细胞,形成具有免疫功能的 T 细胞库。成熟的 T 细胞表面有多种 TCR,而且成熟 T 细胞具有 MHC 限制性和自身耐受性,由胸腺迁出,大部分通过皮髓连接处的毛细血管后静脉进入血液,少数通过淋巴管入血,它们通过细胞表面的归巢受体(如 L-选择素)到外周淋巴组织的胸腺依赖区定居。在受到相应抗原刺激后,即发生活化、增殖和分化,发挥相应的免疫功能。

第二节　T 细胞的主要表面分子

T 细胞在不同分化阶段可表达不同种类和数量的表面分子,包括各种表面抗原和表面受体,它们是 T 细胞与其他细胞和分子间相互识别、作用的物质基础。这些表面分子参与 T 细胞对抗原的识别、T 细胞的活化、增殖、分化及发挥效应的过程。其中有些表面分子还是 T 细胞重要的表面标志,通过对这些分子的检测可以鉴定 T 细胞的种类、亚群,反映 T 细胞分化成熟阶段、活化状态和功能状态,并可用于 T 细胞分离。

一、TCR-CD3 复合物

TCR-CD3 复合物表达在所有成熟的 T 细胞表面,参与 T 细胞的抗原识别和活化信号的传递。TCR 是 T 细胞特异性识别抗原的结构单位。TCR 与 CD3 分子通过非共价键结合,形成 TCR-CD3 复合物(TCR-CD3 complex),T 细胞通过 TCR 特异性识别抗原,再由 CD3 分子向 T 细胞内传递信号。

(一) TCR

TCR 是由二硫键连接的异二聚体分子,由 α 链和 β 链或 γ 链和 δ 链组成,因此 TCR 可分成 αβ 和 γδ 两种类型。外周成熟 T 细胞中 90% 以上表达 αβTCR,αβTCR 具有高度多样性,在适应性免疫应答中处于核心地位。而 γδTCR 缺乏多样性,主要参与机体固有免疫。每个 T 细胞表面有 3 000~30 000 个 TCR。

编码人类 TCR α 链的基因位于第 14 号染色体,编码 β 链的基因位于第 7 号染色体。α 链基因含 V、J、C 片段,而 β 链基因则由 V、D、J、C 片段组成。V、D、J、C 基因座位各有数量不等的等位基因,它们在 T 细胞胸腺发育的早期经历基因重排,再翻译、组装出具有高度多样性的 αβTCR 分子。编码 γ 链的基因位于第 7 号染色体,其结构与 β 链基因相似。而 δ 链的基因位点较为特殊,位于 Vα 基因区内。γ、δ 链基因的重排机制与 TCRα、TCRβ 的重排机制相同。

αβ$^+$TCR 由一条 α 链和一条 β 链组成,这两条链均是跨膜糖蛋白,两条链由二硫键相连。每条链可分为胞外区、跨膜区和胞质区。其胞外区折叠成两个免疫球蛋白样功能区,即可变区(V 区)和恒定区(C 区)。与抗体分子的结构相似,αβ$^+$TCR 的 V 区中同样具有 3 个互补决定区(CDR),这是 TCR 与抗原肽-MHC 分子复合物直接接触的部位。其中,CDR3 与抗原肽-MHC 分子复合物中的抗原肽结合,CDR1 和 CDR2 则与 MHC 分子的相应位点结合(图 9-3)。因此,TCR 在识别抗原肽-MHC 分子复合物时具有双重特异性,即所谓"双识别",在识别抗原肽的同时也要识别自身的 MHC 分子。

αβ$^+$TCR 的跨膜区含有带正电荷的氨基酸残基,它们与 CD3 分子跨膜区带负电荷的氨基酸残基间形成盐桥,这对 TCR-CD3 复合物的形成及胞内信号转导都很重要。αβ$^+$TCR 的胞质区很短,只含 3~12 个氨基酸残基,因此不能向细胞内转导活化信号,TCR 识别抗原产生的活化信号只能由 CD3 分子转导至 T 细胞内。

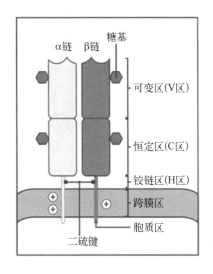
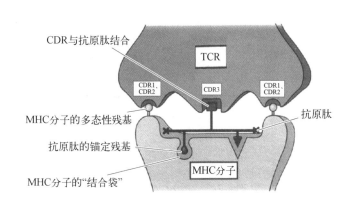

图 9-3　TCR 结构示意图

γδ⁺TCR 基本结构与 αβ⁺TCR 相同,由 γ 链和 δ 链组成,也与 CD3 分子形成复合物,但其多样性远低于 αβ⁺TCR。

(二) CD3

CD3 分子包括 γ、δ、ε、ζ、η 5 种肽链。它们通过非共价键组成异源二聚体或同源二聚体:ε-δ、ε-γ 和 ζ-ζ (或 ζ-η)。5 种肽链均为跨膜糖蛋白,跨膜区有带负电荷的氨基酸残基,与 TCR 跨膜区带有正电荷的氨基酸残基形成盐桥。CD3 分子的 5 种肽链均能转导 TCR 识别的抗原信号,因为它们的胞质区都有免疫受体酪氨酸激活基序 (immunoreceptor tyrosine-based activation motif, ITAM),ITAM 与 T 细胞识别抗原后的活化及信号转导有密切关系。ITAM 中含有 2 个酪氨酸-x-x-亮氨酸(x 代表任意氨基酸)保守序列。该序列中的酪氨酸被 T 细胞内的蛋白酪氨酸激酶(protein tyrosine kinase, PTK)Lck 磷酸化后,引起信号转导的级联反应,导致 T 细胞的活化。CD3 的 γ、ε、δ 链各含 1 个 ITAM;η 链含 2 个 ITAM;ζ 链的胞外区很短,但其胞内段较长,含有 3 个 ITAM。ITAM 在 TCR 活化信号转导中起关键作用,CD3 肽链缺失可致 T 细胞活化缺陷(图 9-4)。

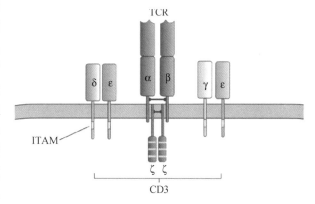

图 9-4　TCR-CD3 复合物结构示意图
ITAM,免疫受体酪氨酸激活基序

二、共受体 CD4 和 CD8

成熟 T 细胞只能表达 CD4 或 CD8 分子,约 65% 外周成熟 T 细胞表面表达 CD4 分子,这些细胞称为 CD4⁺T 细胞,其余的则表达 CD8 分子,称 CD8⁺T 细胞。CD4 和 CD8 分子作为 TCR 的共受体,辅助 TCR 识别抗原和参与 T 细胞活化信号的传导。

1. CD4 分子　为单链跨膜糖蛋白,是 Th 细胞的重要表面标志。胞膜外区具有 4 个免疫球蛋白 V 样功能区,属免疫球蛋白超家族成员。CD4 的第 1 和第 2 个功能区与 MHC Ⅱ类分子的非多态区 β2 结构域结合,辅助 TCR 识别结合抗原肽-MHC Ⅱ类分子复合物。CD4 分子胞质区可与蛋白酪氨酸激酶 Lck 结合,对 T 细胞抗原识别信号的转导起重要作用(图 9-5)。

CD4 分子也是 HIV 的特异性受体,它能与 HIV 包膜蛋白 gp120 结合,从而参与介导 HIV 感染 CD4⁺T 细胞。

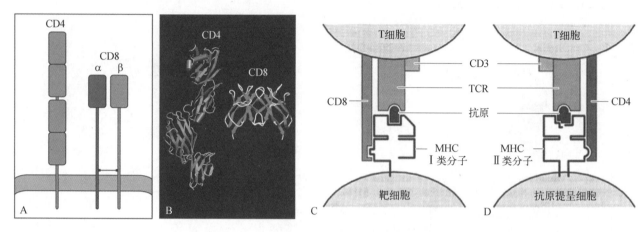

图 9-5 CD4 和 CD8 分子的结构与功能

2. CD8 分子 是由 α 和 β 两条多肽链组成的跨膜糖蛋白,也属免疫球蛋白超家族成员,是 CTL 的重要表面标志。CD8 的 α 和 β 链的胞外区各有一个免疫球蛋白 V 样功能区,CD8 分子通过该区和 MHC Ⅰ 类分子的非多肽区 α3 结构域结合,增强 CTL 与靶细胞的相互作用。目前发现,CD8 分子的胞质区也可与蛋白酪氨酸激酶 Lck 结合,参与 TCR 识别抗原后产生的活化信号的转导(图 9-5)。

三、共刺激分子

初始 T 细胞的活化需要两个信号的刺激:第一信号是抗原识别信号,由抗原提呈细胞表面的抗原肽-MHC 分子复合物与 TCR-CD3、TCR-CD4 或 TCR-CD8 的相互作用和结合而产生;第二信号来自共刺激分子对,是抗原提呈细胞表面的共刺激分子与 T 细胞表面的相应受体的相互作用。当 T 细胞只有第一信号缺乏第二信号时,T 细胞处于无应答状态。目前已知多种共刺激分子对,其中发现最早、作用机制较清楚、较重要的一对分子是表达在抗原提呈细胞表面的 B7 分子和 T 细胞表面的 CD28 分子。两者结合后由 CD28 分子向 T 细胞内传递信号,促进 T 细胞应答。其他的共刺激分子及受体有 LFA-1/ICAM-1、CD2/LFA-3、CD40/CD40L 等。

1. CD28 分子和 CTLA-4 分子 CD28 分子为同源二聚体结构,属于免疫球蛋白超家族成员,由两条分子量为 44 kDa 的多肽链借助二硫键连接。CD28 分子表达于 90% 的 CD4+T 细胞表面和 50% 的 CD8+T 细胞表面。细胞毒 T 细胞抗原-4(cytotoxic T lymphocyte antigen 4,CTLA-4,CD152)与 CD28 分子的结构有高度同源性,主要表达于活化的 T 细胞表面,静止 T 细胞不表达 CD28 分子。CD28 和 CTLA-4 的天然配体都是 B7 分子,包括 B7-1(CD80)和 B7-2(CD86)。B7 分子主要表达于专职抗原提呈细胞表面,与表达于静止 T 细胞表面的 CD28 分子结合,为 T 细胞活化提供重要的第二信号,能促进 T 细胞活化增殖并分泌 IL-2 等细胞因子。而活化的 T 细胞开始表达 CTLA-4,虽然其胞质区不含免疫受体酪氨酸抑制基序(immunoreceptor tyrosine-based inhibitory motif, ITIM),但与 B7 分子的亲和力比 CD28 分子高 10~20 倍,可竞争性抑制 CD28 分子与 B7 分子的结合,从而抑制 T 细胞的活化信号,避免 T 细胞的过度激活。这是机体调控免疫应答强度的一个重要反馈机制(图 9-6)。另外一个重要的可抑制 T 细胞过度活化的分子是程序性死亡(蛋白)-1(programmed death-1, PD-1),其主要表达在活化 T 细胞表面,配体为 PD-L1(B7-H1)和 PD-L2(B7-DC),与配体结合后可抑制 T 细胞的增殖和产生 IL-2、IFN-γ 等细胞因子,从而防止过度免疫反应导致免疫损伤。

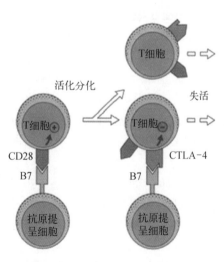

图 9-6 CD28 分子与 CTLA-4 分子的作用机制

2. CD2 分子　即淋巴细胞功能相关抗原-2(lymphocyte function associated antigen-2, LFA-2)，又称绵羊红细胞受体，属于免疫球蛋白超家族成员，表达于 90% 以上的 T 细胞、50%~70% 的胸腺细胞表面，其配体是淋巴细胞功能相关抗原-3(lymphocyte function associated antigen-3, LFA-3)(CD58)、CD59 或 CD48 分子。CD2 分子与其配体结合后，能加强 T 细胞与其他细胞间的黏附，促进 T 细胞的活化。CD2 分子还可以直接介导 T 细胞的旁路活化：即 T 细胞在没有 TCR-CD3 信号时，CD2 分子与其配体结合，能活化 T 细胞，使其增殖并分泌细胞因子。

3. CD40 配体(CD40L, gp39, CD154)　主要表达于活化的 CD4$^+$T 细胞和部分活化的 CD8$^+$T 细胞表面，是 T 细胞活化的一个重要的标志，与其相互作用的 CD40 分子则主要表达于专职抗原提呈细胞上。CD40L 与表达在 B 细胞的 CD40 结合，可促进 B 细胞的增殖、分化，并可以促进记忆 B 细胞的产生，挽救凋亡的 B 细胞。CD40L/CD40 的相互作用，可以刺激抗原提呈细胞表达 B7 分子，增强其抗原提呈功能；另外，也促进了 T 细胞本身的进一步活化。

4. LFA-1　分布广泛，是属于白细胞整合素家族的一类黏附分子，是由 α 和 β 亚单位通过二硫键连接形成的异二聚体，其配体是 ICAM-1。LFA-1/ICAM-1 的结合参与 T 细胞的活化、增殖、分化及归巢等多种生理过程。静止淋巴细胞表达一定水平的 LFA-1，但它们分布分散，当 T 细胞受到外来抗原等信号刺激后，LFA-1 分子可定向靠拢聚集，在局部形成高密度的 LFA-1 区域，大大提高了与 ICAM-1 结合的亲和力。

四、其他分子

T 细胞还表达许多其他的表面分子，如 CD45、CD31、CD25、丝裂原受体、细胞因子受体、FcR、补体受体、MHC 分子及诱导细胞凋亡的 FasL 等，它们在 T 细胞特异性识别、活化及与其他免疫细胞相互作用中发挥重要功能。

1. CD45 分子　是位于白细胞表面的白细胞共同抗原(leukocyte common antigen, LCA)。CD45 可以高水平表达在淋巴细胞以及除了红细胞和血小板之外的其他所有的造血细胞表面。CD45 分子为单链跨膜蛋白，包括 3 个不同的区域：① 一个长的 C 端胞质区，由两个串联的具有蛋白酪氨酸磷酸酶(protein tyrosine phosphatase, PTP)活性的结构域组成；② 跨膜区；③ 胞膜外糖基化 N 端区，具有结合配体的功能。CD45 分子胞内结构具有酪氨酸磷酸酶活性，在信号转导过程中起重要作用。

CD45 分子存在着结构和分子质量不同的异构型。除了蛋白骨架成分存在多样性外，翻译后糖基化修饰不同，更增加了 CD45 分子的多样性。CD45 分子异构型可分为 CD45RA 分子、CD45RB 分子、CD45RC 分子及 CD45RO 分子。不同的 T 细胞亚群表达的 CD45 分子不同，而不同的 CD45 分子异构型可与不同配体结合。CD45RA 分子主要表达在初始 T 细胞上，CD45RO 分子存在于活化或记忆 T 细胞上，据此可将 T 细胞分为 CD45RA$^+$初始 T 细胞和 CD45RO$^+$记忆 T 细胞。

2. CD25 分子　即 IL-2Rα，为 IL-2 高亲和力受体的 α 链，是活化和记忆 T 细胞相关的表面标志之一。

3. 有丝分裂原受体　T 细胞表面表达多种有丝分裂原的受体，包括植物血凝素、刀豆蛋白 A 和美洲商陆的受体。淋巴细胞在体内外接受有丝分裂原的刺激后，静止淋巴细胞向母细胞转化。这种转化过程对研究淋巴细胞功能变化及淋巴细胞早期活化过程的生化变化甚为重要。在实践中，常利用淋巴细胞对有丝分裂原刺激的反应性(淋巴细胞转化实验)，来检测机体免疫系统的功能状态。

4. 细胞因子受体　各种生理状态的 T 细胞都会表达多种细胞因子受体，可以接受不同细胞因子的调控。

5. MHC 分子　所有 T 细胞均表达 MHC Ⅰ类分子，活化的人 T 细胞还表达 MHC Ⅱ类分子，后者可被视为活化 T 细胞的表面标志。

第三节　T 细胞的亚群和功能

成熟的 T 细胞是一群高度异质性的淋巴细胞，根据其表型和功能特征，可以将其进一步分为不同的亚群，各亚群的表型、生物学特性和功能各不相同。根据 TCR 二肽链构成的不同，可将 T 细胞分为 αβT 细胞和

γδT 细胞;根据 T 细胞表面 CD4 和 CD8 分子的表达,可将 T 细胞分为 CD4⁺T 细胞和 CD8⁺T 细胞;根据 T 细胞在免疫应答中的功能不同,可将 T 细胞分为 Th 细胞、CTL 和调节性 T 细胞;根据 T 细胞所处的活化阶段、表达的细胞表面分子及功能的不同,可将 T 细胞分为初始 T 细胞、效应 T 细胞和记忆 T 细胞等。

一、根据 TCR 分亚群

T 细胞表达不同类型的 TCR,它们与 CD3 分子以非共价键相连,以 TCR - CD3 复合物的形式表达于 T 细胞表面。按照 TCR 的多肽链构成的不同,可以将 T 细胞分为 αβT 细胞和 γδT 细胞。大多数成熟的 T 细胞是 αβT 细胞,少量是 γδT 细胞。

1. αβT 细胞 即通常所指的 T 细胞,其 TCR 分子是由一条 α 链和一条 β 链组成,是参与机体适应性免疫应答的主要 T 细胞亚群。该群 T 细胞占外周血成熟 T 细胞的 90%~95%。成熟的 αβT 细胞的表型多为 CD4⁺ 或 CD8⁺的单阳性细胞。因此,可以根据 CD4 和 CD8 分子的表达不同,将 αβT 细胞进一步分为 CD4⁺T 细胞和 CD8⁺T 细胞。

2. γδT 细胞 γδT 细胞的 TCR 由一条 γ 链和一条 δ 链组成。γδT 细胞主要分布于皮肤、小肠、肺及生殖器官等黏膜及皮下组织,是构成皮肤的表皮内淋巴细胞和黏膜组织的上皮内淋巴细胞的主要细胞之一,占外周成熟 T 细胞的 2%~7%。γδT 细胞对抗原识别的特异性低,主要识别 CD1 分子提呈的脂类或多糖类抗原,无 MHC 限制性,并对热激蛋白具有特殊的亲和力。成熟的 γδT 细胞多为 CD4⁻CD8⁻ 双阴性细胞,部分为 CD8⁺单阳性细胞。γδT 细胞是机体固有免疫防御的重要组成部分,尤其是在皮肤和黏膜局部及肝脏等部位的抗感染免疫中起到重要作用(详见第十四章 固有免疫系统及其介导的应答)。

二、根据 CD 分子分亚群

根据成熟 T 细胞是否表达 CD4 和 CD8 分子,将其分为 CD2⁺CD3⁺CD4⁺CD8⁻T 细胞和 CD2⁺CD3⁺CD8⁺CD4⁻T 细胞,简称 CD4⁺T 细胞和 CD8⁺T 细胞。外周淋巴组织中 CD4⁺T 细胞约占 65%,CD8⁺T 细胞约占 35%。

1. CD4⁺T 细胞 CD4⁺T 细胞识别抗原提呈细胞表面的抗原肽- MHC Ⅱ类分子复合物,活化后主要通过分泌多种细胞因子而发挥作用,可介导细胞免疫并辅助体液免疫。CD4⁺T 细胞能促进 B 细胞、T 细胞和其他免疫细胞的增殖与分化,协调免疫细胞间的相互作用。CD4⁺T 细胞是功能上具有异质性的 T 细胞亚群,活化后主要分化为 Th 细胞,少部分 CD4⁺效应 T 细胞具有杀伤作用,称为 CD4⁺CTL。Th 细胞根据分泌细胞因子及所介导免疫反应的不同,可以进一步分为 Th1 细胞、Th2 细胞、Th17 细胞、Th22 细胞、Th9 细胞和 Tfh 细胞等。近年发现一类具有明显负向调节作用的 CD4⁺CD25⁺T 细胞,又称调节性 T 细胞。

2. CD8⁺T 细胞 CD8⁺T 细胞识别靶细胞(如病毒感染细胞、肿瘤细胞等)表面的抗原肽- MHC Ⅰ类分子复合物,可直接特异性杀伤靶细胞,故称为细胞毒性 T 细胞(CTL)。

三、根据功能分亚群

根据 T 细胞在免疫应答中的功能不同,可以将其分为 Th 细胞、CTL 和调节性 T 细胞。

(一) Th 细胞

Th 细胞是辅助 T 细胞、B 细胞应答的亚群。Th 细胞由 CD4⁺T 细胞接受抗原刺激后,活化、增殖、分化而来。以往研究认为,初始 CD4⁺T 细胞接受抗原刺激后首先分化为 Th0 细胞,受局部微环境中的细胞因子的影响,Th0 细胞继续分化为 Th1 和 Th2 亚群。随着研究进展,多种新的 CD4⁺T 细胞亚群被发现,如调节性 T 细胞、Th17 细胞、Th22 细胞、Th9 细胞及 Tfh 细胞等。

1. Th0 细胞 指未完全分化的 Th 细胞,是 Th1 或 Th2 细胞的前体,可分泌低水平的 IL - 4 和 IFN - γ。局部微环境中细胞因子是调控 Th0 细胞分化的关键因素。此外,细胞膜表面分子、抗原的种类和剂量、抗原提呈细胞等,也可影响 Th 细胞分化。

2. Th1 和 Th2 细胞　Th0 细胞在 IFN-γ 和 IL-12 等细胞因子的作用下可分化为 Th1 细胞。Th1 细胞可对多种免疫细胞发挥调控作用,并参与某些免疫病理过程的发生和发展。Th1 细胞能分泌 IL-2、IFN-γ 和 TNF-β 等,通过促进巨噬细胞、NK 细胞和 CTL 等的活化和增殖,介导细胞毒效应,在抵抗某些胞内寄生病原体感染(包括病毒、细菌和寄生虫等)中发挥重要作用;Th1 细胞还可以辅助 B 细胞产生具有调理作用的抗体,进一步促进巨噬细胞吞噬病原体;Th1 细胞产生的 IL-2 等细胞因子,可促进其他 T 细胞亚群的活化和增殖,从而放大免疫效应;而 TNF-β 和 IFN-γ 等可募集、活化中性粒细胞等炎性细胞,因此 Th1 细胞介导的细胞免疫应答常和炎症反应及组织损伤有关,表现为迟发型超敏反应,最典型的例子就是机体对分枝杆菌感染的免疫应答。此外,Th1 细胞还参与移植排斥反应及某些自身免疫病的发生和发展。

Th0 细胞在 IL-4 等细胞因子的作用下可分化为 Th2 细胞。Th2 细胞的主要功能是分泌多种细胞因子刺激 B 细胞增殖,并产生抗体,参与体液免疫应答。Th2 细胞分泌的细胞因子包括 IL-4、IL-5 等。IL-4 可诱导 B 细胞分化成浆细胞合成 IgE,IL-5 可诱导嗜酸性粒细胞活化,故由 Th2 细胞介导的免疫反应(过敏反应和抗寄生虫感染)中常伴有高水平的 IgE 和活化的嗜酸性粒细胞。Th2 细胞还分泌 IL-10、IL-13 和 TGF-β 等,具有抗炎作用:IL-4 和 IL-13 可抑制 IFN-γ 对巨噬细胞的活化;IL-10 则直接抑制巨噬细胞的功能;TGF-β 可抑制中性粒细胞的活化增殖等。因此,Th2 细胞可以通过细胞因子的作用抑制炎症反应。在 Th1 细胞介导的炎症反应的晚期,往往会有逐渐增强的 Th2 细胞反应出现,其作用是阻止 Th1 细胞反应导致的组织损伤。Th2 细胞不仅是免疫效应细胞,也是一种具有免疫调节功能的细胞。

生理条件下,机体内的 Th1 细胞和 Th2 细胞间处于互相调节、互相制约的动态平衡。Th1 细胞分泌的 IFN-γ 可抑制 Th2 细胞的分化、增殖,而 Th2 细胞分泌的 IL-4 和 IL-13 等共同抑制 Th1 细胞的分化和功能;Th2 细胞所分泌的 IL-10 可抑制 Th1 细胞因子的产生,并间接促进 Th2 细胞分化。当 Th1 和 Th2 细胞之间的平衡遭受破坏,或产生偏移时,会诱发机体的病理改变,导致某些感染性疾病及自身免疫病的发生(图 9-7)。

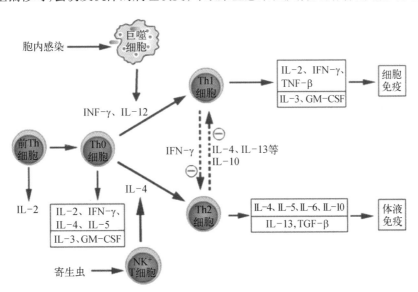

图 9-7　细胞因子对 Th1 细胞和 Th2 细胞分化的调节

3. Th17 细胞　是新近发现的一种 Th 细胞亚群,因其分泌的细胞因子主要是 IL-17,故被命名为 Th17。有研究表明,TGF-β 和 IL-6 可诱导 Th0 向 Th17 的分化,IL-23 则对其分化后的增殖和维持起重要作用,RORγ 是其重要的转录因子。Th17 细胞主要分泌 IL-17、IL-22 和 IL-21 等促炎性细胞因子,参与多种慢性炎症反应、自身免疫病、移植排斥反应和肿瘤的发生和发展。

4. 滤泡辅助性 T 细胞(follicular helper T cell, Tfh 细胞)　该亚群因定位于外周免疫器官淋巴滤泡而得名,可分泌高水平的 IL-21,并分泌中等水平 IL-4,其主要功能是促进 B 细胞分化为浆细胞、产生抗体和免疫球蛋白类别转换,并参与记忆 B 细胞产生。

(二) CTL

CTL 主要是 CD8$^+$CTL,包括少许 CD4$^+$CTL。CTL 可以直接杀伤靶细胞,在 T 细胞介导的免疫应答过程中起重要作用。CTL 通过其 TCR 识别 MHC Ⅰ类分子提呈的抗原肽,从而选择性杀伤携带特定抗原的自身细胞。CTL 通常以前体形式存在,活化后分化为效应性 CTL。CTL 对靶细胞的杀伤具有高效、连续、特异性的特点,在抗病毒感染、抗肿瘤和诱导急性同种异型移植物排斥反应中发挥重要作用。

CTL 对靶细胞的杀伤作用具有抗原特异性,即只杀伤表达特异性抗原肽-MHC Ⅰ类分子复合物的靶细胞,对其他细胞无损伤作用。CTL 杀伤靶细胞的整个过程可分为以下两个步骤:抗原的识别和 CTL 的活化、CTL 的极化和致死性杀伤(详见第十二章 T 细胞介导的免疫应答)。

CTL 通过诱导凋亡方式破坏靶细胞,对机体清除病毒感染细胞有重要意义。靶细胞的内源性 DNA 内切酶发挥功能时无种属特异性,在裂解自身 DNA 分子的同时也可裂解靶细胞内的病毒 DNA。因此 CTL 在杀死靶细胞的同时,也阻止了病毒的继续复制和释放,较之单纯的细胞裂解导致病原体的释放、再次感染邻近正常细胞更具优越性。

CD4$^+$Th1 细胞中有少量具明显细胞毒作用的 CTL,即 CD4$^+$CTL。与 CD8$^+$CTL 相比,该细胞群体有以下不同特点:① MHC 限制性不同,CD8$^+$CTL 在免疫应答的整个过程中都要受到 MHC Ⅰ类分子的限制;而 CD4$^+$CTL 在活化阶段受 MHC Ⅱ类分子限制,但在效应阶段不受 MHC Ⅱ类分子限制,也没有抗原特异性,主要是通过旁观者杀手效应发挥作用。② 杀伤机制不同,CD4$^+$CTL 细胞毒效应的主要机制是通过 Fas/FasL 途径介导细胞凋亡,释放颗粒酶的功能较弱;而 CD8$^+$CTL 则主要是通过颗粒酶途径杀伤靶细胞。③ 生物学功能不同,D8$^+$CTL 主要识别和杀伤病毒感染的细胞和肿瘤细胞;而 CD4$^+$CTL 主要参与清除活化的抗原提呈细胞(如巨噬细胞、B 细胞等)和活化的 T 细胞,从而对免疫应答发挥负反馈调节效应,控制免疫应答的发生强度。同时,CD4$^+$CTL 主要通过旁观者效应杀伤靶细胞,所以容易对自身组织造成损伤,诱发并参与了自身免疫病的某些病理过程。

(三) 调节性 T 细胞

近年来陆续发现了一类具有免疫抑制作用的 CD4$^+$T 细胞,统称为调节性 T 细胞(regulatory T cell, Treg 或 Tr 细胞)。调节性 T 细胞可分为自然调节性 T 细胞和诱导性调节性 T 细胞,如 Th3、Tr1 等。

1. 自然调节性 T 细胞(natural Treg, nTreg) 一些自然调节性 T 细胞在胸腺里发育成熟后,进入外周,组成性高表达 CD25(IL-2Rα)和转录因子 Foxp3,这类细胞即为 CD4$^+$CD25$^+$调节性 T 细胞,占正常人或小鼠外周血及脾脏 CD4$^+$T 细胞的 5%~10%。Foxp3 不仅是 CD4$^+$ CD25$^+$调节性 T 细胞的标志分子,还直接影响 CD4$^+$ CD25$^+$调节性 T 细胞的功能。自然调节性 T 细胞可分泌 TGF-β 和 IL-10,通过抑制 CD4$^+$T 细胞和 CD8$^+$T 细胞的活化与增殖,并能抑制初始 T 细胞和记忆 T 细胞功能,在免疫应答中发挥负调节作用。

2. 诱导性调节性 T 细胞(inducible Treg, iTreg) 此类调节性 T 细胞是在小剂量抗原或免疫抑制性细胞因子诱导下由外周初始 T 细胞发育而成,包括 Tr1、Th3 等细胞,主要分泌 IL-10 和 TGF-β,发挥免疫负调控作用。

(1) Tr1 细胞:多为 CD4$^+$细胞在抗原刺激和 IL-10 诱导下生成,能分泌高水平的 IL-10 和中等水平的 TGF-β、IFN-γ 和 IL-5 等。Tr1 细胞可抑制初始和记忆 T 细胞增殖或通过抑制巨噬细胞的功能间接阻碍 Th1 细胞的活化。

(2) Th3 细胞:是在研究口服抗原诱导免疫耐受机制的过程中发现的一类 CD4$^+$T 细胞。被抗原特异性激活后可分泌 TGF-β 和不同水平的 IL-4 和 IL-10。对 Th1 和 Th2 细胞均有抑制作用。

(四) NK T 细胞

NK T 细胞(NK T cell)又称 NK1.1$^+$T 细胞,它在表达 TCRαβ 的同时表达 NK 细胞的受体 NK1.1 或 NK161 分子,该群细胞的 TCR 不具有多样性,识别由 CD1 分子提呈的脂类抗原。激活的 NK T 细胞一方面可以分泌大量 IL-4、IL-10 等 Th2 细胞因子,分泌 IL-13 调节 CD8$^+$T 细胞功能,从而控制多种自身免疫病的发生;另一方面可通过分泌 IFN-γ、TNF 等 Th1 细胞因子来增强抗肿瘤免疫。NK T 细胞具有细胞毒作用,可杀伤靶细胞,杀伤机制与 NK 细胞有类似之处。此外,NK T 细胞还可分泌大量 IL-4 和 IL-10 等,诱导 Th0 向 Th2 分化,参与体液免疫应答。

四、根据所处活化阶段分亚群

根据 T 细胞的分化状态、表达的 CD 分子及功能的不同,可以将其分为初始 T 细胞、效应 T 细胞和记忆 T 细胞。

1. 初始 T 细胞(naive T cell)　是指未经抗原刺激的成熟 T 细胞,在胸腺中发育成熟后迁移至外周淋巴组织。初始 T 细胞处于细胞周期的 G0 期,处于相对静止状态,存活期短,表达 CD45RA 和高水平的 L -选择素(CD62L),可参与淋巴细胞的再循环。初始 T 细胞在 TCR 结构上显示高度的异质性,能识别结合不同的特异性抗原。初始 T 细胞在外周淋巴器官内接受抗原刺激后迅速增殖,最终可分化为效应 T 细胞和记忆 T 细胞。

2. 效应 T 细胞(effector T cell, Teff)　是指执行免疫效应的 T 细胞,由初始 T 细胞受到抗原刺激后分化而来。效应 T 细胞存活期短,表达高水平的高亲和力 IL - 2 受体、CD45RO 和黏附分子(整合素和 CD44),不参与淋巴细胞的再循环,但效应 T 细胞可向抗原入侵的局部组织迁移和浸润。在抗原应答的后期,绝大部分效应 T 细胞发生凋亡,少量存活下来的 T 细胞分化成记忆 T 细胞,可参与再次免疫应答。

3. 记忆 T 细胞(memory T cell, Tm)　由初始 T 细胞接受抗原刺激后分化而来,处于细胞周期的 G0 期,处于相对静止状态。记忆 T 细胞表达 CD45RO 和黏附分子(整合素和 CD44),能向外周炎症组织迁移。记忆 T 细胞接受相同抗原刺激后可迅速活化,分化成效应 T 细胞和新生记忆 T 细胞,参与再次免疫应答和免疫记忆的维持。在缺乏抗原或 MHC 分子刺激的情况下,记忆 T 细胞可以长期存活,它们有规律地进行自发增殖来补充其数量,使其维持在一定的水平。IL - 7 在维持记忆 T 细胞的存活中起着十分重要的作用。

本章小结

来源于骨髓干细胞的前体 T 细胞,在胸腺微环境作用下分化发育,经过 TCR 基因重排,表达成熟的功能性的 TCR,并经历阳性选择和阴性选择过程,分化发育为具有多样性 TCR、自身 MHC 限制性和自身耐受性的 CD4⁺ T 细胞或 CD8⁺ T 细胞,迁移至外周淋巴组织的胸腺依赖区定居,构成具有免疫功能的 T 细胞库。T 细胞在不同分化阶段可表达不同种类和数量的表面膜分子,它们是 T 细胞与其他细胞和分子间相互识别、作用的物质基础。根据构成 TCR 二肽链的不同、T 细胞表面 CD4 和 CD8 分子的表达情况、T 细胞在免疫应答中的不同功能、T 细胞所处的活化阶段的不同等,可将 T 细胞分为不同的亚群,在免疫应答中分别执行辅助、杀伤和抑制功能。

思考题

1. 名词解释

ITAM、ITIM、Treg。

2. 简答题

(1) 试述 T 细胞在胸腺中的阳性选择和阴性选择的过程及意义。

(2) T 细胞表面参与 T 细胞活化的分子主要有哪些?

(3) Th1 细胞和 Th2 细胞的生物学功能有哪些区别?

(王　霞)

B 细 胞

　　B 细胞(B cell)也称 B 淋巴细胞(B lymphocyte),是由哺乳动物骨髓或鸟类腔上囊中的淋巴样前体细胞分化成熟而来。哺乳动物的 B 细胞在胚胎早期位于胚肝,晚期至出生后则在骨髓内分化成熟。成熟 B 细胞主要定居于淋巴结皮质浅层的淋巴小结和脾脏红髓及白髓的淋巴小结内。在外周血中,B 细胞占淋巴细胞总数的10%~20%。效应 B 细胞是体内唯一能产生抗体的细胞,其特征性表面标志是膜表面免疫球蛋白,作为特异性 BCR 的重要组成部分,通过识别不同抗原表位而使 B 细胞激活,分化成浆细胞,进而产生特异性抗体,发挥体液免疫功能。

第一节　B 细胞的分化发育

　　早期 B 细胞分化和发育与骨髓造血微环境密切相关。B 前体细胞在骨髓中必须经历选择过程,才能发育为成熟 B 细胞。B 细胞分化的阶段可以分为在中枢免疫器官中的抗原非依赖期和在外周免疫器官中的抗原依赖期。

一、B 细胞在骨髓中的分化发育——抗原非依赖期

　　骨髓基质细胞的抚育作用是 B 细胞在骨髓中发育的必要条件。多能前体细胞表达受体酪氨酸激酶 FLT3,与骨髓基质细胞表面的 FLT3L 相互作用传导信号,促使向共同淋巴细胞前体(common lymphocyte precursor, CLP)分化;在 CLP 阶段,首先 CLP 通过黏附分子迟现抗原-4(VLA-4)与基质细胞表面 VCAM-1 互相紧密结合,CLP 通过表达 IL-7 受体与基质细胞分泌的 IL-7 相互作用,促使其向祖 B 细胞阶段分化。同时,基质细胞分泌的趋化因子 CXCL12,有助于潴留 CLP;在祖 B 细胞阶段,B 细胞表面受体酪氨酸激酶 Kit(CD117)与基质细胞表面的干细胞因子相互作用,相应信号诱导 B 细胞前体大量增殖,并向前 B 细胞分化(图10-1)。

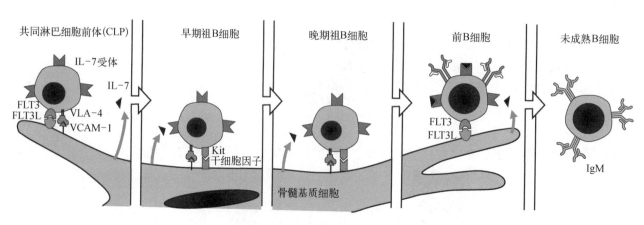

图 10-1　B 细胞在骨髓中的分化发育

1. 祖 B 细胞(pro - B cell)　发生在人胚胎约第 9 周,小鼠胚胎约第 14 天。尚未表达 B 细胞系的特异表面标志,也未发生免疫球蛋白基因重排,仍处于胚系基因阶段。晚期祖 B 细胞中的免疫球蛋白重链基因开始重排,胞质中出现 μ 链,但此时轻链还没有重排,故祖 B 细胞膜表面没有膜免疫球蛋白分子表达。此阶段 B 细胞不具有抗原反应能力。

2. 前 B 细胞(pre - B cell)　前 B 细胞产生一种替代轻链,替代轻链与 μ 链结合,组成类似免疫球蛋白分子,然后表达在 B 细胞表面。在前 B 细胞的后期,免疫球蛋白轻链开始重排。末端脱氧核苷酸转移酶(terminal deoxynucleotidyl transferase, TdT)及共同型急性淋巴母细胞白血病抗原(common acute lymphoblastic leukaemia antigen, CALLA)即 CD10 可表达在前 B 细胞上,进入未成熟 B 细胞后这两种标志消失,因此 TdT 和 CD10 对于区分前 B 细胞与 B 细胞其他发育阶段非常有用。CD19、CD20 和 MHC Ⅱ类分子在此阶段开始表达。前 B 细胞对抗原也无应答能力。

3. 未成熟 B 细胞(immature B cell)　未成熟 B 细胞中免疫球蛋白基因的轻链发生重排,产生 κ 或 λ 链,与 μ 链结合,形成 IgM,表达在细胞膜上,成为未成熟 B 细胞的标志。此阶段 B 细胞已具有抗原反应能力。在此阶段 B 细胞发生阴性选择,主要机制为只表达膜 IgM 的未成熟 B 细胞的 BCR 如果能与骨髓细胞表面的自身膜抗原发生反应,则该细胞的发育成熟被阻滞,被阻滞的未成熟 B 细胞通过受体编辑机制改变其受体特性,成为对自身抗原无反应性的克隆而继续发育成熟;若受体编辑失败,则该细胞死亡,出现克隆清除,发生免疫耐受,这是 B 细胞自身耐受的主要机制。若未成熟 B 细胞的 BCR 识别可溶性抗原,则膜 IgM 表达下降,该 B 细胞克隆虽可进入外周,但对抗原刺激不产生应答,称为失能(anergy)(图 10 - 2)。这种失能状态可因抗原消失而逆转。决定克隆清除或克隆失能的主要原因是受体交联信号的强度:强信号诱导克隆清除,弱信号则出现克隆失能。未成熟 B 细胞 CD19、CD20 和 MHC Ⅱ类分子表达量增加,并可开始表达 CD21。

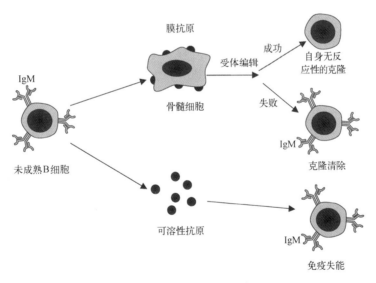

图 10 - 2　B 细胞在中枢发育过程中的阴性选择

4. 成熟 B 细胞(mature B cell)　未成熟 B 细胞经过阴性选择后,继续发育为成熟 B 细胞,成熟 B 细胞表面除了表达膜 IgM 外还表达膜 IgD。膜 IgD 的出现标志着 B 细胞分化成熟。膜 IgD 的表达防止了 B 细胞与抗原结合后所引起的免疫耐受。成熟 B 细胞还表达补体受体 1(CR1)、有丝分裂原受体及多种细胞因子受体。发育成熟的 B 细胞离开骨髓,到达外周免疫器官。

二、B 细胞在外周免疫器官中的分化发育——抗原依赖期

在外周免疫器官,成熟 B 细胞接受抗原刺激后,在淋巴滤泡增殖形成生发中心,并发生广泛的免疫球蛋白可变区体细胞高频突变。突变后的 B 细胞凡能与滤泡树突状细胞表面抗原以低亲和力结合或不能结合者,则发生凋亡,这是 B 细胞发育中的阳性选择;能与抗原高亲和力结合的 B 细胞则表达 CD40,便于接受 T

细胞 CD40L 的刺激,免于凋亡,继续发育成分泌抗体的浆细胞或分化成长寿命的记忆 B 细胞。这个过程不但促进了抗体的成熟,而且同时伴有免疫球蛋白重链类别转换。所分泌的抗体可更有效地保护机体。

1. 活化 B 细胞(activated B cell)   成熟 B 细胞被相应抗原或多克隆刺激剂刺激后成为活化 B 细胞,继而发生增殖和分化,在此过程中,膜免疫球蛋白水平逐渐降低,而分泌型免疫球蛋白逐渐增加,并可发生免疫球蛋白基因重链类别的转换。活化 B 细胞中的一部分可分化为记忆 B 细胞,停止增殖和分化,并可存活数月至数年,当再次与同一抗原接触时,很快发生活化和分化,产生抗体的潜伏期短,抗体水平高,维持时间长。

2. 浆细胞(plasma cell, PC)   又称抗体分泌细胞(antibody secreting cell)。成熟 B 细胞接受抗原刺激后,在抗原提呈细胞和 Th 细胞的辅助下成为活化 B 细胞,进而分化为浆细胞,合成和分泌各类免疫球蛋白,同时获得了浆细胞抗原-1(plasma cell antigen-1, PC-1)等浆细胞特异性标志,而膜免疫球蛋白、MHC Ⅱ类分子、CD19、CD20、CD21 等标记消失。

三、BCR 的基因结构与重排

BCR 是表达于 B 细胞表面的免疫球蛋白,即膜免疫球蛋白。B 细胞通过 BCR 识别抗原,接受抗原刺激,启动体液免疫应答。编码 BCR 的基因在胚系阶段以分隔的、数量众多的基因片段的形式存在。在 B 细胞的分化发育过程中,这些基因片段发生重排和组合,从而产生数量巨大、能识别特异性抗原的 BCR。TCR 和 BCR 的基因结构及发生重排的机制十分相似,本节以 BCR 为例简述其基因结构和重排特征。

(一) BCR 的胚系基因结构

免疫球蛋白轻链和重链基因位于不同的染色体上。人重链基因位于第 14 号染色体的长臂,由编码可变区的 V 基因片段(variable gene segment)、D 基因片段(diversity gene segment)和 J 基因片段(joining gene segment)及编码恒定区的 C 基因片段组成。人轻链基因分为 κ 基因和 λ 基因,分别定位于第 2 号染色体长臂和第 22 号染色体短臂。轻链 V 区基因只有 V、J 基因片段。

轻重链每种基因片段是以多拷贝的形式存在,其中编码重链 V 区的 V_H、D_H 和 J_H 的基因片段数分别为 45 个、23 个和 6 个;编码 κ 轻链 V 区的 V_κ 和 J_κ 基因片段数分别为 40 个和 5 个,编码 λ 轻链 V 区的 V_λ 和 J_λ 基因片段数分别为 30 个和 4 个;重链 C 基因片段有 9 个,其排列顺序是 $5'-C_\mu-C_\sigma-C_{\gamma3}-C_{\gamma1}-C_{\alpha1}-C_{\gamma2}-C_{\gamma4}-C_\varepsilon-C_{\alpha2}-3'$。$C_\kappa$ 有 1 个基因片段,而 C_λ 有 $C_{\lambda1}$、$C_{\lambda2}$、$C_{\lambda3}$ 和 $C_{\lambda7}$ 共 4 个基因片段(图 10-3)。

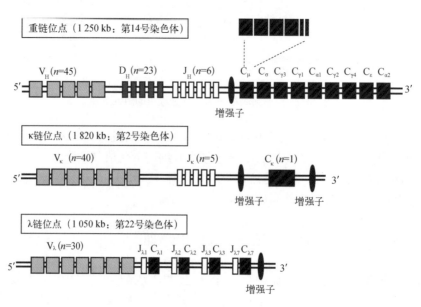

图 10-3   人 BCR 重链和轻链的胚系基因结构示意图

（二）BCR的基因重排及其机制

1. **BCR的基因重排** 免疫球蛋白胚系基因是以被分隔开的基因片段的形式成簇存在的,只有通过基因重排形成V-(D)-J(重链)或V-J(轻链)连接后,再与C基因片段连接,才能编码完整的免疫球蛋白多肽链,进一步加工、组装成有功能的BCR(图10-4)。免疫球蛋白V区基因的重排主要是通过重组酶的作用来实现的,其作用包括识别位于V、(D)、J基因片段两端的保守序列,切断、连接及修复DNA等。

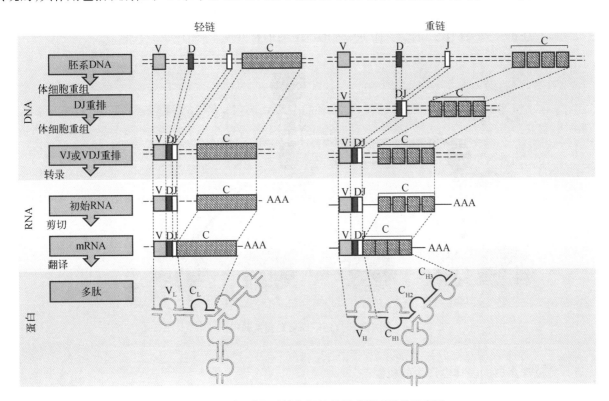

图10-4 人BCR重链和轻链的胚系基因重排示意图

2. **参与重排的重组酶** 在V(D)J重排过程中涉及一些酶的参与,这些参与重排的酶称为重组酶(recombinase)。主要有：① 重组激活基因(recombination activating gene, RAG)编码重组激活酶,有RAG-1和RAG-2两种,形成RAG-1-RAG-2复合物,后者只表达于不成熟阶段的T细胞和B细胞,可特异性识别并切除V、(D)、J基因片段两侧称为重组信号序列(recombination signal sequence, RSS)的保守序列；② TdT,可将数个核苷酸(称为n-核苷酸)通过一种非模板编码(non-template encoded)的方式插入V、(D)、J基因重排过程中出现DNA的断端；③ 其他如DNA外切酶、DNA合成酶等。

通过重组酶的作用,可以从众多的V、(D)、J基因片段中将1个V片段、一个D片段(轻链无D片段)和一个J片段重排在一起,形成V-(D)-J连接,最终表达为有功能的BCR。免疫球蛋白胚系基因重排的发生具有明显的程序性,首先是重链发生基因重排,随后是轻链重排。经过免疫球蛋白胚系基因的重排,B细胞的DNA序列与其他体细胞有很大不同,这是存在于B细胞和T细胞中非常独特的生物学现象。

（三）等位基因排斥和同种型排斥

一个B细胞克隆只表达一种BCR,只分泌一种抗体。对于遗传上是杂合子的个体来说,保证B细胞克隆单一的特异性及只表达一种免疫球蛋白型的轻链,主要是通过等位基因排斥和同种型排斥的机制来实现的。等位基因排斥(allelic exclusion)是指B细胞中位于一对染色体上的轻链和重链基因,其中只有一条染色体上的基因得到表达,先重排成功的基因抑制了同源染色体上另一等位基因的重排。同种型排斥(isotype exclusion)是指κ轻链和λ轻链之间的排斥,κ轻链基因的表达成功抑制λ轻链基因的表达。

(四)免疫球蛋白类别转换

免疫球蛋白类别转换(class switch)或称同种型转换(isotype switch),是指一个 B 细胞克隆在分化过程中 V_H 基因片段保持不变,而发生 C_H 基因片段的重排(图 10-5)。比较 CH 基因片段重排后基因编码的产物,V 区相同而 C 区不同,即识别抗原特异性不变,而类或亚类发生改变。CD40 和细胞因子可影响和调节免疫球蛋白类别的转换,缺乏 CD40 或其配体可导致类别转换的缺失,这种个体对蛋白质类抗原的应答中,IgM 占绝对支配地位,很少出现其他类别的免疫球蛋白分子。而细胞因子在类别转换中更是起重要的作用。例如,IL-4 是 IgE 产生的主要类别转换因子。而 IgG2a 的产生则依靠 IFN-γ 的存在。

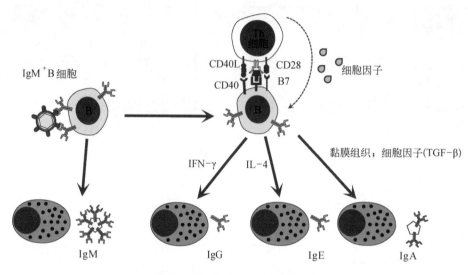

图 10-5 免疫球蛋白类别转换

(五)免疫球蛋白的多样性产生的机制

人们很早就注意到抗体分子具有庞大的多样性,机体几乎可以对外界各种抗原刺激产生相应的特异性抗体。抗体的多样性主要是由遗传决定的,决定抗体多样性的因素主要包括以下几方面。

1. 组合造成的多样性(combinatorial diversity) 胚系中未重排的 DNA 有众多的 V 基因片段及一定数量的 D、J 基因片段。以小鼠为例:V_H、D_H 和 J_H 基因片段分别为 1 000 个、12 个和 4 个,单独重链重组的多样性可达 $4.8×10^4$ 左右;$V_κ$ 和 $J_κ$ 分别约为 250 个和 4 个,κ 轻链 VJ 重排的多样性为 $1.0×10^3$。经重链与 κ 轻链随机配对后推算的多样性为 $(4.8×10^4)×(1.0×10^3)=4.8×10^7$。但实际由组合造成的多样性要远少于理论的推算的数值,这是因为一方面基因片段之间的组合并不是完全随机的,有些组合并不一定会出现;另一方面,也不是所有重链和轻链的组合都会形成功能性的受体。

2. 连接的多样性(junctional diversity) 轻链基因重排过程中 V-J 连接以及重链基因重排过程中 D-J 连接和 V-D-J 连接,都会在连接部位移除或增添部分碱基序列,这种连接过程中出现的变化,是免疫球蛋白多样性最大的来源。其形式主要有 3 种。

(1) VL-JL 连接的柔性:VL 与 JL 重组连接时,重组酶可以将相隔很远的 VL 基因的 3′端与 JL 基因的 5′端的重组信号序列拉拢,依靠反向重复的序列形成茎状结构。由核酸内切酶切除茎状结构,再由酶连接切断的序列,实现 VL 和 JL 的重组连接。重组连接处可有几个碱基的移动,导致 1~2 个密码的突变,增加了 CDR3 的多样性(图 10-6)。

(2) P 区插入:当 RAG 酶剪切基因片段形成茎状环的时候,切断的末端通常都是不均衡的,因此经常造成 DNA 链一条长些另一条短些。短链须以长链为模板将短少的核苷酸补齐,然后基因片段之间才能重新连接,补上的这些核苷酸就称为 P 核苷酸(图 10-7)。

(3) N 区的插入:在免疫球蛋白重链基因片段重排过程中,有时可通过无模板指导的机制(non-temple

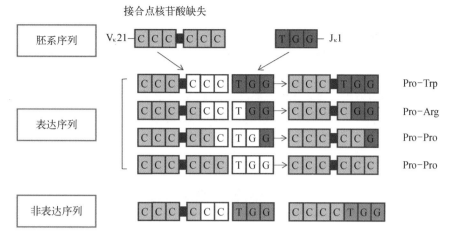

图 10-6 VL-JL 连接的柔性造成的多样性

Pro,脯氨酸;Trp,色氨酸,Arg,精氨酸

directed mechanism)在重组后 D 基因片段的两侧即 VH-DH 或 DH-JH 连接处插入称为 N 区的几个核苷酸。N 区不是由胚系基因所编码。在 N 区插入前,先通过外切酶切除 VH-DH 或 DH-JH 连接处的几个碱基对,然后通过 TdT 连接上 N 区。由于额外插入了 N 区,可发生移码突变(frameshift mutation),使插入部位及下游密码子发生改变,从而编码不同的氨基酸,增加了抗体的多样性(图 10-7)。

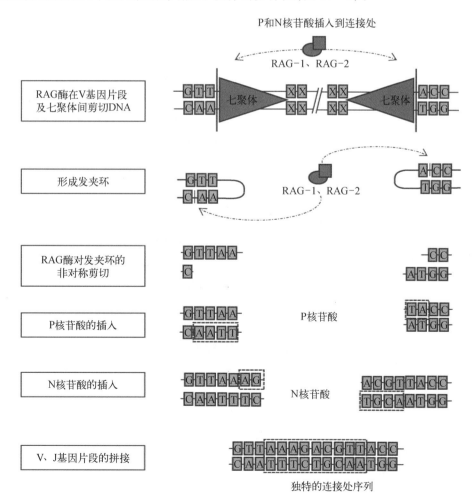

图 10-7 P 区和 N 区的插入

RAG,重组激活基因

3. 体细胞高频突变(somatic hypermutation)   与组合和连接造成的多样性不同,体细胞高频突变造成的多样性是在已成熟的 B 细胞即已完成 V 区基因重排的基础上发生的。B 细胞在外周受到抗原刺激后进入生发中心,在生发中心中 B 细胞经历了体细胞高频突变和亲和力成熟。在每次细胞分裂中,免疫球蛋白 V 区基因中大约每 1 000 bp 中就有一对发生突变,其频率是其他体细胞突变频率的 $10^3 \sim 10^4$ 倍,故称为高频突变。突变后抗体结合抗原的亲和力发生改变,亲和力提高的细胞生存下来,而那些亲和力下降的细胞则被淘汰,随着免疫应答的进行,BCR 的亲和力不断上升,这就是亲和力成熟现象。

第二节　B 细胞的主要表面分子

不同种类的淋巴细胞很难从形态上区分,但是它们各自表达一些特征性的表面分子。这些分子不仅是一种标志,还与细胞的功能密切相关。B 细胞表面有众多的膜分子,它们参与 B 细胞对抗原的识别,并对 B 细胞的功能进行精密调控。

一、B 细胞抗原受体复合物

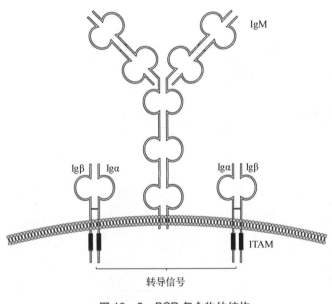

图 10 - 8　BCR 复合物的结构
ITAM,免疫受体酪氨酸激活基序

B 细胞表面最重要的分子是 BCR 复合物。BCR 复合体是由识别和结合抗原的膜免疫球蛋白和可转导抗原刺激信号的 Igα (CD79a)/Igβ (CD79b)异二聚体组成(图 10 - 8)。

1. 膜免疫球蛋白   其结构与免疫球蛋白单体结构基本相同,差别在于膜免疫球蛋白是跨膜蛋白,故其重链的 Fc 段有跨膜区和胞内区。膜免疫球蛋白的表达开始于骨髓中的未成熟 B 细胞阶段,此阶段 B 细胞表达膜 IgM。B 细胞成熟后,表面同时表达膜 IgM 和膜 IgD。膜免疫球蛋白的作用是结合抗原,但因为膜免疫球蛋白胞内区很短,不能传递抗原刺激信号,因而需要辅助分子 Igα/Igβ 的参与。

2. Igα/Igβ   属于免疫球蛋白超家族的成员,分别由 *mB1* 和 *B29* 基因编码。其结构可分为胞外区、跨膜区和胞内区,Igα/Igβ 通过胞外区的二硫键相连,组成异二聚体。同时,借助于跨膜区的静电吸引与膜免疫球蛋白组成复合体。Igα/Igβ 胞内区相对较长,含有 ITAM,磷酸化后可以招募下游信号分子,转导抗原与 BCR 结合所产生的信号。此外 Igα/Igβ 还参与免疫球蛋白从胞内向胞膜的转运。

二、B 细胞活化性辅助受体(又称为 B 细胞共受体)

CD19/CD21(CR2)/CD81(TAPA - 1)是 B 细胞表面的活化性辅助受体,它们以非共价键结合。其中,CD21 是补体受体 CR2,即 C3d 受体,通过结合 BCR 所识别的抗原上包被的补体成分,将共受体与 BCR 交联在一起,但 CD21 胞内区无酪氨酸残基,故不能传导信号。结合于抗原的补体成分 C3d 与 CD21 结合,使 CD19/CD21 交联。CD19 分子有一个较长的位于胞内的尾部,上面的多个酪氨酸残基在 BCR 信号刺激的蛋白激酶的催化作用下发生磷酸化,磷酸化后的 CD19 能够招募多种信号分子,从而放大 BCR 传递的活化信号。CD81与CD21不直接发生关系,但与CD19在胞外区相连。该辅助受体可增强B细胞对抗原刺激的敏感性(图10-9)。

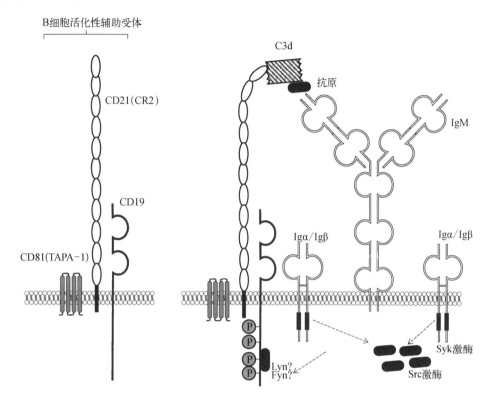

图10-9　B细胞活化性辅助受体

三、共刺激分子

BCR识别抗原后通过Igα/Igβ向胞内传递活化信号,这是B细胞活化的第一信号。B细胞的完全活化,仅有第一信号是不够的,还需要第二信号。B细胞活化的第二信号是由T细胞的共刺激分子提供的。B细胞又是抗原提呈细胞,可以为T细胞的活化提供共刺激信号,这一信号是B细胞上的共刺激分子提供的。

1. CD40　CD40分子组成性表达于成熟B细胞表面,属于肿瘤坏死因子受体家族。其配体是CD40L(CD154),表达于活化的T细胞表面。CD40与CD40L作用可为B细胞的活化提供第二活化信号。

2. CD80和CD86　CD80(B7-1)和CD86(B7-2)表达于活化B细胞表面,其配体是表达于T细胞表面的CD28或CTLA-4。CD80和CD86与CD28作用,为T细胞的活化提供第二活化信号;如与CTLA-4结合则产生抑制T细胞活化的信号。

四、其他分子

1. 丝裂原受体　B细胞表面的丝裂原受体与T细胞不同,因此刺激B细胞转化的丝裂原也不同。例如,脂多糖与外周血淋巴细胞共同培养时,B细胞相应受体可与之结合而被激活,并进行增殖分化为淋巴母细胞,这称为B细胞有丝裂原反应,可用于对B细胞的功能检测。

2. Fc受体　大多数B细胞表面具有IgG FcR Ⅱ(FcγR),能与IgG Fc段结合。活化B细胞此受体密度明显增高,分化至晚期又下降。FcγR可与免疫复合物结合,有利于B细胞对抗原的捕获和结合,以及B细胞的活化和抗体产生。例如,将鸡红细胞(E)与其IgG抗体(A)结合形成的复合物与B细胞混合后,可见B细胞周围有红细胞黏附形成的花环,称为EA花环,也是检测B细胞的一种方法。

3. 补体受体　大多数B细胞表面有能与C3b和C3d结合的受体,分别称为CR Ⅰ和CR Ⅱ(即CD35和

CD21）。CR 可与抗原和抗体及补体形成的免疫复合物结合,促进 B 细胞的活化,CRⅡ也是 EB 病毒的受体。

4. 细胞因子受体　活化 B 细胞可表达多种细胞因子受体,如 IL-1、IL-2、IL-4、IL-5 及 IFN-γ 的受体等,与相应因子结合可促进 B 细胞的增殖和分化。

5. 主要组织相容性抗原　B 细胞发育未成熟时,已表达 MHC Ⅱ类分子,活化后,MHC Ⅱ类分子表达明显增多。MHC Ⅱ类分子能增强 B 细胞和 T 细胞间的黏附作用,同时也是提呈抗原的分子。MHC Ⅱ类分子交联与信号传导有关,可促进 B 细胞的活化。

第三节　B 细胞的亚群和功能

一、B 细胞的亚群

根据 B 细胞的表型、组织定位、功能及其在个体发育中产生的先后,成熟 B 细胞可以分为 B1 和 B2 两大亚群。

1. B1 细胞　高表达 CD5 分子,而不表达或低表达膜 IgD。B1 细胞产生于胚胎发育过程,出生后主要通过现存细胞的分裂实现自我更新。B1 细胞抗原受体可变区序列相对保守,识别的主要是广泛存在于多种病原体表面的碳水化合物类的抗原,其活化无须 T 细胞的辅助。B1 细胞活化后,很少发生免疫球蛋白类别转换,产生的主要是 IgM 类抗体。同时,由于缺乏体细胞高频突变和抗体亲和力成熟,所产生的抗体的亲和力较低。此外,即使没有明显外来抗原刺激,B1 细胞也能自发分泌针对微生物脂多糖和某些自身抗原的 IgM 类抗体,即所谓的天然抗体。因此,B1 细胞一般归于固有免疫细胞。在经常接触微生物的腹膜腔等部位,B1 细胞能迅速产生 IgM 类抗体,构成抗感染的第一道防线。B1 细胞产生的自身抗体可能有助于清除变性的自身抗原,但一些致病性自身抗体可能会诱导自身免疫病。

2. B2 细胞　即通常所说的 B 细胞,是体内主要的抗体产生细胞。B2 细胞在个体发育中出现较晚,而且群体的维持有赖于骨髓中持续产生的新细胞的补充。B2 细胞主要定居于脾脏、淋巴结及黏膜相关淋巴组织,是适应性体液免疫应答的主要执行者。受特异性抗原刺激后,在 T 细胞辅助下,B2 细胞大量增殖,形成生发中心。在此,经历体细胞高频突变、免疫球蛋白类别转换和亲和力成熟,最终分化成浆细胞,产生高亲和力抗体。同时,有少量 B2 细胞分化成记忆 B 细胞。

二、B 细胞的功能

B 细胞的基本功能是产生抗体,介导体液免疫应答,还在抗原提呈中发挥重要作用,并通过分泌的细胞因子参与免疫调节。

1. 介导体液免疫应答　B 细胞接受抗原刺激后,在 Th 细胞的辅助下活化、增殖、分化,成为浆细胞,产生特异性抗体,介导体液免疫应答。发挥体液免疫的效应功能,如中和作用、激活补体作用、调理作用、ADCC作用等。

2. 提呈抗原　专职抗原提呈细胞中的树突状细胞和巨噬细胞能高效吞噬颗粒抗原,却不能有效摄取可溶性抗原。而 B 细胞借其表面的 BCR 的作用,能通过受体内化使所结合的抗原进入 B 细胞内,抗原经加工后,以抗原肽-MHC 分子复合物形式提呈给 T 细胞。因此 B 细胞在可溶性抗原加工与提呈方面发挥着独特的作用。静息状态的 B 细胞一般不表达共刺激分子,但多种导致 B 细胞活化的刺激,如 TLR 介导的信号能诱导 CD80、CD86 的表达,从而赋予其抗原提呈的能力。

3. 免疫调节　活化的 B 细胞分泌大量的细胞因子,如 IL-10、IL-12、IL-13、IL-14 等,参与免疫调节、炎症反应及造血过程。

本章小结

 B 细胞的发育分中枢免疫器官骨髓的抗原非依赖期(从祖 B 细胞发育为成熟 B 细胞)和外周免疫器官的抗原依赖期(B 细胞活化阶段)。在 B 细胞发育过程中,要经历基因片段重排,从无转录功能的胚系型转变成重排后有转录功能的基因。B 细胞表面有众多的膜分子,它们参与 B 细胞对抗原的识别,并对 B 细胞的功能进行精密调控。成熟 B 细胞可以分为 B1 和 B2 两大亚群。B1 细胞一般被归于固有免疫细胞。B2 细胞的基本功能是产生抗体,介导体液免疫应答,还在抗原提呈中发挥重要作用,并通过分泌的细胞因子参与免疫调节。

思考题

1. 名词解释

   体细胞高频突变、BCR 复合物。

2. 简答题

   (1) 简述 B 细胞在骨髓中发育的各阶段及特点。

   (2) 简述 B 细胞的功能。

（刘 奇）

第十章数字资源

 第十章
课件

 第十章
微课

第四篇

免疫应答

第十一章

抗原提呈细胞和抗原提呈

第一节 抗原提呈细胞

胸腺依赖性抗原诱导机体发生适应性免疫应答时需要 T 细胞对抗原的有效识别,而 T 细胞只能识别抗原肽- MHC 分子复合物。抗原提呈细胞(antigen presenting cell, APC)是一类能摄取、加工处理抗原,并将抗原信息以抗原肽- MHC 分子的形式提呈给 T 细胞的一类细胞,在抗原的识别、适应性免疫应答的启动及免疫调节中起重要作用。

根据抗原提呈细胞的生物学特性和功能差异,可将其分为专职性抗原提呈细胞(professional antigen presenting cell, PAPC)和非专职性抗原提呈细胞(non-professional antigen presenting cell, NAPC)两类。专职性抗原提呈细胞能组成性表达 MHC Ⅱ类分子和 T 细胞活化所需的共刺激分子,具有强大的摄取、加工和提呈抗原的能力,这类细胞包括巨噬细胞、树突状细胞和 B 细胞。非专职性抗原提呈细胞正常情况下不表达 MHC Ⅱ类分子和共刺激分子,但在炎症刺激或 IFN-γ 等细胞因子诱导下可表达 MHC Ⅱ类分子和共刺激分子,由此而具有一定的抗原处理提呈功能,这类细胞包括内皮细胞、上皮细胞、成纤维细胞等。

一、树突状细胞

树突状细胞是功能最强的抗原提呈细胞,它能高效地摄取、加工、处理和提呈抗原。其最显著的特点是能够刺激初始 T 细胞(naive T cell)活化增殖,故树突状细胞是机体适应性免疫应答的始动者。

不同成熟程度的树突状细胞具有不同的生物学功能(表 11-1)。人体内大部分树突状细胞处于非成熟状态,表达低水平的 MHC Ⅱ类分子、共刺激分子和黏附分子(包括调理性受体、共刺激分子等),不能有效提呈抗原、激活免疫应答。但未成熟树突状细胞能表达多种介导抗原摄取的膜受体,如 Fc 受体、补体受体和甘露糖受体等,具有极强的抗原摄取、加工和处理能力。树突状细胞摄取抗原后,通过输入淋巴管和(或)血循环迁移进入次级淋巴器官,将抗原的信息传递给 T 细胞,在这个迁移过程中,未成熟树突状细胞逐渐发育成熟,成熟树突状细胞可表达高水平的 MHC Ⅱ类分子、共刺激分子和黏附分子,使其具有强大的抗原提呈功能,但摄取、加工和处理抗原的能力显著减弱。树突状细胞的迁移成熟过程具体见图 11-1。

表 11-1 非成熟树突状细胞和成熟树突状细胞生物学特性比较

特性	非成熟树突状细胞	成熟树突状细胞
主要存在部位	非淋巴组织	外周淋巴器官
调理性受体表达	高表达	低表达
甘露糖受体表达	高表达	低表达
MHC Ⅱ类分子表达	低表达	高表达

续表

特性	非成熟树突状细胞	成熟树突状细胞
共刺激分子表达	低表达	高表达
摄取、加工和处理抗原能力	强	弱/无
抗原提呈能力	弱/无	强

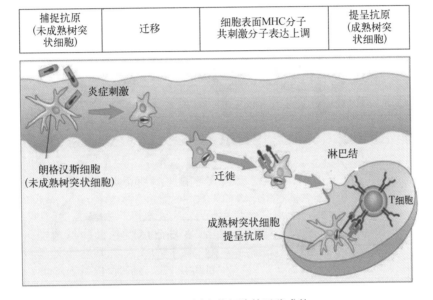

图 11-1　树突状细胞的迁移成熟

二、单核巨噬细胞

在免疫应答中,绝大多数胸腺依赖性抗原都需要单核巨噬细胞加工处理。单核巨噬细胞可通过吞噬、胞饮和受体介导等内化作用,捕获、加工和处理抗原性异物,并将处理好的抗原肽与胞内合成的 MHC 分子结合形成的抗原肽- MHC 分子复合物转运至细胞表面,供 T 细胞的 TCR 识别。单核巨噬细胞表面有许多黏附分子,可与 T 细胞表面的共刺激分子受体结合,产生共刺激信号,诱导记忆 T 细胞和效应 T 细胞的持续活化,激发免疫应答反应(图 11-2)。

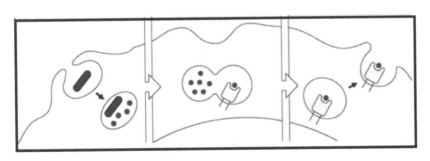

图 11-2　单核巨噬细胞提呈抗原

正常情况下,大多数单核巨噬细胞表达 MHC 分子和共刺激分子水平较低,虽然抗原的摄取和加工处理能力很强,但其抗原提呈能力较弱。在炎症刺激或 IFN-γ 等作用下诱导单核巨噬细胞活化,其 MHC 分子和共刺激分子水平显著升高,抗原提呈能力增强,充分发挥专职性抗原提呈细胞的功能。

三、B 细胞

B 细胞作为专职抗原提呈细胞主要通过 BCR 特异性识别和结合抗原,然后内吞入胞内进行加工、处理,也可通过非特异性胞饮作用摄取可溶性抗原。再次免疫应答中,尤其是抗原浓度很低(0.001 mg/L)时,B 细胞的抗原提呈功能显得更为重要。B 细胞通过表面高亲和力的 BCR 浓集抗原并使之内化,经加工、处理后与 MHC Ⅱ类分子结合成抗原肽-MHC 分子复合物,并转移至 B 细胞表面,提呈给 T 细胞,表现出高效提呈低浓度抗原的特点(图 11-3)。

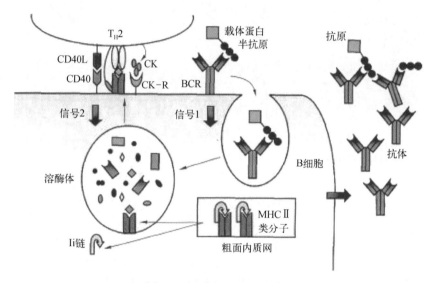

图 11-3 B 细胞对抗原的加工提呈

第二节 抗原的处理和提呈

抗原提呈细胞首先要将抗原分子酶解、加工处理为一定大小的多肽片段,并与细胞内 MHC 分子结合形成抗原肽-MHC 分子并表达于抗原提呈细胞细胞膜表面,该过程称为抗原处理。抗原提呈细胞与 T 细胞相互作用时,T 细胞的 TCR 特异性识别抗原提呈细胞表面的抗原肽-MHC 分子复合物,由此将抗原的信息传递给 T 细胞,该过程称为抗原提呈。

根据被提呈抗原与抗原提呈细胞的关系,可将抗原分为外源性抗原(exogenous antigen)和内源性抗原(endogenous antigen)。前者指抗原提呈细胞外合成的抗原分子,如被吞噬的细菌、细胞和某些自身组织成分;后者是指抗原提呈细胞内合成的抗原,包括病毒感染细胞内合成的病毒蛋白及细胞发生突变所产生的肿瘤抗原等。根据抗原的性质和来源不同,抗原提呈细胞以不同的方式和机制通过以下 4 种途径加工、处理和提呈两种不同类型的抗原:外源性抗原提呈途径、内源性抗原提呈途径(表 11-2)、交叉抗原提呈途径和脂类抗原的 CD1 分子提呈途径。

表 11-2 外源性抗原提呈途径和内源性抗原提呈途径比较

	外源性抗原提呈途径	内源性抗原提呈途径
抗原主要来源	外源性抗原	内源性抗原
处理和提呈抗原的细胞	专职抗原提呈细胞	所有有核细胞

续表

	外源性抗原提呈途径	内源性抗原提呈途径
抗原降解的部位	内体	蛋白酶体
抗原肽与 MHC 分子结合部位	内体中 MⅡC	内质网
提呈抗原肽的 MHC 分子	MHC Ⅱ类分子	MHC Ⅰ类分子
抗原提呈的对象	CD4$^+$T 细胞	CD8$^+$T 细胞

一、外源性抗原提呈途径

由于外源性抗原的加工处理是在溶酶体中进行的,该途径又称溶酶体途径(lysosomal pathway)。此过程需要 MHC Ⅱ类分子的参与,故又称为 MHC Ⅱ类分子途径(MHC class Ⅱ molecule pathway)(图 11 - 4)。主要是由专职抗原提呈细胞来完成。

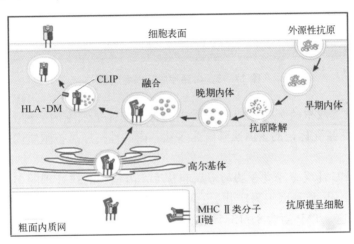

图 11 - 4　外源性抗原提呈途径

CLIP,Ⅱ类分子相关恒定链肽段

1. 抗原提呈细胞对外源性抗原的摄取、加工和处理　外源性抗原被抗原提呈细胞识别后,通过吞噬、吞饮或受体介导的内吞(receptor-mediated endocytosis)作用摄入细胞形成内体(endosome),随后内体逐渐向细胞质深处移行与溶酶体融合形成内体/溶酶体。溶酶体中含有多达 40 余种酶,且为酸性环境,外源性抗原在酸性环境下被蛋白酶降解为 10~30 个氨基酸残基的肽段。

2. 抗原肽-MHC Ⅱ类分子复合物的形成和转运　MHC Ⅱ类分子的 α 链和 β 链在抗原提呈细胞粗面内质网腔中合成,并与粗面内质网膜上的 Ia 相关恒定链(Ia-associated invariant chain, Ii)结合形成(αβIi)₃九聚体,Ii 与 MHC Ⅱ类分子抗原肽结合槽的结合避免了抗原肽结合槽被粗面内质网中的其他肽段占据。九聚体离开粗面内质网腔经高尔基体转运,与内体/溶酶体融合形成 MHC Ⅱ类小室(MHC class Ⅱ compartment, MⅡC)。在 MⅡC 内 Ii 链被蛋白酶部分水解,在 MHC Ⅱ类分子的抗原肽结合槽中只保留一个小片段,称为Ⅱ类分子相关恒定链肽段(Class Ⅱ-associated invariant chain peptide, CLIP)。MHC Ⅱ类分子抗原肽结合槽两端开放,最适合与含 13~18 个氨基酸残基的肽段结合。在 MⅡC 中,HLA - DM 分子辅助 CLIP 与抗原肽结合槽解离,随即 MHC Ⅱ类分子抗原肽结合槽的中 CLIP 被待提呈的抗原肽置换,最终形成稳定的抗原肽-MHC Ⅱ类分子复合物。该复合物通过胞内转运和胞吐作用表达于抗原提呈细胞表面,提呈给 CD4$^+$T 细胞识别。

二、内源性抗原提呈途径

内源性抗原提呈过程主要在细胞的胞质溶胶(cytosol)中进行,该途径又称胞质溶胶途径(cytosolic

pathway)。此过程需要 MHC Ⅰ类分子参与,故又称为 MHC Ⅰ类分子途径(MHC class Ⅰ molecule pathway)(图11-5)。所有的有核细胞都能表达MHC Ⅰ类分子,故所有的有核细胞均具有通过此途径提呈抗原的能力。

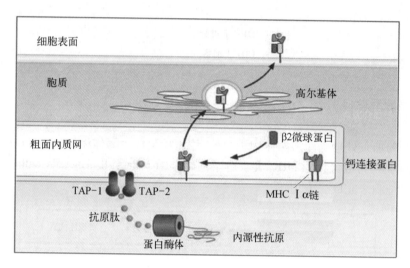

图11-5 内源性抗原提呈途径

1. 内源性抗原在胞质溶胶中的加工处理 胞质中的蛋白酶体是细胞内一种大分子的蛋白水解酶复合体,主要负责将溶酶体外泛素化标记的蛋白质降解为多肽。内源性抗原可被胞质内的蛋白酶体水解形成6~30 个氨基酸残基的肽段。

2. 内源性抗原肽-MHC Ⅰ类分子复合物的形成和转运 由蛋白酶体处理的多肽片段经 TAP 转运至粗面内质网腔。TAP 是 HLA Ⅱ类基因编码产物,由两个亚单位组成异二聚体(TAP-1/TAP-2),在粗面内质网上跨膜 6 次,形成孔道。TAP 对含 8~13 个氨基酸残基的多肽亲和力最高,胞质中的抗原肽与 TAP 结合后,导致 TAP 变构,孔道开放,大小合适的抗原肽得以进入粗面内质网腔与 MHC Ⅰ类分子抗原肽结合槽结合,形成抗原肽-MHC Ⅰ类分子复合物。该复合物经高尔基体转运至细胞膜,供 CD8[+]T 细胞识别。

三、其他途径

1. 交叉提呈途径 现已证实,MHC 分子对抗原有交叉提呈的现象。某些外源性抗原从内体逸出进入胞质溶胶,启动内源性抗原加工途径。而某些内源性抗原在特殊情况下也可循外源性抗原提呈途径被提呈。可能的机制是在应激情况下,胞质内出现自吞现象,产生包含胞内蛋白质抗原的自吞小泡。自吞小泡与内体/溶酶体融合,使内源性蛋白进入外源性抗原加工提呈途径。交叉抗原提呈途径可与上述两条主要途径并存,使一种抗原可通过不同的途径被加工提呈,扩大了免疫应答的范围。但是,这种提呈途径不是抗原提呈的主要方式。发生机制尚不完全清楚。

2. CD1 分子提呈途径 哺乳动物不能将脂类抗原处理成为能与MHC结合的多肽。目前发现,脂类抗原可与表达在细胞膜上的 CD1 分子结合而实现提呈。

CD1 蛋白与MHC Ⅰ类分子的结构非常相似,它们都是通过由 α1 和 α2 结构域构成的抗原肽结合槽,识别抗原并与之结合。但两者在拓扑学及氨基酸种类及性质上有明显的差异,CD1 分子的抗原肽结合槽由疏水性氨基酸组成,有利于其与脂质分子的结合,而不利于与蛋白抗原的结合。这就决定了 CD1 分子途径提呈的抗原是脂类或糖脂类抗原。CD1 通过高尔基体转运至 MⅡC 内与相应抗原结合,随即再转运到细胞膜上,以 CD1-抗原复合物的形式提呈给 CD1 限制性细胞,如双阴性的 αβT 细胞和 γδT 细胞、NK1[+]T 细胞等。

本章小结

专职性的抗原提呈细胞包括树突状细胞、单核巨噬细胞和 B 细胞。树突状细胞主要激活初始的 T 细胞，启动适应性免疫应答；B 细胞通过膜表面受体 BCR 特异性识别和结合抗原，尤其在抗原浓度低时能有效提呈、浓集抗原。抗原攻击机体时，抗原提呈细胞通过溶酶体途径提呈外源性抗原；通过胞质溶胶途径提呈内源性抗原；通过 CD1 途径提呈脂质抗原，将抗原的信息传递给 T 细胞。

思考题

1. 名词解释
   抗原提呈、APC。
2. 简答题
   （1）比较外源性抗原提呈途径和内源性抗原提呈途径的特点。
   （2）比较三类专职抗原提呈细胞提呈抗原的特点。

（杨晓燕）

···· **第十一章数字资源** ···

 第十一章
课件

 第十一章
微课

第十二章

T 细胞介导的细胞免疫应答

　　细胞免疫应答(cellular immune response)是 T 细胞通过抗原识别受体对抗原肽-MHC 分子复合物进行特异性识别后而导致其本身活化、增殖并分化成效应细胞,通过其分泌的细胞因子或对靶细胞的直接作用发挥免疫学效应的过程。

　　细胞免疫(cellular immunity)由 T 细胞介导,细胞内感染的病原微生物,如病毒和细胞内感染细菌,可以在吞噬细胞和宿主其他细胞内增殖,因此可以逃避抗体的攻击。针对这些抗原异物,细胞免疫可通过活化吞噬细胞及 CTL 直接杀伤被感染细胞及其内部的微生物,达到清除抗原异物的目的。

第一节　T 细胞对抗原的识别

　　在中枢免疫器官——胸腺内发育成熟的初始 T 细胞进入血液循环,到达外周免疫器官和组织,并在血液和外周淋巴组织之间再循环,以便随时识别特异性抗原。机体 T 细胞特异性地识别抗原肽-MHC 分子复合物启动了 T 细胞免疫应答活化和效应阶段(图 12-1)。

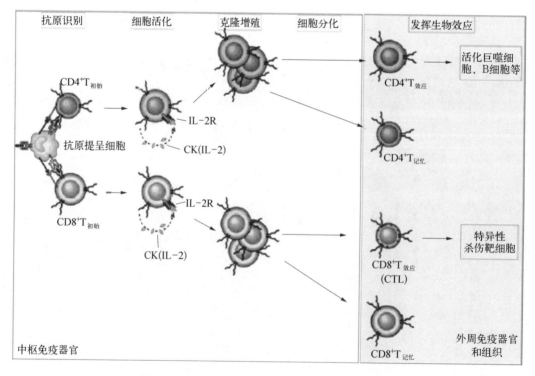

图 12-1　T 细胞介导的细胞免疫应答的各个时相

一、抗原提呈细胞提呈抗原

抗原提呈细胞提呈特定的抗原给初始T细胞,从而激发免疫应答。多数T细胞只能通过其TCR识别抗原提呈细胞提呈的抗原肽-MHC分子复合物。因此,T细胞介导的细胞免疫只能被蛋白质抗原所诱发,其细胞只能识别由抗原提呈细胞处理、加工并提呈的抗原肽-MHC分子复合物。

抗原提呈细胞在T细胞活化中发挥两个重要作用:① 抗原提呈细胞将蛋白质抗原加工、处理成短肽,并以抗原肽-MHC分子复合物的形式表达在细胞的表面供T细胞识别;② 抗原提呈细胞提供了使T细胞活化的共刺激分子,使T细胞的TCR识别抗原肽-MHC分子复合物的同时,T细胞表面其他分子与抗原提呈细胞的共刺激分子结合,导致T细胞的活化。

T细胞与抗原提呈细胞表面分子的相互作用具体见图12-2。

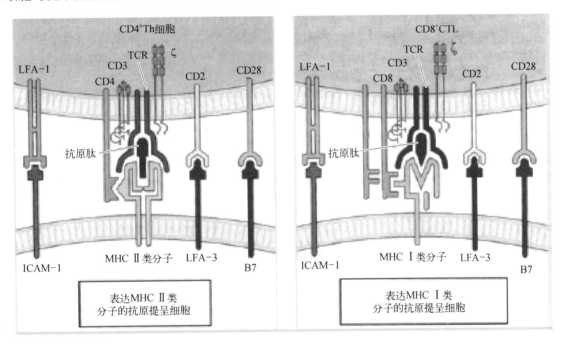

图12-2　T细胞与抗原提呈细胞表面分子的相互作用

T细胞只能识别由抗原提呈细胞或宿主细胞加工、处理和提呈的抗原肽。内源性抗原和外源性抗原处理、提呈的机制不同。外源性抗原在局部或从局部引流至淋巴组织,被这些部位的抗原提呈细胞摄取、加工、处理后,以抗原肽-MHC Ⅱ类分子复合物的形式表达在抗原提呈细胞表面,再将抗原提呈给CD4⁺T细胞识别;内源性抗原在宿主细胞内合成、加工处理后,以抗原肽-MHC Ⅰ类分子复合物的形式表达在细胞表面,再将其提呈给CD8⁺T细胞识别。

二、T细胞识别抗原

1. TCR对抗原提呈细胞表面抗原肽-MHC分子复合物的识别　T细胞通过TCR对特异性抗原肽进行识别,但必须同时识别与抗原肽形成复合物的MHC分子,这一特性称为MHC限制性(MHC restriction)。T细胞与抗原提呈细胞的稳定结合还需要多种辅助分子的参与。T细胞膜表面的TCR和各种辅助分子与抗原提呈细胞表面的相应配体作用时,形成暂时的超分子结构,称为免疫突触(immunological synapse)。其启动了TCR介导的信号转导过程。TCR胞质区很短,需要与CD3分子形成TCR-CD3复合物后进行信号转导(详见下述细胞活化)。

T细胞通过TCR对抗原肽-MHC分子复合物的识别为T细胞活化提供第一信号。

2. 共受体 CD4 和 CD8 分子与 MHC 分子结合   所有表达 TCR 的成熟 T 细胞同时表达 CD4 或 CD8 分子，它们被称为共受体(coreceptor)。在 T 细胞的 TCR 识别抗原肽-MHC 分子复合物的同时，CD4 分子和 CD8 分子分别识别和结合抗原提呈细胞表面的 MHC Ⅱ类分子及 MHC Ⅰ类分子，一方面增强 TCR 与抗原肽-MHC 分子复合物的亲和力，同时形成在识别抗原时的 MHC 限制性。

3. 共刺激分子与相应配体间的结合   能同时提供活化信号给 T 细胞的分子被称为共刺激分子(costimulatory molecule)。表达在细胞(如抗原提呈细胞、血管内皮细胞、细胞外基质)上的共刺激分子可以特异性结合 T 细胞膜表面表达的一些辅助分子(accessory molecule)。由此，可以和 TCR 与抗原肽-MHC 分子复合物结合后的活化第一信号共同作用激活初始 T 细胞。能够激活 T 细胞最强的共刺激分子为 B7-1(CD80)和 B7-2(CD86)，可以与 T 细胞表面的配体 CD28 分子结合，后者表达在 90% 的 CD4⁺T 细胞上和 50% 的 CD8⁺T 细胞上，CD28 与 B7-1 和 B7-2 结合后可以提供 T 细胞活化的第二信号。B7 分子的配体还有 CTLA-4(CD152)。CTLA-4 与 CD28 分子结构上有同源性，但是 CTLA-4 只表达在活化的 CD4⁺T 细胞和 CD8⁺T 细胞上，可竞争性地与抗原提呈细胞等细胞上表达的 B7 结合，启动抑制性信号，有效地调节免疫应答。T 细胞和抗原提呈细胞表面还有多对共刺激分子及其配体(CD40 与 CD40L、ICOS 与 ICOSL、4-1BB 与 4-1BBL、PD-1 与 PD-1L 等)。

4. T 细胞表面的黏附分子   CD2 分子是表达在 90% 以上成熟 T 细胞表面的糖蛋白，其配体是 LFA-3 或 CD58。CD2 分子与相应配体的结合，不仅起到黏附作用，也可起到转导信号的作用。

成熟的 T 细胞表面表达整合素家族中的 LFA-1 或 CD11a 或 CD18，其配体为 ICAM-1、ICAM-2 或 ICAM-3，ICAM-1 表达在许多血细胞及非血细胞表面，如 B 细胞、T 细胞、树突状细胞、巨噬细胞、内皮细胞等。表达于内皮细胞的 ICAM-2 和表达于淋巴细胞的 ICAM-3 也可以作为 LFA-1 的配体。T 细胞表面黏附分子主要的功能是介导 T 细胞与抗原提呈细胞、内皮细胞和细胞外基质的黏附。当 T 细胞 TCR 识别抗原肽-MHC 分子复合物后，整合素与其相应配体的亲和力增强，从而稳定和延长 T 细胞与抗原提呈细胞间的黏附。

第二节   T 细胞的活化、增殖和分化

一、T 细胞活化的双信号

T 细胞的活化需要两个信号(图 12-3)，第一信号为特异性信号，即 TCR 与抗原肽-MHC 分子复合物结合后(与此同时，CD4 或 CD8 共受体结合 MIIC 分子)引发的信号；第二信号为共刺激，即抗原提呈细胞表面共刺激分子提供的活化信号。当缺乏活化第二信号时，T 细胞接触抗原后无免疫应答产生，并且可以导致 T 细胞的凋亡或处于免疫无能状态(immune anergy)。

T 细胞表面的 CD3 分子与 TCR 形成复合物，称为 TCR-CD3 复合物，当 TCR 识别抗原肽-MHC 分子复合物后，CD3 分子转导信号进一步引起 T 细胞的活化。CD3 分子肽链的胞内区均带有一段保守的序列为 ITAM，在 T 细胞信号转导中具有核心的地位。在 TCR 与抗原肽-MHC 分子复合物结合后启动信号转导途径，最终导致 T 细胞基因表达的改变，表达的基因编码了许多介导 T 细胞生物学效应的蛋白质。

1. T 细胞对 TCR 信号的整合   TCR 与抗原肽-MHC 分子复合物的亲和力很低，因此，TCR 和抗原提呈细胞的抗原肽-MHC 分子复合物的结合非常弱，一

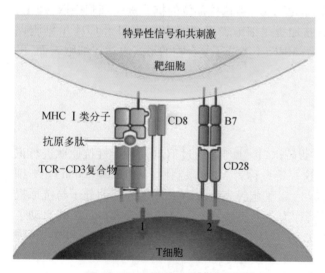

图 12-3   T 细胞活化的双信号

个 T 细胞的激活需要多个 TCR 与抗原肽- MHC 分子复合物结合。因此,T 细胞就像一个信号的整合者,将许多的 TCR 和抗原肽- MHC 分子复合物结合的信号整合。当 T 细胞的信号达到一定程度,导致 T 细胞的完全激活,进一步导致各种可能的生物学反应。而不完全的信号可能导致无免疫应答,在部分激活的情况中,一些生物学反应不能发生,或 T 细胞的功能不完全被激活,称为免疫忽视(immunological ignorance),是免疫耐受的重要机制。

2. 免疫突触的形成　当 TCR 识别抗原肽- MHC 分子复合物以后,T 细胞表面的多种膜蛋白(如 Fyn、RhoA 等)和细胞内信号分子被快速动员至 T 细胞和抗原提呈细胞接触点。这个 T 细胞和抗原提呈细胞接触的物理位点称为免疫突触(immunological synapse)或超分子激活簇(supra-molecular activation cluster, SMAC)(图 12-4)。T 细胞快速动员的分子包括 TCR - CD3 复合物、CD4 或 CD8 共受体、共刺激分子的受体(如 CD28)以及与跨膜受体胞质内尾部相关的酶和受体蛋白。整合素仍存在于突触的周围,起到稳定 T 细胞和结合抗原提呈细胞的作用。突触中的分子启动并放大了 TCR 诱发的信号,一些信号可以在突触形成前就被抗原受体触发,并且可能是膜分子移动到突触部位所必需的。

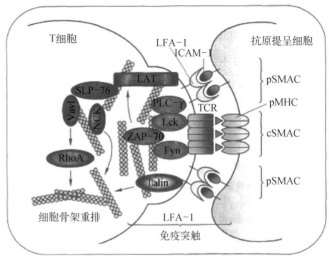

图 12-4　免疫突触

3. 酪氨酸激酶的活化及胞内信号转导的主要途径　识别后结合了特异性抗原肽- MHC 分子复合物的 TCR - CD3 复合物和共受体是蛋白酪氨酸激酶的激活物,蛋白酪氨酸激酶可以催化酪氨酸残基磷酸化(phosphorylation)。当 TCR 与抗原肽- MHC 分子复合物结合后,CD4 或 CD8 分子结合 MHC Ⅱ类或Ⅰ类分子的非多态区,与 CD4 或 CD8 分子胞质内相关的 Src 家族蛋白酪氨酸激酶 Lck 接近 CD3 分子的 ITAM。酪氨酸蛋白激酶 Lck 可以自发磷酸化而被激活,活化的酪氨酸蛋白激酶可以使 CD3 分子胞质内 ITAM 中的酪氨酸磷酸化。

酪氨酸磷酸化的 CD3 分子 ζ 链中 ITAM 成为蛋白酪氨酸激酶 ZAP - 70 的停靠点(docking site)。ZAP - 70 包含两个 SH2(Src homology 2)结构域,可以和磷酸酪氨酸结合。CD3 分子 ζ 链的每个 ITAM 具有两个酪氨酸残基,两个都必须磷酸化才可以形成 ZAP - 70 分子的停靠点。结合的 ZAP -70 成为邻近的酪氨酸蛋白激酶 Lck 作用底物,使 ZAP - 70 中的酪氨酸磷酸化。进而,ZAP - 70 可以磷酸化其他胞质内信号分子。ZAP - 70 一旦被激活,本身还可以自身磷酸化。ZAP - 70 分子在 TCR 识别抗原后信号级联反应中起到核心的作用。

T 细胞信号通路中激酶的活性可以被蛋白酪氨酸磷酸化酶调节。这些磷酸化酶可以从激酶酪氨酸残基移除磷酸,从而抑制激酶的活性。活化的 ZAP - 70 可以磷酸化多种可结合信号分子的受体蛋白。受体蛋白可使多种信号分子进入特定的细胞器内从而启动信号转导通路。T 细胞活化最初阶段由 ZAP - 70 介导的膜锚定受体蛋白即 T 细胞活化连接蛋白(linker of activation of T cell, LAT)酪氨酸磷酸化。T 细胞活化连接蛋白的磷酸化酪氨酸可以作为其他受体蛋白 SH2 结构域的停靠点和信号级联反应的酶。活化的 T 细胞活化连接蛋白直接结合磷脂酶 Cγ1(PLCγ1),并使之活化。PLCγ1 又可以激活其他一些受体蛋白,如 76 kDa -结合 SH2 的白细胞磷蛋白(SH2 - binding leukocyte phosphoprotein of 76 - kDa, SLP - 76)和 Grb - 2。由此,T 细胞活化连接蛋白可作为 TCR 信号通路中与上游激活物紧密联系的下游物质。

T 细胞活化及胞内信号转导的主要途径具体见图 12-5。

二、T 细胞的增殖和分化

(一) T 细胞的克隆扩增

T 细胞活化信号通过 PLCγ1 活化途径和 Ras - MAP 激酶途径,产生磷酸化的级联反应,将活化信号转入

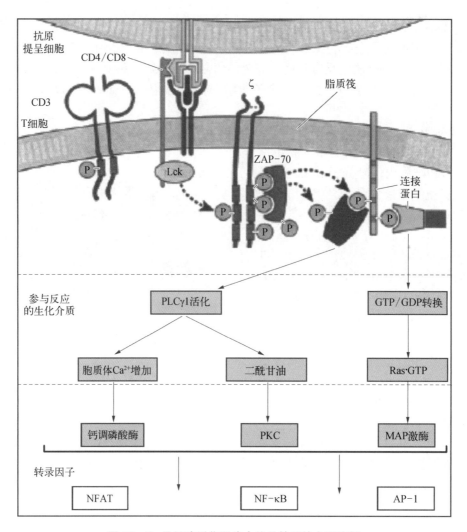

图 12 - 5　T 细胞活化及胞内信号转导的主要途径

核内,导致某些基因开始转录。多数 T 细胞自分泌细胞因子 IL-2,特异性 T 细胞识别相应抗原后产生 IL-2 和表达高亲和力 IL-2 受体。这样,在 IL-2 的作用下,T 细胞开始增殖。除了 IL-2 外,由抗原提呈细胞和其他非淋巴细胞产生的 IL-15 也具有与 IL-2 类似的作用,其可以刺激 CD8$^+$T 细胞的增殖,尤其是 CD8$^+$记忆 T 细胞的增殖。在接触抗原前,针对某个特异性抗原的初始 T 细胞频数为 $1/(10^5 \sim 10^6)$,而接触抗原后,特异性 T 细胞可以增至 1/10 的 CD8$^+$T 细胞频率和 $1/(100 \sim 1\,000)$ 的 CD4$^+$T 细胞频率。在清除抗原后,特异性 T 细胞的数量又快速下降,存活的记忆 T 细胞频率大约为 $1/10^4$。

(二) 效应 T 细胞的分化

1. CD4$^+$T 细胞的分化　抗原刺激初始 CD4$^+$T 细胞后,使之分化为效应细胞。后者活化巨噬细胞和 B 细胞。效应 CD4$^+$T 细胞包括不同的细胞亚群,分泌不同的细胞因子和有不同的功能,如辅助 T 细胞 1(Th1)亚群和辅助 T 细胞 2(Th2)亚群。Th1 亚群主要介导细胞免疫应答,Th2 亚群主要介导体液免疫应答。同时,部分活化 T 细胞可分化为长寿的记忆 T 细胞,在再次免疫应答中起重要作用。随着免疫学研究的进展,人们发现更多的辅助 T 细胞亚群,如 Th17、Th22、Tfh 及 Th9 细胞等。

2. CD8$^+$T 细胞的分化　初始 CD8$^+$T 细胞分化成为功能性 CTL,CTL 具有特异性杀伤靶细胞的能力。初始 CD8$^+$ T 细胞激活分化的方式主要有 Th 细胞依赖性方式和 Th 细胞非依赖性方式。前者是因为靶细胞不表达或者低表达共刺激分子,不能有效地活化初始 CD8$^+$ T 细胞,需要抗原提呈细胞和 Th 细胞的辅助。后者是由于病毒感染了高表达共刺激分子的树突状细胞,可以不需要 Th 细胞的辅助而直接激活 CD8$^+$细胞增殖和分化为 CTL。

3. 记忆 T 细胞的分化　一些抗原刺激的 T 细胞分化发育成长寿命的、功能静止的记忆性细胞。虽然 T 细胞对抗原刺激的应答只持续数天或数星期，但是记忆 T 细胞仍可以在抗原被清除后存活很长一段时间。

第三节　效 应 作 用

一、Th 细胞的效应

CD4$^+$效应 T 细胞又称 Th 细胞，在局部不同细胞因子等调控下分化为不同的 Th 细胞亚群。它们的生物学活性的差异主要表现在其产生的细胞因子不同。至今仍没有其他表型的差别可以区分。

1. Th1 细胞的效应　Th1 细胞的主要功能是活化巨噬细胞，增强其对胞内感染微生物的防御反应。活化的巨噬细胞是吞噬消灭细胞内病原微生物的效应细胞。Th1 效应细胞可以分泌细胞因子，尤其是 IFN－γ，并且表达 CD40L。IFN－γ 是活化巨噬细胞的最主要的细胞因子。活化的巨噬细胞通过产生活性氧中间产物、一氧化氮和溶酶体酶等途径杀伤被吞噬的病原微生物。Th1 细胞还可以通过产生细胞因子活化 Th1 细胞、Th2 细胞、CTL、NK 细胞及中性粒细胞。

2. Th2 细胞的效应　Th2 细胞主要负责防御寄生虫和节肢动物的感染及变态反应。Th2 细胞的主要功能是分泌细胞因子激活 IgE 和嗜酸性粒细胞/肥大细胞参与的免疫应答。这些反应在 IL－4、IL－5 和 IL－13 的诱导下发生。这些细胞因子诱导产生的抗体不具有促进吞噬和活化补体效应。另外，Th2 细胞所产生的细胞因子，如 IL－4、IL－13 和 IL－10，可促进 B 细胞增殖和分化为浆细胞，产生分泌抗体。

3. Th17 细胞的效应　Th17 细胞产生和分泌的 IL－17、IL－21、IL－22 等细胞因子，可刺激内皮细胞、上皮细胞、巨噬细胞和成纤维细胞等分泌多种细胞因子，参与炎症反应、自身免疫病和感染性疾病的发生。Th17 细胞参与对细胞外细菌（如肺炎克雷伯菌和伯氏疏螺旋体）和真菌（如白色念珠菌和烟曲霉）的应答。另外，IL－17 可以募集和激活中性粒细胞等，对固有免疫具有重要意义。

4. Tfh 细胞的效应　目前发现，Tfh 细胞是辅助 B 细胞分化为浆细胞的最主要细胞，表达 CD40L，产生 IL－21、IL－4 或 IFN－γ，参与浆细胞内的抗体类别转换。CD40L 可以活化 B 细胞，参与选择高亲和力 B 细胞。

二、CTL 细胞的效应

1. CD8$^+$效应 T 细胞免疫效应　初始 CD8$^+$T 细胞可分化为 CD8$^+$效应 T 细胞即 CTL，其识别并杀伤表达非己抗原肽－MHC I类分子复合物的靶细胞。CTL 最重要的特征是具有包含穿孔素和颗粒酶的胞质颗粒。它们具有杀伤靶细胞的作用。另外，分化成熟的 CTL 可以分泌与 Th1 细胞相似的细胞因子，如 IFN－γ、淋巴毒素、TNF，其功能为活化巨噬细胞和介导炎症反应。能够刺激初始 CD8$^+$T 细胞分化为 CTL 的信号包括抗原、共刺激分子和 Th 细胞。CD4$^+$T 辅助细胞可以分泌细胞因子，如 IL－2，刺激 CD8$^+$T 细胞的克隆增殖和分化。

2. CTL 杀伤靶细胞的过程与机制　CTL 介导的细胞杀伤具有抗原特异性和直接杀伤的特点，包括以下两个步骤。

（1）抗原的识别和 CTL 的活化：CTL 通过 TCR 和辅助分子结合表达特异性抗原的靶细胞。为了有效活化 CTL，靶细胞必须表达抗原肽－MHC I类分子复合物和 ICAM－1（LFA－1 的配体）。CTL 首先识别MHC I类分子提呈的抗原肽，识别后诱导在 T 细胞与靶细胞之间形成免疫突触，产生活化 T 细胞的生物化学信号。共刺激分子和细胞因子是初始 CD8$^+$T 细胞分化成效应性 CTL 所必需的，但在引发 CTL 效应功能时不是必需的。因此，一旦 CD8$^+$T 细胞特异性识别抗原并且分化成为功能性 CTL 后，就可以杀伤表达特异性抗原的任何有核细胞。

（2）CTL 的极化和致死性杀伤：CTL 的 TCR 识别靶细胞表达的抗原肽－MHC Ⅰ类分子复合物后，TCR

及辅助受体向接触部位聚集,导致 CTL 内细胞骨架系统(如微管)向接触部位重新分布和排列。同时,胞质内颗粒也开始向相同的部位聚集,颗粒膜与胞质膜融合,从而保证 CTL 分泌的颗粒内容物作用于所接触的靶细胞表面。在 CTL 杀伤功能中,颗粒内的穿孔素和颗粒酶是最重要的杀伤蛋白。穿孔素(perforin)是一种小孔形成蛋白(pore-forming protein),以单体形式存在于 CTL 的颗粒中。当被分泌到细胞外后,穿孔素的单体可以插入靶细胞膜,在钙离子存在的情况下,聚合成内径为 16 nm 的孔道,使水、电解质迅速进入细胞,导致靶细胞的崩解。颗粒酶(granzyme)是一种丝氨酸蛋白酶,可以通过穿孔素形成的孔道进入靶细胞,激活与凋亡相关的酶系统,导致靶细胞凋亡,CTL 也可以表达膜 FasL,分泌可溶性 FasL 或产生 TNF-a 等分子。它们分别与靶细胞的 Fas 和 TNF 受体结合,激活凋亡相关酶系统,诱导靶细胞凋亡(图 12-6)。

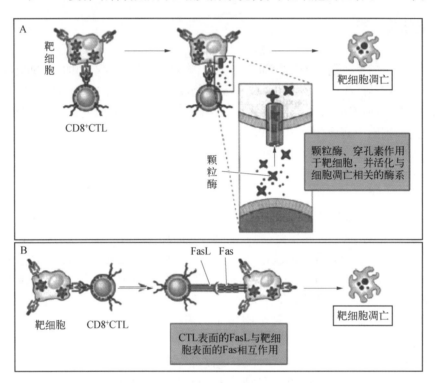

图 12-6   CTL 杀伤靶细胞的机制

A. 穿孔素、颗粒酶途径;B. Fas/FasL 途径

三、T 细胞介导免疫应答的生物学意义

1. 抗感染   细胞内病原体感染的细胞免疫应答效应主要由 Th1 细胞和 CTL 细胞完成;而细胞外细菌、真菌及寄生虫感染的细胞免疫应答效应主要由 Th2 细胞和 Th17 细胞完成。

2. 抗肿瘤   机体免疫系统抗肿瘤的功能主要由特异性细胞免疫完成,包括 CD8+CTL 特异杀伤肿瘤细胞、CD4+Th 细胞产生的细胞因子直接杀伤肿瘤细胞和活化 NK 细胞或巨噬细胞等的抗肿瘤功能。

3. 免疫调节作用   调控机体维持免疫系统自身稳定和产生适当强度及类型的免疫效应需要依赖 CD4+Th 细胞亚群间的平衡和调节性 T 细胞的作用,以维持机体免疫平衡,清除抗原时也防止发生自身免疫病。

4. 免疫病理作用   免疫失衡状态下发生的迟发型超敏反应和部分移植排斥反应病理过程是 T 细胞参与的细胞免疫效应结果,某些自身免疫病的发生发展也与其相关。

四、活化 T 细胞的转归

机体免疫系统有自我稳定的能力,一旦机体内抗原被清除,免疫系统将恢复相对静止稳定状态。因此,免疫效应 T 细胞需要适时被清除或抑制,只留少量免疫记忆细胞再次接触相应抗原时可快速发生免疫应答。

1. 效应 T 淋巴细胞的抑制或清除　在免疫应答后期常常产生 T 调节细胞,其通过多种机制负性调控 T 细胞免疫应答。另外,清除效应 T 细胞的机制是活化诱导的细胞死亡(activation-induced cell death，AICD),其是免疫细胞应答活化并产生效应后诱导产生的自发细胞凋亡。T 淋巴细胞活化后 Fas 表达增加,其他细胞(包括自身细胞)表达的 FasL 与其结合,产生 T 细胞凋亡信号导致该细胞凋亡。

2. 记忆 T 细胞的产生和作用　记忆 T 细胞由初始 T 细胞或效应 T 细胞分化产生,机制不清。

记忆 T 细胞能在机体内生存几年甚至几十年,长期保护机体。这是应用疫苗保护机体免受相应病原体感染的理论基础。记忆 T 细胞对再次入侵机体的相应抗原可以产生比初始 T 细胞更快、更强的免疫应答。因而,记忆 T 细胞在机体遭遇相同抗原的再次免疫应答中发挥重要作用。记忆性细胞的存活不需要对特异性抗原进行识别。IL-7、IL-15 在维持记忆性 CD8$^+$T 细胞的数量上非常重要,但是对记忆性 CD4$^+$T 细胞却相对没有作用。记忆 T 细胞具有区别于初始 T 细胞和效应 T 细胞的一些膜表面标志物,和效应 T 细胞一样,记忆 T 细胞高表达整合素和 CD44,促使其向感染和炎症部位迁移。但是,记忆 T 细胞不表达活化的标志,如 IL-2 受体的 α 链,这些就是记忆 T 细胞在再次受到抗原刺激前保持功能相对静止、不快速增殖和不履行效应功能的原因。

本章小结

T 细胞通过 TCR 识别抗原提呈细胞提呈的抗原肽-MHC 分子复合物(同时 CD4 或 CD8 共受体结合 MHC 分子),启动了 T 细胞的激活,在共刺激分子提供的第二活化信号的协同作用下,T 细胞进一步得到有效的活化,在此过程中,T 细胞与抗原提呈细胞发生相互作用时在细胞与细胞接触部位形成一个特殊结构——T 细胞免疫突触,此结构促进免疫分子的相互作用及 T 细胞信号转导。活化信号传至胞内,首先活化蛋白酪氨酸激酶,继而启动胞内信号转导的级联反应。

参与特异性细胞免疫应答的效应细胞主要是 CD4$^+$ Th 细胞和 CD8$^+$CTL。在接受不同类型的抗原、细胞因子等刺激后,Th 细胞可以分化为 Th1、Th2、Th17、Tfh、Th22、Th9 等亚群。Th1 细胞的主要功能是活化巨噬细胞参与的对胞内感染微生物的防御反应。Th2 细胞主要负责防御寄生虫和节肢动物的感染及变态反应。另外,近年还发现了一群 Th17 细胞,其参与机体的炎症反应、自身免疫病和感染性疾病的发生。CD8$^+$效应 T 细胞即 CTL,其识别并杀伤表达非己抗原肽-MHC Ⅰ 类分子复合物的靶细胞。CTL 最重要的特征是具有包含穿孔素和颗粒酶的胞质颗粒。它们具有杀伤靶细胞的作用。特异的细胞免疫应答在清除胞内病原感染、排斥同种异体移植物及抗肿瘤免疫反应中起重要作用。

思考题

1. 名词解释
   共刺激分子、免疫突触。
2. 简答题
   试述 T 细胞介导的细胞免疫应答是如何发挥效应的。

(刘杰麟)

····· 第十二章数字资源 ·····

第十二章
课件

第十二章
微课

第十三章

B 细胞介导的体液免疫应答

　　体液免疫应答是机体免疫系统受到抗原刺激后,B 细胞通过抗原识别受体对抗原进行特异性识别后而导致其本身活化、增殖并分化成浆细胞和记忆细胞,通过浆细胞所分泌的抗体发挥免疫学效应的过程。

　　体液免疫(humoral immunity)由浆细胞产生的抗体介导,抗体通过多种机制识别抗原、中和抗原的感染性或毒性、消灭病原微生物。体液免疫主要针对细胞外感染病原微生物及其毒素,因为抗体可以结合在这些微生物和毒素上,使其丧失致病作用。

　　体液免疫最初开始于 B 细胞对特异性抗原的识别。抗原结合在初始 B 细胞的 BCR 上,进一步活化 B 细胞。活化 B 细胞包括一系列反应,最终导致抗原特异性 B 细胞的克隆扩增,并且进一步分化成为可以分泌抗体的浆细胞和记忆 B 细胞。

　　活化 B 细胞的抗原分为两类:一类是活化 B 细胞时需要 CD4⁺ Th 细胞辅助的抗原,为 TD 抗原,主要为蛋白质抗原;另一类不需要抗原特异性 CD4⁺ Th 细胞辅助就可以活化 B 细胞的抗原,为 TI 抗原,主要为多糖类和脂类抗原。

第一节　B 细胞对 TD 抗原的应答

　　B 细胞对 TD 抗原的免疫应答包括 B 细胞对抗原的识别、B 细胞活化双信号发生活化增殖和分化、B 细胞在生发中心分化成熟等多个连续的步骤(图 13-1)。

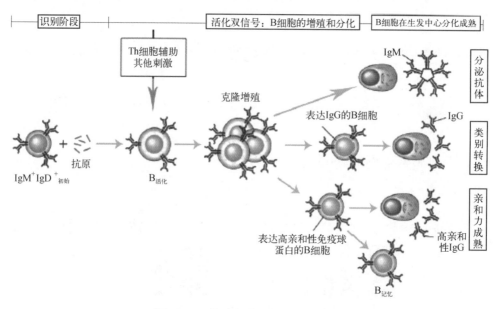

图 13-1　体液免疫应答的各个时相

一、B 细胞对抗原的识别

B 细胞最初通过 BCR 即膜免疫球蛋白分子识别特异性抗原。成熟的初始 B 细胞在外周淋巴组织(如脾脏、淋巴结和黏膜淋巴组织)的淋巴滤泡定居并不断循环。抗原通过血液或淋巴液进入 B 细胞定居的器官并且通过 BCR 结合在 B 细胞表面。BCR 在 B 细胞活化中发挥两个重要作用:第一,抗原结合、活化 BCR 传递的生物化学信号是 B 细胞活化的第一信号;第二,BCR 结合抗原并且将其内化、加工处理,再将抗原肽-MHC Ⅱ类分子复合物提呈在 B 细胞表面供 Th 细胞识别。

二、B 细胞活化的双信号

1. B 细胞活化的第一信号

(1) BCR 复合物的作用:当两个或更多 BCR 分子结合多价抗原发生交联时,BCR 向 B 细胞传递活化信号。膜 IgM 和膜 IgD 是初始 B 细胞的 BCR,其胞质内只有由 3 个氨基酸组成短的尾部,不足以传递由聚合免疫球蛋白产生的活化信号。免疫球蛋白(Ig)参与的活化信号由另外两个分子 Igα 和 Igβ 转导。Igα 和 Igβ 与膜免疫球蛋白一起被称为 B 细胞受体复合物(BCR complex)。Igα 和 Igβ 具有和 CD3 分子相同的功能,其胞质内区也有 ITAM,可使信号向下游传递。BCR 复合物的信号转导与 TCR – CD3 复合物相似。

(2) B 细胞共受体的加强作用:B 细胞活化还需要补体活化的共刺激信号。微生物感染机体可以直接激活补体或通过抗原-抗体复合物激活补体。补体的激活可以导致补体裂解,C3 可裂解为 C3b,C3b 可以结合在微生物的表面,C3b 进一步裂解成 C3d。B 细胞表达 C3d 的受体,即补体受体 2(the type 2 complement receptor,CR2/CD21)。B 细胞通过 BCR 识别抗原、CR2 识别 C3d,这样 C3d -抗原复合物或 C3d -抗原-抗体复合物结合在 B 细胞上。成熟 B 细胞表面 CR2 – CD19 – CD81 常被称作 B 细胞共受体复合体。B 细胞 CR2 与 C3d 结合后导致 CD19 靠近 BCR 相关的蛋白激酶,CD19 胞质区有 9 个保守的酪氨酸残基。被磷酸化的 CD19 激活信号转导通路,尤其是依赖 PI – 3 激酶的蛋白通路,从而活化 B 细胞。另外,与 Src 家族蛋白激酶相连的 CD21 也可以磷酸化 ITAM,增大 BCR 介导的信号。

2. B 细胞活化的第二信号——Th 细胞与 B 细胞的相互作用

抗原刺激后的 B 细胞仍表现低的增殖和抗体产生能力,B 细胞的大量增殖和免疫球蛋白类别转换还需要 Th 细胞的辅助,为其提供第二活化信号。

抗原刺激后的 B 细胞表面 MHC Ⅱ类分子和共刺激分子(如 B7 分子)表达增加,使之比初始 B 细胞能更有效地活化 Th 细胞;同时,由于 T 细胞分泌的细胞因子的受体在 B 细胞上表达增加,使 B 细胞能更好地对 Th 细胞做出反应。

(1) 抗原诱导的 B 细胞和 Th 细胞的迁移:在抗原进入机体后 1~2 d,初始 CD4⁺T 细胞在外周淋巴器官的 T 细胞区识别抗原提呈细胞提呈的抗原肽-MHC Ⅱ类分子复合物。活化的 Th 细胞与结合抗原的 B 细胞在 T 细胞区边缘相互作用可以促进两者进入外周淋巴器官的 B 细胞滤泡区和生发中心并促进 Th 细胞分化为 Tfh 细胞。B 细胞在淋巴滤泡识别抗原后,CCR7 的表达也增加,这些受体也促使其向外周淋巴器官的 T 细胞区迁移。活化的 Tfh 细胞表达膜表面分子、分泌细胞因子,刺激 B 细胞增殖和分化为抗体生成细胞——浆细胞。

(2) B 细胞向 Tfh 细胞提呈抗原:抗原特异性 B 细胞通过膜免疫球蛋白识别抗原后,内化抗原,经处理加工后以抗原肽-MHC Ⅱ类分子复合物的形式提呈给 Tfh 细胞识别,同时高表达共刺激分子,提供 Tfh 细胞活化的双重信号,使 Tfh 细胞进一步活化。

(3) B 细胞在 Tfh 细胞辅助下活化:Tfh 细胞被抗原肽-MHC Ⅱ类分子复合物和 B7 共刺激分子激活后,开始表达 CD40L(CD154),CD40L 与 B 细胞表面 CD40 结合后,促进 B 细胞活化和分化。CD40 是细胞膜表面肿瘤坏死因子的受体。CD40L 是 T 细胞表面膜蛋白,是肿瘤坏死因子和 FasL 的结构同源分子。CD40L 结合 CD40 后,诱导胞质蛋白肿瘤坏死因子受体相关因子(tumor necrosis factor receptor-associated factor,TRAF)到达 CD40 胞质区。TRAF 募集 CD40 触发酶级联反应导致核转录因子如 NF – κB 和 AP – 1 的激活。

同时,活化的 Tfh 细胞分泌细胞因子,在抗体生成过程中发挥重要两个作用:增强 B 细胞的增殖和分化,同时促进抗体重链的类别转换(图 13 - 2)。

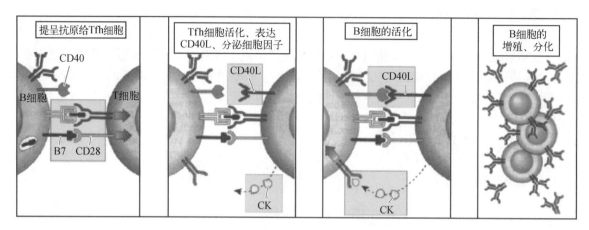

图 13 - 2　Tfh 细胞辅助 B 细胞活化的机制

三、B 细胞在生发中心的分化成熟

1. B 细胞分化为抗体分泌细胞　B 细胞受抗原刺激和在活化 Th 细胞的辅助下增殖分化成为抗体生成细胞,可以合成和分泌抗体。CD40 介导的信号和细胞因子的作用激活转录因子,导致了免疫球蛋白基因的转录和免疫球蛋白的合成。各种细胞因子如 IL - 2、IL - 4 和 IL - 6 都具有活化 B 细胞刺激抗体合成和分泌的功能。在淋巴器官中,抗体生成细胞定位于淋巴滤泡外,如脾脏的红髓和淋巴结的髓质。这些浆细胞也可以迁移到骨髓,在免疫后 2~3 周,骨髓成为主要的抗体产生部位,在骨髓中的浆细胞可以持续产生(几个月甚至几年)抗体,这些抗体可以对再次进入的抗原快速产生应答。

2. 抗体重链类别转换　一些活化的 B 细胞开始产生除了 IgM 和 IgD 外的其他类型的抗体,这个过程称为重链类别转换(heavy chain class switching)。在受 CD40 和细胞因子作用后,一些生成 IgM 和 IgD 的活性 B 细胞发生重链类别转换,开始生成重链为 γ、α 和 ε 的 IgG、IgA 和 IgE 型抗体。抗体类别转换发生在外周淋巴组织,CD40 的信号促进了 B 细胞免疫球蛋白重链类别转换。同时,一些细胞因子也调节了特定重链类别转换,如 IL - 4 促进 B 细胞发生向 IgE 型抗体转换。针对不同类型的微生物感染的抗体重链类别转换由 Th 细胞调节。例如,对于有聚糖荚膜的细菌感染,最具保护性的体液免疫应答为 IgM 型抗体,IgM 结合在细菌表面,激活补体,导致细菌的溶解。聚糖类抗原不能引起 T 细胞的应答,因此 B 细胞活化缺乏 Th 细胞辅助,只能产生 IgM 型抗体。病毒和许多细菌可以活化 Th 细胞中的 Tfh 细胞,Tfh 细胞可以产生 IFN - γ,诱导 B 细胞向分泌 IgG 抗体转换,IgG 抗体可以阻断微生物进入宿主细胞,还可以加强巨噬细胞的吞噬作用。而机体感染蠕虫时活化 Tfh 细胞,Tfh 细胞产生 IL - 4,诱导 B 细胞发生向 IgE 和 IgG4 类别转换。另外,B 细胞在不同的解剖部位转换成不同类别的抗体生成细胞,在黏膜组织的 B 细胞抗体重链类别转换为分泌型 IgA(图 13 - 3)。

抗体类别转换过程中的基因变化称为转换重组(switch recombination),与 B 细胞 VDJ 区基因与 C 区基因重组有关。

3. 抗体亲和力成熟　活化 B 细胞产生的抗体与抗原结合的亲和力越来越高,称为抗体亲和力成熟(affinity maturation),抗体亲和力成熟可导致抗体对特定抗原的亲和力增加,是免疫球蛋白基因的成熟和高亲和力 B 细胞的选择性成熟的结果。

生发中心内增殖的 B 细胞免疫球蛋白 V 区基因点突变的频率非常高,大约 $1/10^3$,是一般基因自发突变的 $10^3 \sim 10^4$ 倍,称为体细胞高频突变。免疫球蛋白 V 区基因的高频突变导致抗体分子 V 区的变化,可加强或者减弱抗体与抗原之间的亲和力。如果免疫球蛋白基因的突变导致 BCR 对抗原亲和力增加,B 细胞在抗原浓度较低的时候也能获得足够的信号,维持产生高亲和力抗体的浆细胞进一步扩增,使血清中高亲和力的抗体比例越来越高,即实现了抗体亲和力的成熟。

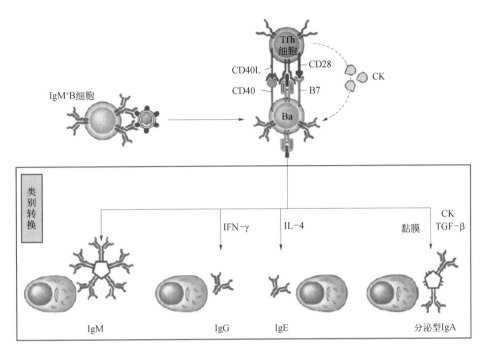

图 13-3 不同类别抗体重链的类别转换

4. 效应作用 详见第四章第三节 免疫球蛋白的生物学功能。

体液免疫由抗体介导,其生物学功能为抵御细胞外微生物及其毒素。B 细胞活化后分化成可产生抗体的浆细胞,浆细胞所分泌的抗体的效应功能表现在中和微生物及其毒素、调理吞噬、ADCC 作用、激活补体等。

第二节 B 细胞对 TI 抗原的应答

许多非蛋白类抗原如聚糖和脂类,在没有 Th 细胞的辅助下刺激 B 细胞产生抗体,这些抗原为 TI 抗原,TI 抗原与 TD 抗原在引起机体免疫应答上有很多不同。TD 抗原诱导抗体产生过程中需要 Th 细胞参与提供活化第二信号,还需要在 Th 细胞作用下进行免疫球蛋白类别转换和促进抗体亲和力成熟,形成长寿命记忆细胞。而 TI 抗原刺激机体产生抗体不需要 Th 细胞辅助,一般产生低亲和力抗体,且抗体类型通常为 IgM,很少发生类别转换。

最重要的 TI 抗原是多糖、脂多糖和核酸,这些抗原不能被 MHC 分子处理和提呈,因此这些抗原不能被 Th 细胞识别。大多数 TI 抗原都是多价抗原,具有多个重复的表位。这些重复的表位可以诱导特异性 B 细胞表面膜免疫球蛋白的最大交联,可以在没有 Th 细胞的辅助下活化 B 细胞。

一、B 细胞对 TI-1 抗原的应答

TI-1 抗原是多克隆激活剂,是具有丝裂原特性的 B 细胞丝裂原。其中包括革兰氏阴性细菌脂多糖和革兰氏阳性细菌磷壁酸,可直接诱导 B 细胞增殖。高剂量 TI-1 抗原可与 B 细胞丝裂原受体结合,非特异性激活多克隆 B 细胞增殖和产生抗体。低剂量 TI-1 抗原激活表达特异性 BCR 的 B 细胞增殖和产生特异性抗体。但是,TI-1 抗原刺激 B 细胞应答不能诱导抗体亲和力成熟和记忆细胞产生。

二、B 细胞对 TI-2 抗原的应答

TI-2 抗原是细菌、真菌等来源的多糖和多聚物,如细菌荚膜多糖等,具有高密度重复表位,可以与 B1 细

胞的 BCR 交联,诱导产生 IgM 类抗体。TI－2 抗原仅激活成熟 B 细胞,所以婴幼儿常缺乏成熟 B1 细胞对 TI－2 抗原的应答。

第三节　体液免疫应答的一般规律

体液免疫应答分为初次免疫应答和再次免疫应答。初次免疫应答和再次免疫应答产生的抗体从类型和数量上都明显不同(表 13－1)。

表 13－1　初次免疫应答和再次免疫应答的特点

特　　点	初次免疫应答	再次免疫应答
抗体出现时间	5~10 d	1~3 d
抗体产生量	较少	较多
抗体类型	IgM >IgG	IgG、IgA 或 IgE
抗体亲和力	较低	较高
诱发抗原	所有免疫原	蛋白质抗原
获得性免疫	较高抗原量	低剂量抗原

1. 初次免疫应答(primary immune response)　是未受过抗原刺激的初始 B 细胞接受抗原刺激后发生的应答。抗原刺激后,在血清中能检测到特异性抗体之前的时期为潜伏期(lag phase)。潜伏期的长短与抗原的性质、抗原进入机体的途径等有关,如颗粒性抗原的潜伏期一般为 5~7 d,可溶性抗原一般为 2~3 周。潜伏期后,进入抗体产生的对数期(log phase),血液中开始出现特异性抗体,并呈幂次方增加。随后进入平台期(plateau phase),血清中抗体浓度不升高也不降低,平台期可以很短,也可以长达几周,此后进入下降期(decline phase),抗体合成速度低于分解速度,血清中抗体浓度逐渐下降。初次免疫应答的特点是潜伏期长;产生的抗体滴度低;在体内持续的时间短;抗体的亲和力低,以 IgM 为主,后期可产生 IgG。

2. 再次免疫应答(secondary immune response)　是记忆 B 细胞受相同抗原刺激后的细胞克隆扩增过程,机体免疫系统可以迅速、高效地产生特异性免疫应答。再次免疫应答与初次免疫应答的不同之处为再次免疫应答比初次免疫应答发生快速,潜伏期短;可以产生更大量的抗体(平台期高);在体内持续的时间长(平台期长);可以发生抗体的重链类别转换和促进亲和力成熟,因此抗体的亲和力高,一般以 IgG 为主(图 13－4)。

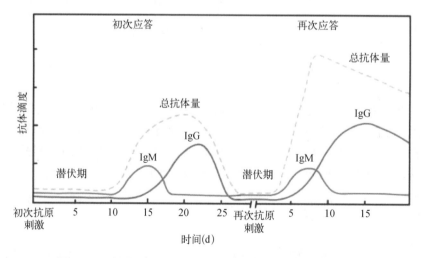

图 13－4　初次免疫应答和再次免疫应答抗体产生规律示意图

━━━━━ **本章小结** ━━━━━

　　体液免疫应答是机体免疫系统受到抗原刺激后,B 细胞通过抗原识别受体对抗原进行特异性识别后而导致其本身活化、增殖并分化成浆细胞和记忆细胞,通过浆细胞分泌的抗体发挥免疫学效应的过程。

　　B 细胞对 TD 抗原的免疫应答始于 BCR(膜免疫球蛋白)对 TD 抗原的识别,所产生的抗原识别信号经由 Igα 和 Igβ 向胞内传递。因为 Igα 和 Igβ 具有和 CD3 分子相同的功能,其胞质内区也有 ITAM,可使信号向下游传递。通过一系列信号的级联反应最终活化转录因子,导致 B 细胞表达活化功能相关蛋白的编码基因,同时 BCR 共受体复合物加强第一活化信号的传导。抗原刺激后的 B 细胞仍表现低的增殖和抗体产生能力,B 细胞的大量增殖和免疫球蛋白类别转换还需要相同抗原特异性 Tfh 细胞的辅助,为其提供第二活化信号。Tfh 细胞通过与 B 细胞表面分子的相互作用(CD40/CD40L 等)及分泌的细胞因子向 B 细胞提供第二活化信号。B 细胞受抗原刺激和在活化 Th 细胞的辅助下增殖分化成为抗体生成细胞,可以合成和分泌抗体,同时产生抗原特异性记忆 B 细胞。

　　而 TI 抗原刺激机体产生抗体不需要 Th 细胞辅助,一般产生低亲和力抗体,且抗体类型通常为 IgM,很少发生类别转换。

　　体液免疫应答分为初次免疫应答和再次免疫应答。初次免疫应答潜伏期长;产生的抗体滴度低;在体内持续的时间短;抗体与抗原的亲和力低,以 IgM 为主,后期可产生 IgG。再次免疫应答比初次免疫应答发生快速,潜伏期短;可以产生更大量的抗体(平台期高);在体内持续的时间长(平台期长);可以发生抗体的重链类别转换和亲和力成熟,因此抗体的亲和力高,一般以 IgG 为主。

━━━━━ **思考题** ━━━━━

1. 名词解释

　　体液免疫、抗体亲和力成熟、免疫球蛋白类别转换。

2. 简答题

　　(1) 简述 Th 细胞如何辅助 B 细胞的免疫应答。

　　(2) 简述体液免疫应答的一般规律。

(刘杰麟)

········· **第十三章数字资源** ·········

 第十三章
课件

 第十三章
微课

固有免疫系统及其介导的应答

固有免疫应答(innate immune response)亦称天然免疫应答(natural immunity response)或非特异性免疫应答(nonspecific immunity response),是指机体在种系发生和进化过程中逐渐形成的一种天然免疫防御功能,它与生俱来、受遗传控制、作用迅速而广泛,不仅构成机体抵御病原生物入侵的第一道防线,也在清除体内衰老、损伤或突变细胞,维持机体内环境稳定等方面发挥重要作用。固有免疫应答系统(innate immune response system)由屏障结构、固有免疫细胞和固有免疫分子组成。

第一节 固有免疫应答系统的组成和作用

一、屏障结构及其作用

(一) 皮肤黏膜屏障

覆盖在体表的皮肤及与外界相通的各腔道表面的黏膜和附属成分主要通过以下 3 种方式发挥作用。

1. 物理屏障 皮肤表面覆盖的多层鳞状上皮细胞及坚实的间质连接具有机械屏障作用,能有效地阻挡大多数微生物和其他有害物质的侵袭;黏膜仅有单层柱状细胞,机械性阻挡作用不如皮肤,但黏膜上皮细胞的更新迅速、黏膜具有的多种附件和分泌液的冲洗作用均有助于清除黏膜表面的微生物。例如,呼吸道黏膜上皮细胞的纤毛运动、口腔唾液的吞咽和肠蠕动等,可将停留在黏膜表面的未定居的病原体排出体外。

2. 化学屏障 皮肤、黏膜附属的腺体可分泌多种抑菌和杀菌物质。例如,汗腺分泌的乳酸,皮脂腺分泌的不饱和脂肪酸,胃液中的胃酸,广泛存在于唾液、泪液、乳汁及呼吸道、消化道和泌尿生殖道黏液中溶菌酶、抗菌肽和乳铁蛋白等共同构成防御病原体入侵的化学屏障。

3. 微生物屏障 人体体表及与外界相通腔道中有大量的正常菌群寄生。这些正常菌群通过与病原体竞争在皮肤黏膜表面的寄居地、营养物质;以及其分泌抑菌、杀菌代谢产物等发挥拮抗病原体生长的作用。例如,口腔中的唾液链球菌可通过分泌 H_2O_2 来杀伤白喉杆菌和脑膜炎球菌。在临床治疗中,若滥用广谱抗生素,则有可能杀伤或抑制肠道中的正常菌群,导致耐药性葡萄球菌和白色念珠菌的大量繁殖,从而引发假膜性小肠结肠炎和念珠菌病。

(二) 体内屏障

1. 血脑屏障 由软脑膜、脉络丛的脑毛细血管壁和壁外的星状胶质细胞构成(图 14-1),能阻挡血液中的病原菌及其毒性代谢产物进入脑组织及脑室,从而保护中枢神经系统。血脑屏障随个体发育而逐渐成熟,婴幼儿期血脑屏障发育不完善,故较易发生脑膜炎、脑炎等中枢神经系统感染性疾病。

2. 血胎屏障 由母体子宫内膜的基蜕膜和胎儿的绒毛膜滋养层细胞共同构成,可以防止母体感染的病原体及其他有害产物进入胎儿体内。妊娠早期(3 个月内),此屏障发育尚未完善,若在此期间孕妇发生某些病毒

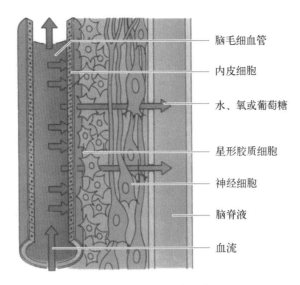

图 14-1 血脑屏障

脑毛细血管
内皮细胞
水、氧或葡萄糖
星形胶质细胞
神经细胞
脑脊液
血流

(如风疹病毒、巨细胞病毒、单纯疱疹病毒等)感染,则病毒有可能通过胎盘侵入胎儿,造成畸形、流产或死胎。

二、参与固有免疫应答的细胞及其主要作用

固有免疫细胞包括单核巨噬细胞、树突状细胞、NK 细胞、NK T 细胞、B1 细胞、γδT 细胞、中性粒细胞、肥大细胞、嗜碱性粒细胞、嗜酸性粒细胞、固有淋巴样细胞等。

(一) 单核巨噬细胞

1. 单核巨噬细胞的来源　骨髓多能干细胞衍生的髓样干细胞受骨髓微环境的作用首先发育成前单核细胞,前单核细胞在 M - CSF 等细胞因子的刺激下,发育为成熟的单核细胞。单核细胞体积比淋巴细胞略大,胞质内有大量的溶酶体颗粒,其内含有过氧化物酶、酸性磷酸酶、非特异性酯酶和溶菌酶等多种酶类物质。

单核细胞在血液中仅存留 12~24 h,随血流进入结缔组织和其他组织器官,转变成巨噬细胞。单核巨噬细胞具有变形运动,对玻璃和塑料表面有很强的黏附能力,借此可将单核巨噬细胞与淋巴细胞分离。

巨噬细胞可分为定居的巨噬细胞和游走的巨噬细胞两大类。定居的巨噬细胞广泛分布于全身各组织器官,其命名随分布组织不同而异。游走的巨噬细胞其体积数倍于单核细胞,寿命长,在组织中可存活数月。巨噬细胞胞质内含丰富的溶酶体、线粒体及粗面内质网,具有强大的吞噬杀菌、清除衰老损伤细胞及其他异物的功能,不仅是固有免疫主要的效应细胞,同时也在适应性免疫应答的过程中发挥重要作用。

单核巨噬细胞按功能不同分为两个亚群:① 1 型巨噬细胞(type - 1 macrophage,M1),又称经典活化的巨噬细胞,具有强大吞噬杀菌能力,可通过释放趋化和促炎性细胞因子引发炎症反应;作为专职抗原提呈细胞和效应细胞参与适应免疫应答。② 2 型巨噬细胞(type - 2 macrophage,M2),又称旁路活化的巨噬细胞,可通过合成分泌 IL - 10、TGF - β、血小板源性生长因子、成纤维细胞生长因子等,产生抑炎作用或参与损伤组织的修复和纤维化。

2. 单核巨噬细胞表面受体　单核巨噬细胞可表达多种表面标志,包括多种模式识别受体、IgG FcR、补体受体、细胞因子受体及 MHC Ⅰ/Ⅱ类分子、共刺激分子等。这些细胞表面标志多为跨膜蛋白或糖蛋白,参与单核巨噬细胞的迁移、黏附、识别抗原、吞噬等多种功能,并在机体免疫防御、炎症反应、组织修复等生理、病理过程中发挥重要作用。

3. 单核巨噬细胞的生物学功能　体内的单核巨噬细胞一般处于静止状态,抗原和某些细胞因子可激活单核巨噬细胞,使其功能明显增强。单核巨噬细胞有识别、清除、杀伤病原体,参与和促进炎症反应,杀伤肿瘤和病毒感染细胞,加工提呈抗原,免疫调节等重要功能。

(1) 识别、清除、杀伤病原体:在生理状态下巨噬细胞不能损伤正常组织细胞而只能吞噬、杀伤异常细胞的事实表明巨噬细胞有识别"自己"和"非己"的能力。目前已知巨噬细胞的识别作用是通过其表达的模式识别受体对病原体表达的病原体相关分子模式泛特异识别来实现的。经吞噬或吞饮作用将病原体等摄入胞内形成吞噬体。在吞噬体内通过氧依赖和氧非依赖杀菌系统杀伤病原体,随后在吞噬溶酶体内多种水解酶如蛋白酶、核酸酶、脂酶和磷酸酶等作用下将其进一步消化降解,并将大多数产物经胞吐作用排到胞外。少数被加工处理为小分子肽段,与 MHC 分子结合形成抗原肽- MHC 分子复合物,后者表达于巨噬细胞体表面供 T 细胞识别,启动特异性免疫应答。

1) 氧非依赖性杀菌系统及其作用:指一种不需要氧分子参与的杀菌系统。其作用机制包括:① 酸性环境,吞噬体或吞噬溶酶体内糖酵解作用增强,乳酸积累可使 pH 降至 3.5~4,故有杀菌或抑菌作用;② 溶酶体内的溶菌酶在酸性条件下可破坏革兰氏阳性菌胞壁的肽聚糖结构,而产生杀菌作用;③ 防御素,是一组耐蛋白酶、富含精氨酸的小分子多肽,通过对病原体膜性结构的破坏发挥杀伤作用。

2) 氧依赖性杀菌系统及其作用:活化巨噬细胞吞噬病原体等抗原后,通过反应性氧中间物(reactive oxygen intermediates, ROI)和反应性氮中间物(reactive nitrogen intermediates, RNI)系统产生大量氧化杀伤物质和一氧化氮,从而杀伤病原体。

反应性氧中间物系统:① 通过吞噬作用激发吞噬细胞发生呼吸爆发,从而激活细胞膜上的还原型烟酰胺腺嘌呤二核苷酸(reduced nicotinamide adenine dinucleotide, NADH)和还原型烟酰胺腺嘌呤二核苷酸磷酸(reduced nicotinamide adenine dinucleotide phosphate, NADPH),使分子氧活化,产生超氧阴离子(O^{2-})和H_2O_2等具有强烈氧化作用和细胞毒作用的杀菌物质;② 单核巨噬细胞中的髓过氧化物酶(myeloperoxidase, MPO)能够利用过氧化氢和氯离子产生次氯酸盐,并形成具有杀伤能力的自由基,发挥抗微生物作用。

反应性氮中间物系统:① 巨噬细胞受到 IFN-γ 的刺激而活化,产生高水平的诱导型一氧化氮合酶(inducible nitric oxide synthase, iNOS),iNOS 在 NADPH 和四氢生物蝶呤存在时,催化 L-精氨酸与氧分子反应,生成瓜氨酸和一氧化氮;② TNF 可以活化 iNOS 和辅助分子四氢生物蝶呤,催化 L-精氨酸与氧分子反应,生成瓜氨酸和一氧化氮。一氧化氮对细菌和肿瘤细胞均具杀伤和细胞毒作用(图 14-2)。

单核巨噬细胞对病原体的杀伤作用见图 14-2。

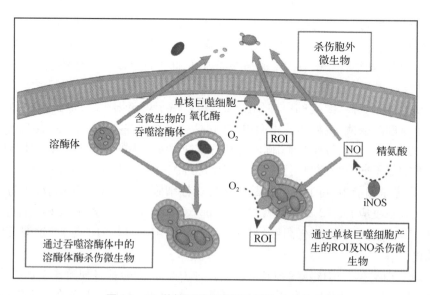

图 14-2　单核巨噬细胞对病原体的杀伤作用

ROI,反应性氧中间物;iNOS,诱导型一氧化氮合酶;NO,一氧化氮

3) 巨噬细胞对病原体的消化与清除:被杀伤或破坏的病原体等抗原异物,在吞噬溶酶体内的蛋白酶、核酸酶、脂酶和磷酸酶等多种水解酶的作用下,进一步消化降解,最后大部分产物通过胞吐作用排出胞外;还有一些产物被加工处理为免疫原性肽段,与 MHC 分子结合形成抗原肽- MHC 分子复合物,表达于巨噬细胞表

面以供 T 细胞识别,从而启动适应性免疫应答。

（2）参与和促进炎症反应:感染部位组织细胞产生的 MCP－1、GM－CSF 和 IFN－γ 等细胞因子与巨噬细胞表面相应受体结合,募集巨噬细胞到感染部位并发生活化,参与和促进炎症反应。

1）活化的巨噬细胞分泌趋化性细胞因子:如巨噬细胞炎症蛋白-1α/β、MCP－1 和 IL-8 等募集、活化更多的巨噬细胞、中性粒细胞和淋巴细胞,发挥抗感染作用。

2）分泌炎性细胞因子:如 IL-1、TNF－α、IL-6、前列腺素、白三烯、血小板活化因子等参与和促进炎症反应。

（3）杀伤肿瘤和病毒感染细胞:只有活化的巨噬细胞才能有效杀伤肿瘤细胞和病毒感染的细胞。巨噬细胞活化后,其表面的模式识别受体和调理性受体表达增加,捕捉摄取抗原的能力增加;细胞内溶酶体数目及其反应性氧中间物、反应性氮中间物和各种水解酶浓度显著增高,杀伤、消化降解功能增强;同时分泌大量 TNF－α,可诱导肿瘤细胞或病毒感染的细胞发生凋亡。

在抗肿瘤和抗病毒特异性抗体参与下,还可通过 ADCC 作用杀伤肿瘤细胞和病毒感染细胞。

（4）加工提呈抗原:巨噬细胞是专职的抗原提呈细胞,可将抗原加工处理后与 MHC Ⅱ/Ⅰ 分子结合形成抗原肽- MHC 分子复合物并表达于巨噬细胞表面,供 CD4⁺/CD8⁺T 细胞识别。在再次免疫应答中发挥重要作用。

（5）免疫调节:巨噬细胞可产生和分泌多种细胞因子,参与免疫调节。例如,分泌 IL-1 和 IFN－γ 上调抗原提呈细胞表达 MHC 分子,促进 T 细胞、B 细胞的活化;分泌 TNF－α 促进 CTL 的活化、增殖和分化;分泌 IL－12、IL-18 激活 NK 细胞,促进 T 细胞增殖分化;分泌 IL－10 抑制单核巨噬细胞和 NK 细胞的活化,抑制巨噬细胞的抗原提呈。

（二）树突状细胞

树突状细胞(dendritic cell, DC)是由美国学者 Steinman 于 1973 年发现的,是目前所知的功能最强的抗原提呈细胞,因其成熟时伸出许多树突样或伪足样突起而得名。树突状细胞能高效地摄取、加工处理和提呈抗原,刺激初始 T 细胞增殖,是功能最强的抗原提呈细胞。

树突状细胞还具有多种免疫受体,能够有效地识别入侵的病原体,通过释放大量细胞因子参与固有免疫应答,因此树突状细胞被视为连接固有免疫和适应性免疫的"桥梁",处于启动、调控并维持免疫应答的中心环节。

1. 树突状细胞的表面标志　树突状细胞主要有以下 3 类表面标志。

（1）与树突状细胞鉴定相关的表面标志:虽然目前尚未准确鉴定出树突状细胞的特异性分子标志,但已公认 CD1a、CD11 和 CD83 是树突状细胞相对特异性的分子标志。

（2）与摄取抗原有关的表面标志:包括 IgG FcR、补体受体、甘露糖受体等。

（3）抗原提呈相关分子:如 MHC Ⅰ类分子、MHC Ⅱ类分子、共刺激分子(B7、CD40、CD40L 等)。

2. 树突状细胞的来源与分布　树突状细胞的来源有两条途径:其一,髓样干细胞在 GM－CSF 的刺激下分化为树突状细胞,称为髓样树突状细胞(myeloid dendritic cell, MDC),与单核细胞和粒细胞有共同的前体细胞;其二,来源于淋巴样干细胞,称为淋巴样树突状细胞(lymphoid dendritic cell, LDC)或浆细胞样树突状细胞(plasmacytoid dendritic cell, pDC),淋巴样树突状细胞与 T 细胞和 B 细胞有共同的前体细胞。

树突状细胞广泛分布于除脑组织以外的全身各个脏器,数量较少,不足外周血单核细胞的 1%。根据分布不同,可将其分为:① 淋巴样组织中的树突状细胞,主要包括并指状树突状细胞(interdigitating DC, IDC)和滤泡树突状细胞(follicular DC, FDC)。并指状树突状细胞存在于外周淋巴组织的 T 细胞区,高表达 MHC 分子,是启动和激发初次免疫应答的主要抗原提呈细胞,其抗原提呈功能强于其他抗原提呈细胞。② 非淋巴样组织中的树突状细胞,主要包括间质性树突状细胞(interstitial DC)和朗格汉斯细胞。间质性树突状细胞主要是存在于某些非淋巴组织间质,朗格汉斯细胞是位于表皮和胃肠道黏膜上皮,两者均能有效摄取、加工和处理抗原,但一般认为其不能提呈抗原和激发免疫应答。③ 体液中的树突状细胞,包括存在于输入淋巴管和淋巴液中的隐蔽细胞(veiled cell)和血液树突状细胞。

3. 树突状细胞的功能　树突状细胞在机体的多种生理与病理过程中发挥主要作用。

（1）处理与提呈抗原：树突状细胞是体内功能最强的抗原提呈细胞。当抗原刺激机体时,广泛分布于各脏器中的未成熟树突状细胞摄取、加工和处理抗原,然后迁移至邻近淋巴器官,在迁移的过程中,未成熟树突状细胞逐渐发育为摄取抗原能力下降、抗原提呈功能增强的成熟树突状细胞。在淋巴器官内,树突状细胞和T细胞相互作用将抗原的信息传递给T细胞而启动免疫应答(详见第十一章　抗原提呈细胞和抗原提呈)。

（2）参与T细胞的发育、分化和激活：胸腺树突状细胞是胸腺微环境的重要组分,通过阴性选择清除自身反应性T细胞或诱导自身反应性T细胞无能,从而诱导中枢免疫耐受形成。树突状细胞对外周T细胞的分化也起重要作用,树突状细胞分泌的IL-12可诱导Th0向Th1细胞分化;树突状细胞高表达多种共刺激分子(尤其是B7分子),可通过其与T细胞表面相应受体结合,提供T细胞激活的共刺激信号。此外,还可分泌多种细胞因子参与T细胞的增殖。

（3）参与B细胞的发育、分化与激活：外周淋巴器官B细胞依赖区的滤泡树突状细胞不表达MHC Ⅱ类分子,而表达大量的FcR和补体受体,这些受体可结合免疫复合物并使这些免疫复合物长期保存在滤泡树突状细胞表面,向B细胞提供抗原信号及共刺激信号,诱导免疫球蛋白类别转换、亲和力成熟和免疫记忆。同时,树突状细胞通过诱导初始T细胞活化,辅助B细胞发挥体液免疫功能。

（4）免疫调节：树突状细胞可分泌多种细胞因子,如人树突状细胞通过分泌IL-la、IL-8、TNF-α、IFN-α和GM-CSF等来发挥调节免疫功能的作用。树突状细胞还可分泌多种趋化因子,介导其他免疫细胞的趋化作用。树突状细胞可以激活不同亚群的T细胞或使Th细胞向不同方向分化,形成Th1、Th2或Th3细胞,从而诱导不同类型的免疫应答。此外,成熟树突状细胞表达的FasL能诱导表达Fas的淋巴细胞凋亡,参与免疫应答的负向调控。

（三）自然杀伤细胞

自然杀伤细胞(natural killer cell, NK细胞)来源于骨髓淋巴样干细胞,其发育成熟依赖于骨髓微环境。NK细胞主要分布于外周血和脾脏,在淋巴结和其他组织中也有少量存在,NK细胞不表达特异性抗原识别受体,是不同于T细胞、B细胞的第三类淋巴细胞,因其胞质内含有大型嗜天青颗粒,又称大颗粒淋巴细胞(large granular lymphocyte, LGL)。NK细胞可表达多种表面标志,目前将TCR⁻、mlg⁻、CD56⁺、CD16⁺淋巴细胞鉴定为NK细胞。此外,NK细胞表面还具有多种与其杀伤活化或杀伤抑制有关的受体,借此来调节NK细胞的杀伤效应。

NK细胞发挥杀伤靶细胞作用时无须抗原预先致敏,也无MHC限制,因此在机体抗肿瘤和早期抗病毒或抗胞内寄生菌感染的免疫过程中起重要作用,在肿瘤或病毒特异性IgG抗体存在条件下,NK细胞也可通过表面IgG FcR(FCγRⅢ/CD16)介导,产生ADCC作用。NK细胞活化后,还可通过分泌IFN-γ、IL-2和TNF等细胞因子发挥免疫调节作用。

1. NK细胞活性调节　NK细胞活性受其表面多种调节性受体的调控。正常情况下,NK细胞能够杀伤某些病毒感染的细胞和肿瘤细胞,而对宿主正常组织细胞不具细胞毒作用,表明NK细胞具有识别宿主自身正常组织细胞和体内异常组织细胞的能力。

（1）识别HLA Ⅰ类分子的NK细胞活化或抑制性受体：NK细胞表面有多种识别HLA Ⅰ类分子的受体,按其功能可以分为活化性受体和抑制性受体。生理状态下抑制性受体占主导地位,NK细胞与细胞表面的HLA Ⅰ类分子结合后传递抑制性信号,抑制活化性受体的功能,使NK细胞保持静止状态,表现为不损伤正常组织细胞。病理状态下,病毒感染的细胞和肿瘤细胞等靶细胞HLA Ⅰ类分子表达下降或缺失,抑制性受体无法发挥作用,此时活化性受体和靶细胞表面相应配体有效结合,导致NK细胞活化发挥细胞毒作用杀伤靶细胞(图14-3)。

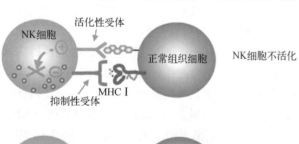

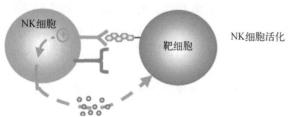

图14-3　NK细胞对靶细胞的识别和活化

根据受体分子结构不同,将识别HLA Ⅰ类分子的

NK 细胞活化或抑制性受体分为两类：其一是杀伤细胞免疫球蛋白样受体；其二是杀伤细胞凝集素样受体。

1）杀伤细胞免疫球蛋白样受体（killer immunoglobulin-like receptor，KIR）：为跨膜糖蛋白，属免疫球蛋白超家族成员，其胞外区有能与 HLA Ⅰ类分子结合的结构域。根据胞外区免疫球蛋白样结构域的数目可将其分为 KIR2D 和 KIR3D 两个亚类。这两个亚类中，其中一部分胞质区氨基酸序列较长，含 ITIM，称为 KIR2DL 和 KIR3DL，此种受体为抑制性受体，转导抑制信号；另一部分胞质区氨基酸序列短小且不具信号转导功能，称为 KIR2DS 和 KIR3DS。KIR2DS 和 KIR3DS 跨膜区含有带正电荷的赖氨酸，借此能与跨膜区含有带负电荷的天冬氨酸且胞质区含 ITAM 的 DAP12 分子非共价结合，由此而获得转导活化信号的功能，因此为活化性受体（图 14－4）。

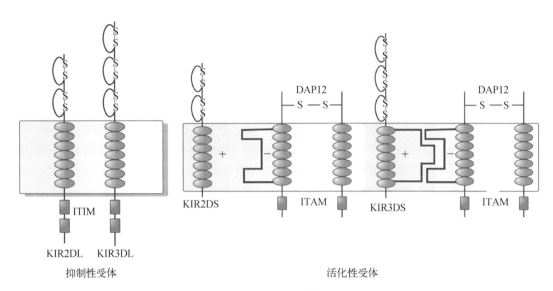

图 14－4　杀伤细胞免疫球蛋白样受体结构

ITIM，免疫受体酪氨酸抑制基序；ITAM，免疫受体酪氨酸激活基序

2）杀伤细胞凝集素样受体（killer lectin-like receptor，KLR）：是 CD94 与 NKG2 家族不同成员通过二硫键共价结合组成的异二聚体。CD94 和 NKG2 家族成员胞外区均有能与 HLA Ⅰ类分子结合的结构域。CD94 没有信号转导的功能，CD94 与 NKG2A（胞质内含 ITIM）结合组成的 CD94/NKG2A 异二聚体为抑制性受体，转导抑制信号。CD94 与 NKG2C 结合组成的 CD94/NKG2C 异二聚体也不具信号转导功能，但他们可通过 NKG2C 跨膜区带正电荷的赖氨酸，与跨膜区带负电荷天冬氨酸、胞质区含 ITAM 的 DAP12 非共价结合，而获得转导活化信号的功能，因此为活化性受体（图 14－5）。

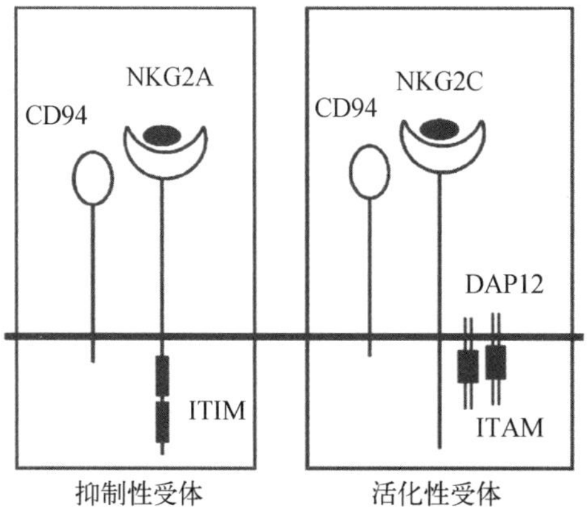

（2）NK 细胞表面识别非 HLA Ⅰ类分子配体的杀伤活化受体：具有自然细胞毒作用，其配体主要表达于某些病毒感染的细胞和肿瘤细胞表面，而在正常组织细胞的表面缺失这种配体的表达。借此，NK 细胞也能有效的识别"自己"与"非己"，选择性攻击杀伤肿瘤和病毒感染的靶细胞。其主要包括 NKG2D、自然细胞毒性受体等。

图 14－5　杀伤细胞凝集素样受体结构

ITIM，免疫受体酪氨酸抑制基序；ITAM，免疫受体酪氨酸激活基序

1）NKG2D：为 NKG2 家族成员，主要表达于 NK 细胞和 γδT 细胞表面，其胞质区氨基酸不具信号转导功能，跨膜区含有带正电荷的精氨酸，其借此能与跨膜区带负电荷天冬氨酸、胞质区含 ITAM 的 DAP10 非共价结合，从而获得转导活化信号的功能。NKG2D 识别的配体是 MHC Ⅰ类相关分子（MICA/B）。其主要表达于乳腺癌、卵巢癌、结肠癌、胃癌和肺癌等上皮肿瘤细胞表面，而在正常组织细胞表面水平低下或缺失。

2）自然细胞毒性受体(natural cytotoxicity receptor, NCR)：只表达于 NK 细胞表面，是 NK 细胞特有的标志，通常在杀伤细胞免疫球蛋白样受体、杀伤细胞凝集素样受体丧失识别"自己"能力时发挥杀伤作用。NCR 识别的配体表达于某些病毒感染的细胞和肿瘤细胞表面，而在正常组织细胞表面不表达的非 HLA Ⅰ类分子，但其具体识别的配体目前还不十分清楚。

2. NK 细胞杀伤靶细胞的作用机制　NK 细胞与靶细胞密切接触后，可通过多种途径发挥细胞毒作用。

(1) 穿孔素/颗粒酶作用途径：穿孔素是储存于 NK 细胞胞质颗粒内的细胞毒性物质，其生物学效应与补体膜攻击复合物类似。在钙离子存在条件下，可在靶细胞膜上形成多聚穿孔素"孔道"，使水、电解质迅速进入胞内，导致靶细胞裂解。颗粒酶通过穿孔素在靶细胞膜上形成的"孔道"进入胞内，激活凋亡相关的酶系统导致靶细胞凋亡。

(2) Fas 与 FasL 作用途径：活化 NK 细胞高表达 FasL，FasL 与靶细胞表面的 Fas 结合后可在靶细胞表面形成 Fas 三聚体，从而使其胞质内的死亡结构域(death domain, DD)相聚成簇。继而招募 Fas 相关死亡结构域蛋白(Fas-associated death domain protein, FADD)，激活半胱天冬蛋白酶级联反应，最终导致靶细胞发生凋亡。

(3) TNF-α 与 TNFR-Ⅰ作用途径：活化 NK 细胞分泌 TNF-α，TNF-α 与靶细胞表面相应受体即 Ⅰ型 TNF 受体(TNFR-Ⅰ)结合后，可使之形成 TNF-R 三聚体，从而导致胞质内的死亡结构域相聚成簇，吸引胞质内的 TNF 受体相关死亡结构域蛋白(TNF receptor-associated death domain protein, TRADD)，激活半胱天冬蛋白酶级联反应，诱导靶细胞发生凋亡。

(四) γδT 细胞

大多数 γδT 细胞为 CD4⁻CD8⁻ 双阴性 T 细胞，少数可表达 CD8 分子。主要分布于黏膜和上皮组织中，其细胞表面抗原受体缺乏多样性，可直接识别热激蛋白、受感染细胞表面的脂蛋白、某些病毒蛋白和分枝杆菌产生的小磷酸化非肽分子。γδT 细胞主要的功能是杀伤某些病毒和胞内寄生菌如李斯特菌感染的靶细胞，其杀伤机制和 CD8⁺αβT 细胞基本相同，在黏膜免疫过程中可能起重要作用。

(五) NK T 细胞

NK T 细胞同时具有 NK 细胞和 T 细胞某些特征的一类免疫细胞，既能表达 NK 细胞受体又能表达 TCR-CD3 复合物。CD56(小鼠 NK1.1)是 NK T 细胞最主要的表面标志。NK T 细胞主要分布在骨髓、肝脏和胸腺，在脾脏、淋巴结和外周血中也有少量 NK T 细胞。NK T 细胞可被 CD1 分子提呈的脂类抗原激活，从而发挥杀伤肿瘤细胞、病毒或胞内寄生菌感染的细胞的效应。NK T 细胞的 TCR 缺乏多样性，故主要表现为泛特异杀伤效应，其作用不受 MHC 限制，杀伤机制类似于 NK 细胞样细胞毒活性。另外，NK T 细胞受到刺激后，可以分泌大量的 IL-4、IFN-γ、M-CSF、IL-13 等细胞因子和趋化因子，发挥免疫调节作用。

(六) B1 细胞

B1 细胞是表达 CD5 分子的 B 细胞亚群。B1 细胞主要存在于腹腔和胸腔，表达膜 IgM，但很少表达膜 IgD，其抗原受体缺乏多样性，抗原识别谱狭窄，B1 细胞可通过表面抗原受体，直接与相应多糖抗原配体交联结合而被激活，48 h 之内即可产生以 IgM 为主的低亲和力抗体，但不产生免疫球蛋白类别转换，无免疫记忆。

(七) 中性粒细胞

中性粒细胞来源于骨髓的造血干细胞，在骨髓中分化发育后，进入血液或组织，正常成年人血液中中性粒细胞的数量占白细胞总数的 60%～70%。中性粒细胞胞质颗粒中含有髓过氧化物酶、磷酸酶、溶菌酶、防御素等多种杀伤、消化降解病原体的物质，且具有很强的吞噬功能。感染发生时，中性粒细胞可迅速穿过血管内皮细胞进入感染部位，对侵入的病原体发挥吞噬杀伤和清除作用。同时，中性粒细胞表面具有 IgG FcR 和补体 C3b 受体，也可通过调理作用或 ADCC 作用来促进和增强其吞噬、杀伤能力。故中性粒细胞是机体抗感染尤其是抗化脓性细菌感染的重要细胞。

中性粒细胞可引起感染部位的炎症反应并参与某些型别超敏反应的发生过程,从而导致免疫病理损害。

(八) 嗜碱性粒细胞和肥大细胞

嗜碱性粒细胞和肥大细胞生物学性状非常相似,肥大细胞主要分布于皮肤、呼吸道和消化道黏膜下结缔组织及血管壁周围组织中;嗜碱性粒细胞主要分布在外周血中,是人血液中数量最少的白细胞,仅占白细胞总数的 0.2%。两者胞质中均有粗大的嗜碱性颗粒,有肝素、白三烯、组胺和嗜酸性粒细胞趋化因子等生物活性介质。嗜碱性粒细胞和肥大细胞胞膜上均表达高亲和力的 IgE FcR(FcεRI) 和过敏毒素 C3a/C5a 的受体,这些受体和相应配体结合后可导致嗜碱性粒细胞和肥大细胞致敏或活化。活化的嗜碱性粒细胞和肥大细胞通过释放生物活性介质引发炎症反应,从而在抗感染、免疫调节中发挥作用。

变应原与致敏的嗜碱性粒细胞和肥大细胞表面的特异性 IgE 结合,可激活嗜碱性粒细胞和肥大细胞,导致生物活性介质的大量释放,从而引发 I 型超敏反应。

(九) 嗜酸性粒细胞

嗜酸性粒细胞占血液白细胞总数的 1%~3%,在血液中停留 6~8 h 后进入结缔组织,胞质内含有粗大的嗜酸性颗粒,其主要成分是碱性蛋白、嗜酸性粒细胞过氧化物酶、芳基硫酸酯酶和组胺酶。嗜酸性粒细胞可通过释放芳基硫酸酯酶和组胺酶,灭活肥大细胞脱颗粒释放的组胺和白三烯等生物活性介质,对炎症反应起到一定的抑制作用。嗜酸性粒细胞有一定的吞噬杀菌能力,特别是在抗寄生虫免疫过程中具有重要作用。

(十) 固有淋巴样细胞

固有淋巴样细胞(innate lymphoid cell, ILC)来源于骨髓共同固有淋巴样祖细胞,ILC 在形态上类似于淋巴细胞,但不表达特异性或泛特异性抗原受体。ILC 分化及功能依赖于转录因子和细胞因子。根据转录因子和分泌细胞因子将 ILC 分为 3 个亚群:① ILC1,表达 T 盒转录因子(T - bet)和(或)脱中胚蛋白转录因子(Eomes),经 IL - 12 刺激后产生 IFN - γ;② ILC2,表达心肌转录因子(GATA3),分泌 IL - 5 和 IL - 13;③ ILC3,表达转录因子维甲酸相关孤儿受体(RORγt),分泌 IL - 17A、IL - 17F 和 IL - 22。ILC 存在于黏膜组织中,在促进淋巴组织发生、调节肠道菌群、保护肠道黏膜屏障、抗感染免疫等发挥重要作用。

三、固有免疫分子及其主要作用

体液中含有多种固有免疫分子,主要包括补体系统、细胞因子、抗菌肽和具有抗菌作用的酶类物质。

(一) 补体系统

在感染早期,补体系统可通过旁路途径和甘露聚糖结合凝集素途径被激活,从而发挥溶菌、溶解病毒感染细胞的作用。补体活化后产生的某些片段的作用,如 C3a/C5a 的过敏毒素作用、C5a 的趋化作用可引发和增强炎症反应;C3b/C4b 的调理作用、免疫黏附作用可促进吞噬细胞对抗原或免疫复合物的吞噬清除。

(二) 细胞因子

发生感染时,病原体可刺激免疫细胞及被感染的组织细胞分泌多种细胞因子,导致炎症反应,从而发挥抗菌、抗病毒、抗肿瘤和免疫调节作用。例如, I 型干扰素可以通过诱导抗病毒蛋白的产生来干扰病毒的复制; II 型干扰素可激活巨噬细胞、NK 细胞和 CTL,并能上调细胞表面 MHC 分子的表达,从而发挥抗病毒、抗肿瘤和免疫调节的作用;趋化因子(IL - 8、MCP - 1、MIP - 1α)可募集活化巨噬细胞;致炎细胞因子(IL - 1、IL - 6、TNF - α)可促进炎症反应发生。

(三) 抗菌肽和酶类物质

1. **防御素**　主要由中性粒细胞和小肠帕内特细胞(Paneth cell)产生,是一组耐蛋白酶、富含精氨酸的阳离子小分子多肽。对细菌、真菌和有包膜的病毒具有直接杀伤作用。其杀伤机制主要有:① 带正电的防御素与带负电的细菌细胞膜相互吸引,防御素穿膜形成跨膜的离子通道,细胞膜的通透性增加从而导致靶细胞死亡。② 诱导病原体产生自溶酶,干扰病原体 DNA 和蛋白质合成。③ 致炎和趋化作用,使巨噬细胞可以更有效地吞噬杀伤清除病原体。防御素不仅抗菌谱广且病原体难以对防御素产生抗性突变。

2. **溶菌酶**　是一种分子量为 14.7 KDa 的不耐热碱性蛋白质,广泛存在于泪液、唾液、乳汁、肠液、尿液、血清及巨噬细胞的溶酶体颗粒中。溶菌酶按其所作用的微生物不同可分为两类,一类作用于革兰氏阳性菌细胞壁肽聚糖的 β-1,4 糖苷键,其可导致菌细胞裂解;革兰氏阴性菌的肽聚糖外有外膜的保护,故革兰氏阴性菌对溶菌酶不敏感。另一类作用于真菌细胞壁,破坏几丁质和 β-葡聚糖。

3. **乙型溶素**　是血清中一种对热较稳定的碱性多肽。血液凝固时,乙型溶素从血小板中释放出来,使其在血清中的浓度远远高于血浆。乙型溶素可作用于革兰氏阳性菌细胞膜,产生非酶性破坏效应,对革兰氏阴性菌无效。

第二节　固有免疫识别

固有免疫细胞不表达特异性抗原识别受体,可通过模式识别受体识别结合病原体及其产物或体内凋亡、畸变等细胞表面相关配体,产生泛特异性抗感染、抗肿瘤、免疫调节作用,参与适应性免疫应答的启动和效应全过程。

1. **模式识别受体(pattern recognition receptor, PRR)**　是指广泛存在于固有免疫细胞表面、细胞器膜上、细胞质和血液中的一类能够直接识别外来病原体及其产物或宿主畸变和衰老凋亡细胞某些共有特定模式分子结构的受体。根据模式识别受体的分布,可将其分为胞膜型模式识别受体、内体膜型模式识别受体、胞质型模式识别受体和分泌型模式识别受体。Toll 样受体(Toll like receptor, TLR)表达于多种细胞的胞膜和内体膜上,分为胞膜型 Toll 样受体和内体膜型 Toll 样受体。

不同类型模式识别受体识别结合的病原相关模式分子具体见表 14-1。

表 14-1　模式识别受体及其识别结合的病原体相关模式分子

模式识别受体	病原体相关模式分子
胞膜型模式识别受体	
甘露糖受体	细菌或真菌细胞壁糖蛋白/糖脂分子末端的甘露糖和岩藻糖残基
清道夫受体	脂多糖、脂磷壁酸或体内衰老/凋亡细胞表面磷脂酰丝氨酸等相关配体
TLR2/TLR6	肽聚糖/脂磷壁酸、脂多糖、脂蛋白/脂肽、真菌酵母多糖
TLR2/TLR1	肽聚糖/脂磷壁酸、脂多糖、脂蛋白/脂肽、真菌酵母多糖
TLR4	细菌脂多糖
TLR5	细菌鞭毛蛋白
内体膜型模式识别受体	
TLR3	病毒双链 RNA
TLR7 或 TLR8	病毒单链 RNA
TLR9	病毒/细菌非甲基化 CpG DNA 基序

续表

模式识别受体	病原体相关模式分子
胞质型模式识别受体	
NOD1	细菌细胞壁成分内消旋二氨基庚二酸
NOD2	细菌胞壁酰二肽
RIG	病毒双链 RNA
分泌型模式识别受体	
甘露糖结合凝集素	病原体表面的甘露糖/岩藻糖/N-乙酰葡萄糖胺残基
C 反应蛋白	细菌胞壁磷酰胆碱
脂多糖结合蛋白	细菌脂多糖

注:TLR,Toll 样受体。

（1）胞膜型模式识别受体：主要包括甘露糖受体、清道夫受体和 Toll 样受体，其中甘露糖受体和清道夫受体为内吞型模式识别受体，Toll 样受体为信号转导型模式识别受体。

1）甘露糖受体（mannose receptor，MR）：主要表达于树突状细胞和巨噬细胞表面，可直接识别结合表达于细菌或真菌细胞壁糖蛋白/糖脂分子末端的甘露糖和岩藻糖残基，介导吞噬或胞饮作用。

2）清道夫受体（scavenger receptor，SR）：主要表达于巨噬细胞表面，可直接识别、结合细菌脂多糖、脂磷壁酸或体内衰老/凋亡细胞表面磷脂酰丝氨酸等相关配体，参与对病原体、衰老细胞和某些凋亡细胞的识别和清除。

3）Toll 样受体：主要表达于经典固有免疫细胞表面，包括 TLR1/TLR2 异二聚体、TLR2/TLR6 异二聚体和 TLR4、TLR5 同源二聚体。上述 Toll 样受体为信号转导型模式识别受体，可直接识别、结合肽聚糖/脂磷壁酸、脂多糖、脂蛋白/脂肽、真菌酵母多糖，并通过激活干扰素调控因子和 NF-κB 信号通路，引起炎症反应并参与免疫调节。

（2）内体膜型模式识别受体：包括广泛分布于经典固有免疫细胞、内皮细胞和上皮细胞胞质内体膜上的 TLR3、TLR7、TLR8 和 TLR9 同源二聚体。上述 Toll 样受体为信号转导型模式识别受体，可直接识别、结合病毒双链 RNA、病毒单链 RNA 或病毒/细菌非甲基化 CpG DNA 基序，并通过激活 IRF 和 NF-κB 信号通路，引起炎症反应并参与免疫调节。

（3）胞质型模式识别受体：是一类广泛分布于固有免疫细胞和正常组织细胞胞质内的信号转导型模式识别受体，主要包括 NOD 样受体和 RIG 样受体。

1）NOD 样受体（NOD like receptors，NLR）：NOD1 和 NOD2 主要分布于黏膜上皮细胞、巨噬细胞、树突状细胞和中性粒细胞胞质中，可分别识别、结合细菌细胞壁成分内消旋二氨基庚二酸和细菌胞壁酰二肽，并通过激活 NF-κB 信号通路，引起炎症反应并参与免疫调节。

2）RIG 样受体（RIG like receptor，RLR）：广泛分布于固有免疫细胞和正常组织细胞胞质内，可直接识别、结合病毒双链 RNA，并通过激活 IRF 和 NF-κB 信号通路，引起炎症反应并参与免疫调节。

（4）分泌型模式识别受体：是机体被病原体感染或组织细胞损伤时血浆浓度急剧升高的一类急性期蛋白，主要包括脂多糖结合蛋白、C 反应蛋白和甘露糖结合凝集素。

2. 病原体相关模式分子（pathogen associated molecular pattern，PAMP） 是指某些病原体或其产物所共有的高度保守，且对病原体生存和致病性不可或缺的特定分子结构。病原体相关模式分子主要包括脂多糖和鞭毛蛋白，脂磷壁酸和肽聚糖，病原体表面甘露糖、岩藻糖或酵母多糖，病毒双链 RNA 和单链 RNA，细菌和病毒非甲基化 CpG DNA 基序等。

3. 损伤相关模式分子（damage associated molecular pattern，DAMP） 是指各种原因（如炎症、损伤、缺氧、应激等）造成组织损伤，可向细胞间隙或血液循环释放内源性分子。损伤相关模式分子主要包括高迁率组蛋白 B1、热激蛋白、尿酸结晶、S100 蛋白、透明质酸和硫酸肝素等。

第三节　固有免疫应答和适应性免疫应答的关系

一、启动适应性免疫应答

树突状细胞是唯一能激活初始 T 细胞的抗原提呈细胞,也是功能最强大的专职抗原提呈细胞。巨噬细胞在吞噬、消化、清除抗原异物的同时可加工提呈抗原,以供 T 细胞识别,形成 T 细胞活化的第一信号。此外,巨噬细胞在识别病原体后自身活化,其表面的共刺激分子表达上调,有助于 T 细胞活化第二信号的产生。这两类细胞都直接参与了适应性免疫应答的启动过程。

二、影响适应性免疫应答的类型

固有免疫细胞识别不同病原体表达的病原体相关分子模式,产生不同类型的细胞因子,诱导特异性免疫细胞的分化,继而影响适应免疫应答的类型。例如,胞内菌感染时,可刺激巨噬细胞分泌以 IL‐12、IFN‐γ 为主的细胞因子,诱导 Th0 向 Th1 分化,产生 IL‐2、IFN‐γ、TNF‐β 等 Th1 细胞因子,通过细胞免疫来清除胞内感染的微生物;胞外菌或某些寄生虫感染时,肥大细胞、NK T 细胞产生以 IL‐4 为主的细胞因子,诱导 Th0 向 Th2 分化,辅助活化的 B 细胞增殖化为浆细胞,浆细胞产生抗体,发挥体液免疫应答效应。

三、协助适应性免疫应答发挥效应作用

体液免疫的效应分子抗体本身没有杀伤病原体和清除抗原异物的功能,只有在巨噬细胞、NK 细胞及补体的参与下通过调理作用、ADCC 作用和补体介导的溶菌溶细胞作用来实现其免疫效应。细胞免疫的效应细胞 Th1 也不能直接杀伤靶细胞,而是通过分泌细胞因子(IFN‐γ、TNF‐β)活化巨噬细胞来清除胞内感染病原体。固有免疫应答与适应性免疫应答的关系见图 14‐6。

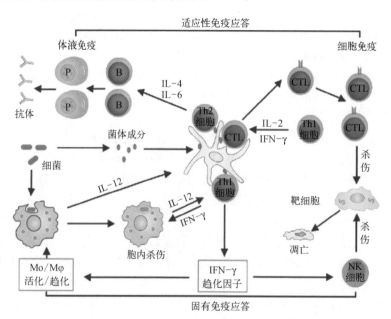

图 14‐6　固有免疫应答和适应性免疫应答的关系

Mo,单核细胞;Mφ,巨噬细胞

第四节　固有免疫应答的作用时相

一、瞬时固有免疫应答阶段

发生于感染后 0~4 h。首先是皮肤、黏膜屏障发挥机械阻挡、排除作用；分泌防御素、抗菌蛋白、趋化因子等抑制或杀伤病原体的物质；正常菌群的生物拮抗作用等可阻挡病原体的入侵。随后，少数病原体突破屏障结构后，可被皮下或黏膜下的巨噬细胞吞噬破坏。与此同时入侵的病原体通过旁路途径激活补体发挥溶菌作用；补体活化过程中产生的 C3b/C4b 介导调理作用；C3a/C5a 作用于肥大细胞，导致一系列生物活性介质的释放，使局部血管扩张及血管通透性增加，便于中性粒细胞从血管内游出；C5a 作为趋化因子将巨噬细胞募集到感染发生部位，由此而发挥强大吞噬杀伤功能并形成炎症。通常绝大多数的感染终止于该时相。

二、早期固有免疫应答阶段

发生于感染后 4~96 h。感染部位组织细胞分泌的 IFN - γ、MIP - 1α、GM - CSF 等细胞因子及病原体某些菌体成分如脂多糖可募集、活化巨噬细胞。活化的巨噬细胞产生大量细胞因子和炎症介质进一步增强、扩大固有免疫应答效应和炎症反应。例如：① 白三烯、前列腺素等炎性介质导致感染局部毛细血管扩张、通透性增加，便于补体和巨噬细胞进入感染部位发挥抗感染作用；② 在 MIP - 1α 和 MCP - 1 等趋化性细胞因子作用下，血管内单核细胞和周围组织中更多的巨噬细胞被招募、聚集至感染表位，使局部抗感染免疫作用显著增强；③ TNF 和血小板活化因子使局部血管内皮细胞和血小板活化，形成血栓封闭血管，有效阻止局部病原体的扩散，同时也使局部缺血缺氧，组织损伤加重；④ 促炎性细胞因子如 TNF - α、IL - 1 和 IL - 6 等作为内源性致热原，作用于下丘脑体温调节中枢引起发热反应，对体内病原体的生长产生抑制作用；⑤ 促炎性细胞因子可刺激骨髓，生成并释放大量中性粒细胞入血，以提高机体抗感染免疫应答能力；同时，其可刺激肝细胞合成分泌一系列急性期蛋白，如 C 反应蛋白、甘露糖结合凝集素和脂多糖结合蛋白等。其中 C 反应蛋白和甘露糖结合凝集素可激活补体，进一步增强调理作用和溶菌效应。此外，B1 细胞受到某些细菌脂多糖、荚膜多糖等刺激后，可在 48 h 之内产生 IgM 类抗菌抗体，此种抗体在血清补体协同作用下对少数进入血流的病原菌产生泛特异性杀伤溶解作用。NK 细胞、γδT 细胞和 NK T 细胞则可对某些病毒感染和胞内寄生菌感染的细胞产生杀伤破坏作用。

三、适应性免疫应答诱导阶段

发生于感染 96 h 后，活化的巨噬细胞和树突状细胞摄取、加工、处理病原体，并以抗原肽-MHC 分子复合物的形式表达于细胞表面，供 TCR 识别。同时，活化的巨噬细胞和成熟树突状细胞共刺激分子表达上调，诱导 T 细胞活化并启动适应免疫应答。

本章小结

固有免疫系统通过屏障结构、固有免疫细胞和固有分子的作用，实现固有免疫应答，发挥早期抗感染的作用。机体主要的固有免疫细胞包括单核巨噬细胞、树突状细胞、自然杀伤细胞和中性粒细胞等。单核巨噬细胞通过其表面表达的多种模式识别受体泛特异性识别微生物或凋亡细胞的病原体相关分子模式；通过调理性受体有效摄取抗原异物,实现单核巨噬细胞识别、清除、杀伤病原体;参与和促进炎症反应;杀伤肿瘤和病毒感染等靶细胞;加工提呈抗原和免疫调节等多种生物学作用。NK细胞在其细胞膜表面多种调节性受体的调控下,通过自然杀伤和ADCC途径发挥细胞毒作用杀伤靶细胞。固有免疫通过启动适应性免疫应答、影响适应性免疫应答类型和协助适应免疫应答发挥效应等方式,与适应性免疫应答协同作用,实现最终清除抗原的目的。

思考题

1. 名词解释

固有免疫应答、防御素、模式识别受体。

2. 简答题

（1）简述固有免疫系统的组成。

（2）简述巨噬细胞识别、杀伤和清除病原体的过程与机制。

（3）简述 NK 细胞杀伤靶细胞的机制。

（4）简述固有免疫应答与适应性免疫应答的关系。

（杨志伟）

第十四章数字资源

 第十四章
课件

 第十四章
微课

第十五章

黏 膜 免 疫

黏膜免疫系统(mucosal immune system，MIS)又称黏膜相关淋巴组织(mucosal-associated lymphoid tissue，MALT)系统,是机体免疫系统的重要的组成部分,由呼吸道、消化道、泌尿生殖道等的黏膜组织及与之相关的外分泌腺和淋巴组织组成。正常人体黏膜表面积巨大,仅小肠黏膜面积就高达 400 m^2,是病原微生物等抗原性异物进入机体的重要途径,因此,黏膜免疫系统是局部免疫应答的重要场所,构成了机体抗感染的第一道防线。

第一节　黏膜免疫系统的组成和特点

黏膜免疫系统分布广泛,根据组成结构和分布特点可分为两种类型: ① 器官化的淋巴组织,即黏膜淋巴滤泡,其表面覆盖有黏膜上皮细胞,组织的生发中心含有大量的可产生分泌型 IgA 的 B 细胞,包括肠道黏膜集合淋巴结、阑尾、扁桃体等,是黏膜免疫应答发生的主要部位。② 弥散免疫细胞,指广泛分布于黏膜上皮及黏膜固有层中弥散的黏膜淋巴细胞和其他固有免疫细胞,如树突状细胞、巨噬细胞和肥大细胞等。机体不同部位黏膜免疫系统的组成、命名及功能存在差异,位于肠道内的黏膜免疫系统称为肠道相关淋巴组织,其属消化道黏膜免疫组织;位于鼻腔和支气管内的称为鼻相关淋巴组织和支气管相关淋巴组织,位于泌尿生殖道的称为泌尿生殖道相关淋巴组织(图 15-1)。

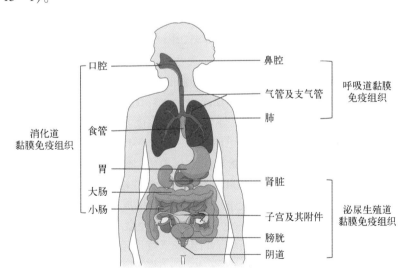

图 15-1　人体黏膜免疫系统的组成

一、肠道相关淋巴组织

肠道相关淋巴组织(gut-associated lymphoid tissue，GALT)是抵御侵入肠道的病原微生物感染,产生免疫应答的重要部位。其由器官化的淋巴组织和大量弥散免疫细胞组成,主要包括派尔集合淋巴结、独立淋巴滤泡、上皮内淋巴细胞和固有层淋巴细胞等(图 15-2)。

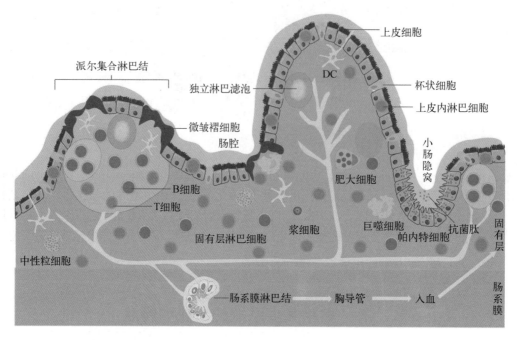

图 15-2　肠道相关淋巴组织器官化的淋巴组织及弥散免疫细胞组成示意图

1. 派尔集合淋巴结(Peyer's patch, PP)　是肠黏膜的次级淋巴组织,主要位于小肠黏膜下,有 100~200 个,是启动肠道黏膜免疫应答的重要部位。派尔集合淋巴结是由含生发中心的 B 细胞滤泡和滤泡间 T 细胞聚集而成,并向肠腔内凸起。突入肠腔部的表面覆盖有黏膜上皮细胞,称滤泡相关上皮细胞(follicle-associated epithelium, FAE),包括肠上皮细胞、微皱褶细胞、淋巴细胞、巨噬细胞和树突状细胞等。

微皱褶细胞是一类特化的膜上皮细胞,其与肠上皮细胞紧密排列在一起,构成黏膜上皮屏障。微皱褶细胞胞质少,胞膜上有较大的膜孔,肠腔面有很多皱褶,无微绒毛,不分泌消化酶和黏液;其基底部凹陷成小袋,其中有巨噬细胞、树突状细胞、T 细胞、B 细胞等,这些结构使得微皱褶细胞容易与肠腔内的微生物等抗原接触,微皱褶细胞通过吸附、胞饮和内吞等方式高效摄取抗原,并以囊泡形式将抗原转运至基底部小袋,供树突状细胞等细胞摄取、识别。

2. 独立淋巴滤泡(isolated lymphoid follicle, ILF)　是肠黏膜次级淋巴组织的重要组成部分,呈圆形或椭圆形,边界清晰,通常直径为 0.2~1.0 mm。其形成、发育及完善与个体出生后肠道对于共生菌抗原的刺激和应答密切相关,因此,独立淋巴滤泡的形态结构、数量随机体生长发育程度及免疫功能状态不同而处于动态变化之中。机体近数千个独立淋巴滤泡散在分布于整个肠道。与派尔集合淋巴结结构相似,独立淋巴滤泡内主要含有大量的 B 淋巴细胞,肠腔面也被含有微皱褶细胞的肠黏膜上皮覆盖(图 15-2)。通常独立淋巴滤泡有两种类型:初级淋巴滤泡和次级淋巴滤泡。初级淋巴滤泡为未受抗原刺激滤泡,由分布均匀的密集淋巴细胞所组成,体积较小。B 细胞接受抗原刺激后,迁移至初级淋巴滤泡分裂增殖,形成生发中心,即次级淋巴滤泡。生发中心由内向外可分为暗区和明区。暗区(dark zone)是生发中心的内侧,主要由具有极强分裂能力的中心母细胞(B 淋巴母细胞)密集而成,其胞质嗜碱性强,染色较深;中心母细胞继续增殖分化为中心细胞,并向富含滤泡树突状细胞、Tfh 细胞和巨噬细胞的外侧区移动,该区域细胞分布松散,着色较淡,称为明区(light zone)。在生发中心,B 细胞经历体细胞高频突变、免疫球蛋白类别转换及抗体亲和力成熟等过程,最终分化为浆细胞或记忆 B 细胞。

3. 肠系膜淋巴结(mesenteric lymph node, MLN)　是体内最大的淋巴结,呈扁平或者卵圆形,遍布于肠系膜层中,有 100~150 个。肠系膜淋巴结具有输入淋巴管和输出淋巴管,包括富含 B 细胞的淋巴滤泡和弥散于副皮质区的 T 细胞,肠系膜淋巴结通过输入淋巴管与派尔集合淋巴结、独立淋巴滤泡相连,收集小肠和大肠引流淋巴液中携带的各种抗原物质和免疫细胞,是启动针对肠道抗原的免疫应答和诱导黏膜耐受的重要场所。同时,效应细胞可依赖肠系膜淋巴结表达整合素和趋化因子受体,并通过固有层微静脉进入血循环,进一步实现淋巴细胞归巢。

4.弥散免疫细胞　肠道黏膜存在大量弥散免疫细胞,包括分布于整个肠上皮的上皮内淋巴细胞(intraepithelial lymphocyte,IEL)、固有层淋巴细胞(lamina propria lymphocyte,LPL)和固有免疫细胞(innate immune cell)。黏膜不同部位的淋巴细胞具有不同的细胞表型和功能特征。

上皮内淋巴细胞是一类存在于上皮细胞间的效应或记忆淋巴细胞,主要为 T 细胞。正常小肠中每 100 个上皮细胞中就有 10~15 个上皮内淋巴细胞,大肠中上皮内淋巴细胞在上皮细胞中的比例为 1/50~1/30,由于肠黏膜面积较大,这使得上皮内淋巴细胞成为体内最大的淋巴细胞群之一。上皮内淋巴细胞起源于淋巴细胞谱系,未成熟的上皮内淋巴细胞前体细胞离开胸腺后在肠道中发育成熟,其中 90% 为 $\alpha\beta$T 细胞,10% 为 $\gamma\delta$T 细胞,大多数 T 细胞(约 80%)表达 CD8 分子,具有类似 CTL 的效应功能。上皮内淋巴细胞表达的趋化因子受体 CCR9 及 CD103(αEβ7 整合素)与肠上皮细胞表达的 CCL25 及 E-钙黏蛋白相结合,使其定位于肠道黏膜上皮间。

固有层淋巴细胞绝大多数是归巢至黏膜固有层的效应或记忆 T 细胞,这些细胞识别树突状细胞提呈的抗原并活化,完成经由血循环的归巢过程,细胞高表达 CD45RO、CCR9、α4β7 整合素以及促炎性细胞因子 CCL5(T 细胞激活低分泌因子)受体等。固有层淋巴细胞中 CD4$^+$T 细胞与 CD8$^+$T 细胞的比例为 3∶1,其中 CD4$^+$T 细胞亚群可包括 Th1 细胞、Th2 细胞、Th17 细胞和调节性 T 细胞等。小肠黏膜固有层中还含有浆细胞、CD1 限制性 iNK T 细胞及黏膜相关恒定 T 细胞。

二、鼻相关淋巴组织

鼻相关淋巴组织(nasal associated lymphoid tissue,NALT)由腭扁桃体(palatine tonsil)、咽扁桃体(adenoid)(又称腺样体)、舌扁桃体(lingual tonsil)等构成的 Waldeyer 咽淋巴环(图 15-3)及鼻后部其他淋巴组织共同构成。Waldeyer 咽淋巴环属于咽淋巴环的内环,其与咽后淋巴结、下颌角淋巴结、下颌下淋巴结、颏下淋巴结等构成的外环相连,并与颈淋巴结及颈深淋巴结相续。Waldeyer 咽淋巴环的组成结构类似于淋巴结,但缺乏被膜和输入淋巴管,主要由器官化的淋巴组织、大量淋巴滤泡和弥散的免疫细胞构成,分布于消化道和呼吸道交会处,在局部免疫应答中发挥重要作用。3~5 岁的儿童随着免疫功能逐渐活跃,以及接触抗原种类的增加,扁桃体可能出现显著增大,可被视为正常生理现象;青春期后由于扁桃体的免疫应答减弱,其体积逐渐缩小。

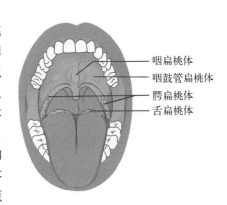

咽扁桃体
咽鼓管扁桃体
腭扁桃体
舌扁桃体

图 15-3　Waldeyer 咽淋巴环的组成

鼻相关淋巴组织的淋巴细胞位于鼻咽和软腭鳞状上皮下,上皮内有散在微皱褶细胞及上皮内淋巴细胞,是机体抵御空气和食物源性病原微生物感染的重要免疫细胞。

三、支气管相关淋巴组织

支气管相关淋巴组织(bronchial associated lymphoid tissue,BALT)主要分布于大、中气道尤其是气管、支气管分叉处黏膜上皮下层,其结构与派尔集合淋巴结相似,主要由淋巴细胞聚集而成的滤泡所构成。支气管相关淋巴组织并非组成性存在,健康成人肺脏检测不到,在微生物感染或肺部炎症情况下,才产生相应的支气管相关淋巴组织黏膜免疫应答。气管、支气管黏膜上皮细胞接受抗原刺激后,上皮内淋巴细胞和固有层弥散淋巴组织执行免疫功能,滤泡中淋巴细胞增生成生发中心,可产生抗体、细胞因子等发挥局部免疫应答效应。

四、泌尿生殖道相关淋巴组织

泌尿生殖道相关淋巴组织(urogenital-associated lymphoid tissue,UALT)根据部位不同,其结构及生理功能存在差异。女性上生殖道(子宫颈管、子宫、输卵管和卵巢等)黏膜上皮为单层柱状上皮,上皮下含集合淋巴结,以 B 细胞为中心,周围存在大量 CD8$^+$T 细胞,这些部位所产生的抗体主要为分泌型 IgA。女性阴道、子宫颈阴道部和男性尿道末端黏膜上皮为鳞状上皮细胞,该部位上皮下缺乏集合淋巴结,但其间分布有树突状细胞、巨噬细胞、CD8$^+$T 细胞和 CD4$^+$T 细胞、CD20$^+$B 细胞及浆细胞。女性生殖道黏膜免疫针对病原微生物发生应答,但对精子和胎儿产生耐受。

黏膜免疫系统是阻止病原微生物等侵入机体的主要屏障,其解剖结构及生理功能不同于其他免疫组织。组成黏膜免疫系统的器官化淋巴样组织和弥散免疫细胞分布于不连续的区域,不同黏膜部位免疫系统组成存在较大差异。黏膜上皮和淋巴组织间紧密联系,相互协作执行固有免疫和适应性免疫应答。黏膜免疫系统对抗原选择性应答,对暴露于黏膜的大多数抗原产生免疫耐受,对有害抗原产生应答,分泌型 IgA 是应答的主要抗体。黏膜免疫系统有特定的免疫抑制微环境,有利于机体与共生菌的互利共生,维持肠道微环境的稳定。

第二节 黏膜相关的免疫应答

机体黏膜免疫系统时刻都在接受着数量巨大的病原微生物、机体共生菌等抗原、食物源性抗原的刺激,根据抗原本身的性质、进入机体的方式、进入的量等,黏膜免疫系统可发生不同性质的反应,如产生免疫应答或免疫耐受,在构成机体抗感染的第一道防线的同时,也维持了黏膜系统内环境的稳定。

一、黏膜相关的固有免疫应答

参与黏膜免疫系统固有免疫应答的成分主要包括黏膜屏障结构、黏膜固有免疫细胞及分子,其广泛分布于黏膜系统表面和黏膜淋巴组织中,其主要的生物学功能是抵御对机体有害抗原的入侵和启动适应性免疫应答。

(一)黏膜免疫系统的屏障功能

完整的黏膜上皮组织的屏障作用是构成黏膜局部固有免疫的重要因素,若屏障结构的完整性受到破坏,机体容易发生感染。

1. 物理屏障 黏膜上皮组织中的上皮细胞层和黏液层构成了主要物理屏障结构。上皮细胞层的各类细胞,如肠黏膜的上皮细胞、杯状细胞、M 细胞和上皮内淋巴细胞等,通过相邻细胞间隙的闭锁带、αEβ7 整合素-E 钙黏蛋白等形成紧密连接,组成致密保护层可阻止直径大于 6~12 nm 的细菌等抗原性物质越过细胞间隙进入固有层。此外,胃肠道和上呼吸道上皮细胞的纤毛运动可有效阻止病原体和大分子物质附着,并加快抗原的排出。位于肠道绒毛顶部的杯状细胞分泌的黏液,其中含有黏液素糖蛋白和三叶肽等物质,在黏膜上皮表面形成较厚的凝胶状黏液层,有效防止肠道微生物直接接触并附着于黏膜上皮细胞。有些黏蛋白还可以脱离上皮细胞,与致病菌的黏附成分相结合,抑制病菌黏附宿主细胞。

2. 化学屏障 黏膜上皮细胞分泌的多种蛋白水解酶、抗菌肽、抗菌蛋白及胃酸等物质,构成了机体抵御外界病原微生物感染的化学屏障。胃蛋白酶、胰蛋白酶及糜蛋白酶等多种蛋白酶,可水解大分子多肽使之丧失免疫原性,也可溶解某些革兰氏阳性菌的细胞壁,在酸性水解酶的作用下进一步消化病原体。抗微生物的效应分子主要包括防御素及溶菌酶类等。人体中的抗菌肽主要为防御素,是 29~35 个氨基酸组成的阳性小分子肽,由黏膜上皮细胞分泌,其中小肠隐窝基底部的帕内特细胞可产生 α-防御素(又称隐窝素),呼吸道、泌尿生殖道黏膜上皮细胞可产生 β-防御素。防御素具有广谱抗菌活性,可通过形成孔洞破坏细胞膜致细菌等病原体破裂溶解,可抑制胞内 DNA、RNA 和蛋白质的合成,可与机体易感细胞表面的病毒受体结合,干扰病毒的附着和入侵,并对单核细胞及淋巴细胞等具有趋化作用,从而促进免疫应答。溶菌酶类物质主要来源于小肠的帕内特细胞,小肠隐窝处的上皮细胞及巨噬细胞,能直接作用于革兰氏阳性细菌胞壁肽聚糖的 *N*-

乙酰葡糖胺和 N-乙酰胞壁酸骨架,使肽聚糖分子解离,从而破坏细菌和真菌细胞壁结构,在机体黏膜防御中发挥重要作用。此外,小肠上皮细胞产生的组织杀菌素、凝集杀菌素和 RegⅢγ蛋白均可通过破坏细胞壁结构而发挥抗菌活性。

3. 生物学屏障　主要由聚集在消化道、呼吸道、泌尿生殖道等黏膜组织表面的大量共生菌群组成,该菌群呈特征性分布,不同黏膜微环境中共生菌种类、数量均不同。共生菌主要存在于肠道黏膜表面,种类繁多,是黏膜表面的优势菌群,其可通过与局部病原微生物竞争营养物质及生存空间、产生抗菌物质如大肠菌素、乳酸等抑制病原微生物的生长。

（二）固有免疫细胞及分子的功能

正常情况下,肠道黏膜上皮层不会针对共生菌产生强有力的炎症反应,当病原微生物突破黏膜上皮屏障,进入固有层时,黏膜固有免疫细胞及分子立即启动应答清除病原微生物。

1. 启动炎症反应和抗病毒应答　正常情况下,肠道中免疫细胞维持机体对无害抗原的耐受状态,当病原微生物突破黏膜屏障时,其表面的病原体相关分子模式分子被黏膜上皮细胞、巨噬细胞、树突状细胞等表达的模式识别受体(主要为 Toll 样受体)所识别,启动固有免疫应答。Toll 样受体信号可增强肠道上皮细胞间紧密连接的强度,提高上皮细胞的移动能力和增殖能力,活化的上皮细胞释放抗菌肽和溶菌酶等物质杀伤病原微生物。肠道巨噬细胞具有较强的吞噬和杀伤功能,活化的树突状细胞和巨噬细胞还产生 CXCL、CXCL8 等因子趋化单核细胞及粒细胞到达感染部位参与黏膜固有免疫。

2. 启动免疫应答　黏膜上皮细胞间的微皱褶细胞,可通过"胞吞转运"作用直接将肠腔内的蛋白质及病毒、细菌、微小寄生虫等颗粒性抗原物质内吞并转送至派尔集合淋巴结。黏膜组织内树突状细胞摄取病原微生物及其产物,加工处理后将抗原信息提呈给黏膜免疫系统的 T 细胞,并通过高表达共刺激分子,激活淋巴细胞。黏膜上皮细胞也可通过 MHC Ⅰ类或者 MHC Ⅱ类分子途径向 CD8$^+$T 细胞/CD4$^+$T 细胞提呈内/外源性抗原肽,进而启动适应性免疫应答。

此外,黏膜免疫系统内的 γδT 细胞、NK T 细胞及 iNK T 细胞可识别由 MHC 非经典分子 CD1d 提呈的脂类抗原;具有 MR1 限制性的黏膜相关恒定 T 细胞,可识别肽和糖脂类抗原,从而启动免疫应答。黏膜免疫系统内的 B1 细胞还可直接针对 TI 抗原产生应答。

3. 释放大量的细胞因子参与免疫应答　肠道上皮细胞可产生多种细胞因子,如 IL-1、IL-6、TNF-α 等促炎性细胞因子和 TGF-β、IL-10 等调节性细胞因子。肠道活化的巨噬细胞产生的 IL-12 和 TNF-α 可促进树突状细胞的成熟和活化;肺泡巨噬细胞可通过表达一氧化氮和 TGF-β、IL-10 等抑制 T 细胞应答。肠道黏膜固有层树突状细胞对炎性刺激呈现低反应,通过分泌 IL-10、TGF-β 等促进 Foxp3$^+$诱导性调节性 T 细胞分化,参与黏膜对食物和共生菌等无害抗原的耐受。存在于肠黏膜固有层的淋巴组织诱导细胞可产生大量 IL-22 和 IL-17A,在维持上皮组织稳态和抗感染中起重要作用。

二、黏膜免疫中的适应性免疫应答

正常情况下,由于接触大量共生菌、食物或空气源性抗原,黏膜免疫系统内淋巴细胞受到持续刺激,绝大多数淋巴细胞为效应细胞和记忆细胞,并对无害的抗原物质表现为无应答或低应答。这些细胞通过淋巴细胞再循环并归巢至机体黏膜组织的不同部位发挥作用。当病原微生物通过黏膜进入机体后,可启动以产生 IgA 为主的体液免疫和以 Th17/Th1 为主的细胞免疫应答,最终清除病原微生物。

（一）黏膜相关的细胞免疫应答

1. 黏膜抗原的摄取及提呈　黏膜上皮细胞间微皱褶细胞和黏膜免疫系统的树突状细胞均可摄取肠腔内的抗原,但与树突状细胞不同的是,微皱褶细胞无抗原提呈功能。微皱褶细胞肠腔面有微褶皱,在接触肠腔内抗原如病毒、细菌等后,通过吞噬或内化摄取颗粒性抗原,形成内体,内体迅速转运至微皱褶细胞基底部袋状凹陷处并释放,支气管相关淋巴组织和鼻相关淋巴组织中也有类似的微皱褶细胞存在。该处的树突状细胞可摄取经由微皱褶细胞转运的抗原,除通过该途径摄取抗原外,树突状细胞可将突起沿上皮细胞延伸至肠腔直接摄取抗原、吞噬含抗原的凋亡上皮细胞,还可借助表面 FcR 摄取被 IgG 抗体包被的抗原。摄取抗原的树突状细胞在加工处理抗原的同时,移行至黏膜免疫系统的 T 细胞依赖区,此时树突状细胞可高表达 MHC 分子及共刺激分子,能有效激活黏膜初始 T 细胞。

2. 黏膜免疫中 T 淋巴细胞的活化及效应　上皮内淋巴细胞大多数为效应 T 细胞或记忆 T 细胞,其 TCR 缺乏多样性。A 型上皮内淋巴细胞主要是 αβTCR⁺CD8⁺ 的 CTL,可特异性识别由感染上皮细胞 MHC Ⅰ 类分子提呈的病毒等内源性抗原肽,活化后释放细胞毒颗粒(穿孔素和颗粒酶等),直接在感染部位杀伤靶细胞,同时通过表达 FasL 和分泌 TNF 诱导靶细胞凋亡。绝大多数属于效应 T 细胞和记忆 T 细胞,CD4⁺T 细胞:CD8⁺T 细胞大约为 3:1。CD4⁺T 细胞亚群存在于肠黏膜固有层,以 Th1 和 Th17 多见,通过释放细胞因子参与黏膜抗感染免疫。正常情况下,Th17 存在于小肠及结肠黏膜固有层,分泌 IL-17A 和 IL-22,促进黏膜上皮损伤修复和上皮间紧密连接的形成。CD4⁺Foxp3⁺ 的调节性 T 细胞可通过分泌 IL-10、TGF-β 等因子而发挥抑制免疫应答的作用,调节肠道炎症反应并保证肠黏膜免疫系统的平衡。

(二) 黏膜相关的体液免疫应答

1. 黏膜中 B 淋巴细胞的活化及效应　黏膜 B 细胞主要分布于肠道相关淋巴组织中派尔集合淋巴结及其生发中心、独立淋巴滤泡及肠黏膜固有层。在派尔集合淋巴结及独立淋巴滤泡中 B 细胞识别共生菌或病原微生物的抗原,并在 T 细胞的辅助下分化为 IgA⁺B 细胞,形成生发中心。随后 IgA⁺B 细胞移行至肠系膜淋巴结,表达黏膜归巢整合素 α4β7、CCR9 及 CCR10,后者通过淋巴细胞再循环归巢至黏膜固有层,最终分化为分泌特异性 IgA 的浆细胞,该过程中 TGF-β 可促进 IgA 类别转换。部分活化的 B 细胞停留在晚期成熟状态,成为记忆细胞。固有层浆细胞分泌的 IgA 二聚体与肠道隐窝基部上皮细胞表达的多聚免疫球蛋白受体(ploy Ig receptor, pIgR)高亲和力结合,pIgR 将 IgA 转吞至肠腔侧,经酶切后释放入肠腔(图 15-4)。

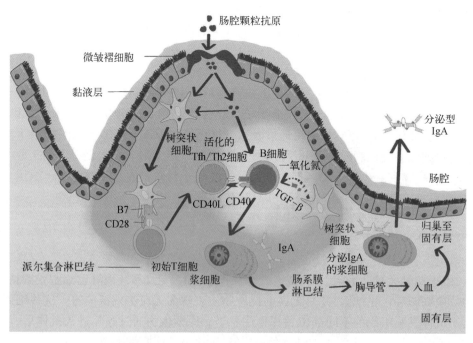

图 15-4　胸腺依赖性 IgA 抗体类别的转化

黏膜上皮下树突状细胞摄取抗原→迁移至 T 细胞区→激活初始 CD4⁺T 细胞→分化为效应 Th2 细胞或 Tfh 细胞→辅助 B 细胞活化、增殖及分化;滤泡中树突状细胞通过分泌 TGF-β 及一氧化氮促进 IgA 类别转换

位于肠黏膜的 B1 细胞可以直接与淋巴滤泡中的树突状细胞相互作用,对共生菌或 TI 抗原发生免疫应答,促进分泌型 IgA 抗体的产生。

2. **分泌型 IgA 的生物学效应**　　分泌型 IgA 是黏膜免疫系统优势性抗体,可通过结合微生物表面特异性结合位点、刺激黏膜杯状细胞分泌黏液等方式抑制微生物黏附于上皮组织;还具有中和病毒、中和微生物产生的酶或毒素的作用;在参与肠道黏膜抗感染免疫的同时,与泌型 IgA 对于维持宿主与共生菌群间的稳态中也发挥重要作用。此外,分泌型 IgA 还可通过小肠淋巴细胞表达的 IgA 受体介导 ADCC 作用损伤肠道上皮,引起病理损害。

(三) 黏膜淋巴细胞的再循环

黏膜免疫系统的效应淋巴细胞只在黏膜组织中再循环。初始 T 细胞和 B 细胞均表达归巢受体 CCR7 和 L-选择素,经血流与黏膜组织高内皮细胞小静脉表达的相应配体 CCL21 和 CCL19 结合后,直接进入派尔集合淋巴结及淋巴滤泡。若在此处接受抗原刺激,淋巴细胞表面的 CCR7 及 L-选择素的表达则下调,而整合素 α4β7 及趋化因子受体 CCR9 表达上调,并依次经过输出淋巴管、肠系膜淋巴结、胸导管后入血。随后,淋巴细胞表面的 α4β7 及 CCR9 分别与黏膜固有层血管内皮细胞表达的黏膜地址素细胞黏附分子(mucosal addressin cell adhesion molecule-1, MAdCAM-1)和小肠上皮细胞的 CCL25 结合,促进淋巴细胞穿越微静脉,选择性归巢至肠黏膜固有层成为效应细胞或记忆细胞。

第三节　　黏膜免疫耐受

机体黏膜尤其肠道黏膜与外界相通,由于持续接触大量的食物源性抗原和共生菌,局部黏膜免疫需要精准识别抗原,既要对病原微生物等抗原有效应答又要对大量无害抗原保持耐受。在正常情况下,机体黏膜免疫系统中针对食物抗原的特异性淋巴细胞并没有被阴性选择清除,但口服蛋白并不产生或仅产生低水平应答,该现象称为口服耐受。该耐受机制并未完全阐明,目前研究表明,黏膜免疫系统中负调控细胞形成以抑制作用为主的黏膜组织微环境,致使针对无害抗原的效应 T 细胞和记忆 T 细胞保持低应答或无应答状态。表达 CD103 的调节性树突状细胞获取抗原后,在固有层或肠系膜淋巴结可通过分泌 TGF-β 和视黄酸诱导抗原特异性 T 细胞分化为 Foxp3⁺ 调节性 T 细胞,并使之获得肠道归巢能力。肠树突状细胞还可通过吲哚胺双加氧酶增强诱导性调节性 T 细胞的活性。肠道固有层调节性 T 细胞所分泌 IL-10 可抑制 Th1、Th2 和 Th17 等细胞亚群的活性,并通过 TGF-β 诱导机体产生非炎症性 IgA,从而维持针对无害抗原的耐受。

第四节　　黏膜免疫系统与临床疾病

正常情况下,黏膜免疫系统存在着炎症反应与免疫负调控的平衡,稳态被打破就会导致肠道炎症性疾病的发生。例如,对肠道共生菌失调产生的异常免疫应答可导致溃疡性结肠炎和克罗恩病等炎症性肠炎,对食物中谷朊蛋白的异常应答可导致乳糜泻,食入或吸入变应原会导致局部或全身的 I 型超敏反应。

本章小结

黏膜免疫系统是机体最大的免疫组织,指广泛存在于呼吸道、消化道、泌尿生殖道等的黏膜组织和与之相关的外分泌腺体,包括器官化的淋巴组织和弥散免疫细胞,构成机体抵御黏膜局部感染的第一道防线。正常情况下,机体约 50% 的淋巴组织存在于黏膜免疫系统,且多数淋巴细胞为效应细胞或记忆细胞。在肠道共生菌和食物抗原的持续刺激下,黏膜免疫系统对无害抗原保持低应答或无应答。当病原微生物等物质通过黏膜屏障结构进入固有层,免疫平衡被打破,可发生免疫应答清除抗原。黏膜上皮细胞中 M 细胞通过转吞作用,为免疫细胞传递抗原。固有层树突状细胞摄取抗原并活化 T 细胞,CD4$^+$ 或 CD8$^+$ αβT 细胞、γδT 细胞、NKT 细胞等可通过 MHC 限制性、CD1 分子、MR1 限制性等方式识别蛋白质、脂类或者糖脂类抗原,活化后的 T 细胞通过细胞毒作用等方式杀伤感染细胞。黏膜免疫系统内的 B 细胞在派尔集合淋巴结及淋巴滤泡中接受 TI 抗原和 TD 抗原刺激而发生应答,通过淋巴细胞再循环进入黏膜固有层,产生分泌型 IgA,从而发挥体液免疫效应。Foxp3$^+$ 的调节性 T 细胞可通过分泌 TGF-β 等因子而发挥免疫调节作用,维护肠黏膜免疫系统的平衡。肠道免疫耐受的打破与炎性肠病、超敏反应等的发生密切相关。

思考题

1. 名词解释

  黏膜免疫系统。

2. 简答题

  (1)简述黏膜免疫系统的组成及特点。

  (2)黏膜免疫应答与系统免疫应答的关系如何?

(徐 琦)

第十五章数字资源

 第十五章
课件

 第十五章
微课

第十六章

免 疫 耐 受

第一节 概 述

在一定条件下,机体免疫系统接受某种特定抗原刺激后形成的针对该抗原的特异性免疫低应答或无应答状态,称为免疫耐受(immunological tolerance)。机体对自身抗原形成免疫耐受是免疫系统的基本功能之一。诱导免疫耐受的抗原物质称为耐受原。在不同条件下,同一抗原物质可能是免疫原,也可能是耐受原,这取决于抗原的理化性状、剂量、进入机体的途径及机体因素。免疫耐受具有以下4种基本特性:① 特异性,即机体免疫系统只对诱导耐受的特定抗原不应答,对不引起耐受的抗原仍能进行良好的免疫应答。② 诱导性,免疫耐受是特异性抗原作用的结果,抗原诱导产生并维持一定时间,未成熟的淋巴细胞容易被诱导耐受。③ 转移性,对特定抗原的耐受性可通过耐受的T、B细胞转移给非耐受的个体。④ 非遗传性,先天或后天免疫耐受均需要接触特异性抗原后才能产生,因此不可遗传。

免疫耐受与免疫抑制和免疫缺陷有本质区别。免疫抑制是机体在理化或生物因素影响下,对所有抗原的免疫应答能力下调或丧失;免疫缺陷是由于免疫系统结构的完整性受到破坏,对所有抗原缺乏全部或某一特定类型的免疫应答。

一、免疫耐受的分类

免疫耐受的形成和维持受多种因素影响,其免疫学特性不尽一致,具有以下几种分类。

(一)根据免疫耐受形成原因分类

1. 天然免疫耐受 在机体免疫系统发育成熟前如胚胎期接触抗原,个体出生后对该抗原产生的特异性无应答状态,又称先天免疫耐受(如机体对自身成分的耐受),是维持免疫自稳的重要机制之一。

2. 人工诱导免疫耐受 又称后天免疫耐受或获得性免疫耐受,指当个体出生后或免疫系统完全发育成熟后,由抗原的性状、剂量、进入机体的途径等因素的影响诱导机体所发生的免疫耐受。1953年,Medawar等成功地建立了人工免疫耐受的动物模型。

(二)根据耐受程度不同分类

1. 完全耐受 指在耐受原的刺激下,机体既不发生体液免疫应答,也不发生细胞免疫应答。

2. 不完全耐受 指耐受原刺激机体后发生低水平的体液免疫应答或者细胞免疫应答,又称部分免疫耐受。

(三)根据耐受原的剂量分类

1. 低带耐受(low zone tolerance) 指低剂量抗原诱导机体产生的免疫耐受,通常仅能诱导T细胞耐受。

2. 高带耐受(high zone tolerance)　指高剂量抗原诱导机体产生的免疫耐受,T、B 细胞均能被诱导耐受。

(四) 根据免疫耐受形成部位分类

1. 中枢耐受　指在机体的胚胎期及出生后的中枢免疫器官中,未发育成熟的 T、B 细胞接触抗原后所形成的免疫耐受。

2. 外周耐受　指在个体出生后,发育成熟的 T、B 细胞接触抗原刺激后形成的免疫耐受。

二、免疫耐受的形成

免疫耐受要在一定条件下才能形成。通常,未发育成熟的 T、B 细胞接触抗原后,会形成对该抗原的免疫耐受,因而在胚胎期和新生期容易诱导免疫耐受。个体出生后,成熟 T、B 细胞在多种因素诱导下,也可能发生免疫耐受。

(一) 胚胎期诱导免疫耐受

1945 年,欧文(Owen)首先报道了天然免疫耐受现象:遗传背景不同的异卵双生小牛各自有不同的血型抗原,因为两者胎盘血管吻合所以血液发生相互交流,但并没有出现相互排斥而是呈现出天然联体共生(图16-1)。小牛出生后,每一孪生个体体内均有对方的不同血型的血细胞,称为血型嵌合体。1951 年,Medawar 进一步发现即使在异卵双生小牛之间相互移植对方的皮片也不发生排斥反应,这提示在胚胎期机体接触抗原可能诱导免疫耐受。Burnet 推测,胚胎期未成熟的 T、B 细胞克隆接触相应抗原后被清除或形成受到抑制的禁忌克隆是机体形成对自身成分耐受的重要机制。

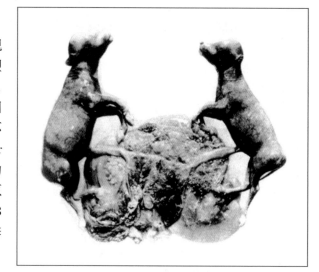

(二) 人工诱导免疫耐受

图 16-1　天然免疫耐受现象

个体出生后,机体接触到适宜的抗原,T、B 细胞接受抗原刺激后可活化、增殖、分化,产生特异性免疫应答。但 T、B 细胞的活化除了需要适宜的抗原刺激信号外,还需要活化辅助信号,缺乏任何一种信号细胞均不能完全活化,而且活化的 T、B 细胞必须在相应细胞因子的作用下,才能进行克隆增殖。在免疫应答发生的过程中,任何一种因素的缺失均可能诱导免疫耐受。

为了探索免疫耐受的本质,根据 Owen 等的观察,1953 年 Medawar 等将 B 系(H-2^k)小鼠的骨髓转输给新生期 A 系(H-2^a)小鼠,待 A 系小鼠出生 6 周后将 B 系小鼠的皮肤对其进行移植,发现移植的皮肤能长期存活,不被排斥,但移植的 C 系小鼠皮肤则出现明显的排斥反应(图16-2)。实验结果不仅证实了 Owen 等发现的耐受现象,还解释了当体内的免疫细胞处于早期发育阶段时,可以对"非己"抗原人工诱导产生免疫耐受;证实了 Burnet 等提出的胚胎期的淋巴细胞接触抗原后可产生免疫耐受的假设。在此基础上,Burnet 于1957 年提出了克隆选择学说,该学说认为:机体内存在具有各种不同抗原受体的免疫细胞克隆。在胚胎期未成熟的免疫细胞接触相应抗原,可导致该克隆被清除或受抑制,从而形成免疫耐受;而个体出生后接触到抗原,抗原选择性地刺激有相应受体的免疫细胞,使免疫细胞被激活、增殖、分化,产生免疫应答。但由于个体出生后淋巴细胞仍然在体内不断产生和发育,1959 年 Ledergerg 完善了该学说,认为抗原刺激机体的免疫细胞是产生免疫应答还是免疫耐受主要取决于免疫细胞的成熟程度:成熟的免疫细胞受抗原刺激后产生免疫应答;未成熟的免疫细胞受抗原刺激后产生免疫耐受。

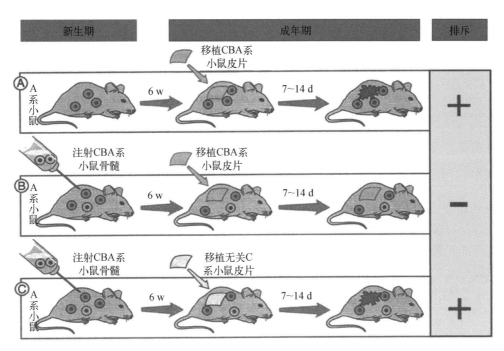

图 16－2　人工诱导免疫耐受实验

三、影响免疫耐受形成和维持的因素

免疫耐受的形成需要抗原与免疫系统的接触,免疫耐受的维持有赖于抗原的持续存在。抗原进入机体后,可作为免疫原引起正免疫应答,也可能作为耐受原引起免疫耐受。究竟导致哪种免疫应答,受多种因素的影响,主要与抗原和机体两方面的因素有关。

（一）抗原因素

免疫耐受因抗原刺激而诱导,具有抗原特异性,因此抗原在诱导和维持免疫耐受中起重要作用,抗原的理化性状、剂量、接种途径和抗原刺激的持续时间等是影响免疫耐受是否形成和维持的重要因素。

1. 抗原的理化性状　通常颗粒性大分子及蛋白质的聚合物(如细菌、血细胞等)是良好的免疫原,能被抗原提呈细胞迅速摄取、加工、处理并以强免疫原的形式提呈给 T、B 细胞,诱导免疫应答。相反,小分子、可溶性、非聚合单体物质(如非聚合的血清蛋白、脂多糖等)以及与机体遗传背景接近的抗原,其免疫原性弱,常为耐受原。此外,表面具有许多重复表位的抗原的致耐受原性强。

2. 抗原剂量　诱导免疫耐受所需的抗原剂量随抗原的种类、性质及机体的免疫状态不同而异。有研究表明,过高或过低的抗原剂量易诱导免疫耐受,适量的抗原剂量易诱导免疫应答。TI 抗原需要高剂量才能诱导 B 细胞耐受,而低剂量与高剂量 TD 抗原均可诱导免疫耐受。低带耐受和高带耐受在很多方面存在差异(表 16－1)。低带耐受的原理是 T 细胞识别抗原时,抗原提呈细胞表面必须有 10~100 个相同的抗原肽－MHC 分子复合物与 T 细胞膜上相应的 TCR 相结合,才能激活 T 细胞,低于此数目不足以使 T 细胞活化。而抗原剂量过高,则可诱导免疫细胞凋亡或可能诱导调节性 T 细胞的活化,抑制免疫应答,导致高带耐受。

表 16－1　低带耐受与高带耐受的主要区别

区 别 点	低 带 耐 受	高 带 耐 受
参与细胞	T 细胞	T、B 细胞
产生速度	快	慢

续表

区 别 点	低 带 耐 受	高 带 耐 受
持续时间	长	短
抗原种类	TD 抗原	任何抗原

诱导 T、B 细胞产生耐受所需的剂量也明显不同。B 细胞耐受所需抗原剂量大,发生慢(1~2 周),持续时间短(数周);高剂量抗原和低剂量抗原均可诱导 T 细胞耐受,且发生快(24 h 内达高峰),持续时间长(数月)。

3. 抗原免疫途径　通常抗原经口服和静脉注射最易诱导免疫耐受,腹腔注射次之,皮内注射、皮下注射和肌肉注射较难。口服抗原可刺激机体产生分泌型 IgA,引起黏膜免疫应答,但会导致全身的免疫耐受。口服诱导耐受的可能机制是口服抗原经胃肠道消化后可能使大分子抗原降解,从而降低其免疫原性。不同部位静脉注射抗原引起的作用不尽相同,经门静脉进入机体的抗原容易诱发免疫耐受。

4. 抗原(耐受原)的持续存在　耐受原的持续存在是维持免疫耐受的首要因素。机体内不停地产生新的免疫活性细胞,持续存在的耐受原可诱导新生细胞处于耐受状态。因此,有生命的耐受原长期存在体内,其建立的免疫耐受不易消退。例如,自身组织细胞、病毒、细菌等诱导的免疫耐受可长期维持;无生命的耐受原在体内降解后,免疫耐受会逐渐消退,需要多次重复给予耐受原才能维持。

5. 抗原变异　一方面,抗原变异使野生型抗原诱导的免疫应答产物不能与变异的抗原发生作用;另一方面有些变异的抗原虽然可以与 T、B 细胞表面的 TCR、BCR 结合,但不能传递免疫细胞活化的第一信号,从而使机体对变异的抗原也产生免疫耐受。这种现象常见于一些已发生变异的病原体感染,如 HIV、丙型肝炎病毒等的感染。

6. 佐剂的影响　小分子抗原不加佐剂易导致耐受,辅以佐剂则易诱导免疫应答。

(二) 机体因素

免疫耐受是机体免疫系统对抗原刺激表现出的一种负免疫应答。因此,机体免疫系统发育成熟度、遗传背景和机体免疫状态等与免疫耐受的形成密切相关。

1. 免疫系统发育成熟度　未成熟的免疫细胞比成熟的免疫细胞易诱导免疫耐受。胚胎期或新生儿期个体的免疫系统发育不成熟,容易引起耐受;免疫功能成熟的成年个体则很难诱导耐受。新生儿免疫系统比新生鼠成熟得多,故人类出生后不久即可接种疫苗。

2. 遗传背景　主要指诱导和维持免疫动物耐受的难易程度随动物种属和品系不同而异。大鼠和小鼠不论是在胚胎期还是在新生期均易成功诱导免疫耐受,兔、有蹄类及灵长类动物通常仅能在胚胎期较易诱导免疫耐受。同一种属不同品系动物诱导免疫耐受的难易程度也有很大差别。

3. 机体免疫状态　成年个体单独应用抗原不易诱导免疫耐受,但免疫功能受抑制的机体接受抗原刺激则易形成免疫耐受。联合照射、抗淋巴细胞血清、抗 Th 细胞抗体、环磷酰胺、环孢素 A 等可破坏机体成熟的免疫系统,形成类似新生期免疫系统不成熟状态,许多实验证明,这是同种器官移植手术时用于延长移植物存活的有效措施之一。

第二节　免疫耐受的机制

长期以来,人们对免疫耐受的形成机制提出各种学说和理论,但目前尚未完全明了。中枢免疫耐受和外周免疫耐受针对的免疫细胞的成熟度不同,前者为未成熟的免疫细胞,后者为成熟的免疫细胞,因而其发生机制也不尽相同。

一、中枢耐受

1. 胚胎期的克隆清除或禁忌克隆　　Burnet 提出的克隆选择学说认为：胚胎期的免疫细胞由于高度突变分化，形成无数具有不同反应特异性的细胞克隆，每个克隆均表达与其他克隆不同的抗原识别受体，可与相应抗原表位发生反应。某一克隆若在胚胎期与相应抗原接触后，该克隆即被破坏清除，即克隆清除（clonal deletion），或被抑制而成为禁忌克隆。该个体出生后再接触同一抗原，即表现为对此抗原的无反应性，即天然免疫耐受。特异性淋巴细胞克隆接触抗原后不发生克隆扩增，反而被抑制的现象，称为禁忌克隆（forbidden clone）。

2. T 细胞的中枢耐受　　经历阳性选择后存活的 T 细胞（CD4[+]或 CD8[+]）移行至胸腺髓质或皮质-髓质交界处，通过 TCR 识别、高亲和力结合微环境中巨噬细胞、树突状细胞等抗原提呈细胞所携带的自身抗原肽-MHC 分子复合物，从而发生凋亡，进而被淘汰，而不能识别结合自身抗原肽-MHC 分子复合物的单阳性 T 细胞则发育成熟，获得自身耐受性。同时，与巨噬细胞、树突状细胞低亲和力结合的自身反应性 T 细胞逃避了凋亡，增加了潜在自身免疫病的风险。

3. B 细胞的中枢耐受

（1）骨髓中，未成熟 B 细胞（仅表达膜 IgM）接触骨髓基质细胞的膜自身抗原，发生内源性轻链基因重排而改变其 BCR 特异性，避免对自身抗原的识别，从而产生免疫耐受。该过程被称为受体编辑（receptor editing）。一旦受体重新编辑失败，自身反应性 B 细胞可终止发育，发生凋亡而被清除，此即克隆流产（图16-3）。

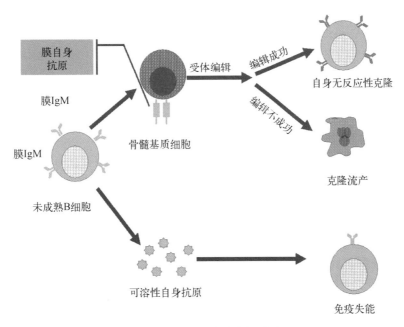

图 16-3　B 细胞的中枢耐受

（2）骨髓中，若未成熟 B 细胞表面膜 IgM 识别可溶性自身抗原，则产生胞内抑制信号，抑制膜 IgM 继续表达，这种 B 细胞低水平表达膜 IgM，虽能正常表达膜 IgD，但因为存在信号传递障碍，所以也不能诱导 B 细胞激活，形成克隆无能（图16-3）。

二、外周耐受

健康成人外周免疫器官中虽有潜在自身反应性的淋巴细胞，但这些发育成熟的自身反应性淋巴细胞处于克隆无能或克隆不活化（clonal inactivation）状态。其机制如下：

1. **克隆忽略** 对外周组织特异性自身抗原应答的T、B细胞克隆,在骨髓或胸腺内不能被完全清除,它们离开骨髓或胸腺后,在外周淋巴器官及组织中有机会接触自身组织抗原,但不发生自身免疫应答,这种现象称克隆忽略(clonal ignorance)。其机制可能是:① T细胞克隆的TCR与相应自身抗原表位的亲和力低;② 一些自身抗原不能被自身抗原提呈细胞有效加工、提呈;③ 自身抗原浓度太低或免疫原性太弱,无法提供足够强度的免疫细胞第一活化信号;④ 机体某些组织如睾丸、脑和眼等处于特殊解剖位置,与免疫系统相对隔离,形成免疫赦免。

2. **克隆清除** 外周组织特异性自身抗原应答的T细胞克隆的TCR对组织特异性自身抗原虽具有高亲和力,但提呈高浓度组织特异性自身抗原的抗原提呈细胞表达的共刺激分子很少,不能提供足够的活化第二信号,导致此类被自身抗原活化的T细胞发生凋亡、克隆清除。成熟的自身反应性T细胞在外周器官接触自身抗原后被激活,反复接受自身抗原刺激可诱导活化的T细胞高表达Fas和FasL,然后通过Fas介导的细胞凋亡而被清除。另外,进入外周淋巴器官的B细胞被自身抗原激活高表达Fas,后者与激活的T细胞表达的FasL结合,导致活化的B细胞凋亡,从而维持自身耐受。

3. **克隆无能** 外周成熟自身反应性淋巴细胞虽未完全被清除,但处于无能或不活化的状态,不对自身抗原发生正免疫应答,称为克隆无能(clonal anergy)。凡是导致T、B细胞不能完全活化的因素都可引起克隆无能。

4. **免疫调节细胞的作用** 有实验证实,机体内有负反馈调节自身反应性T、B细胞激活的免疫细胞。

(1)调节性T细胞:调节性T细胞在维持自身耐受中发挥着重要作用。其作用机制为:① 抗原特异性调节性T细胞与初始T细胞竞争性结合抗原提呈细胞(特别是树突状细胞),影响抗原的摄取、加工处理和提呈;② 调节性T细胞可分泌IL-10和TGF-β而抑制未成熟树突状细胞分化为成熟树突状细胞,影响抗原提呈;③ 调节性T细胞可分泌IL-10等抑制性细胞因子而抑制T细胞的活化、增殖。

(2)NK T细胞:可诱导免疫耐受。其机制为:① NK T细胞通过产生IL-13来参与形成免疫耐受;② NK T细胞通过产生趋化因子CCL15,募集抗原提呈细胞,诱导产生调节性CD8$^+$T细胞来参与形成免疫耐受。

(3)树突状细胞:① 未成熟树突状细胞不能提供共刺激信号,从而导致T细胞耐受;② 树突状细胞可通过诱生调节性T细胞等来抑制T细胞,导致免疫耐受;③ 表达吲哚胺2,3-双加氧酶(indoleamine 2,3-dioxygenase, IDO)的树突状细胞可抑制T细胞增殖,促进T细胞凋亡。

(4)骨髓源性抑制细胞:人和小鼠的骨髓、循环血和外周淋巴器官中存在有骨髓源性抑制细胞(myeloid derived suppressor cell, MDSC)。骨髓源性抑制细胞可诱导免疫耐受,其机制为:① 诱生调节性T细胞;② 产生活性氧(reactive oxygen species, ROS);③ 合成IFN-γ依赖的一氧化氮;④ 合成IL-4/IL-13依赖的精氨酸。

5. **细胞因子的作用** 体内细胞因子的水平与免疫耐受的发生密切相关。外周淋巴器官中的初始T、B细胞在未遇到外来抗原前分别在IL-7及B细胞活化因子刺激下得以存活,并进行有限的增殖,从而维持一定数量的外周淋巴细胞。有实验证实,在B细胞活化因子转基因小鼠,由于B细胞活化因子分泌过多,自身反应性B细胞增殖超过生理限度,易导致自身免疫病。人系统性红斑狼疮、类风湿关节炎等自身免疫病患者血清中的B细胞活化因子水平与疾病严重程度相关。

第三节　免疫耐受与临床医学

免疫耐受的形成、维持和终止与临床医学密切相关。生理性的免疫耐受对自身组织抗原不应答,不导致自身免疫病;病理性的免疫耐受,对感染的病原体或肿瘤细胞抗原不产生特异性免疫应答,从而导致疾病的发生、发展和迁延。通过探讨免疫耐受产生的机制并人为建立或打破免疫耐受,具有重要的理论和临床意义。

一、建立免疫耐受

建立免疫耐受有利于阐明免疫识别、免疫应答及效应的分子和细胞机制,是研究免疫生物学和临床免疫学的基础;在临床医学中,建立免疫耐受有利于同种异体甚至异种移植排斥、超敏反应性疾病及自身免疫病的预防和治疗。抑制机体的特异性免疫应答和使免疫原成为耐受原是建立免疫耐受的主要途径。

1. 选择适当的动物和抗原　　选用免疫系统尚未发育成熟或者免疫力低下的机体及可溶性抗原容易建立免疫耐受。

2. 改变抗原进入机体的途径　　抗原进入机体的途径将影响免疫应答的效果。口服免疫原易引起局部肠道黏膜免疫应答,但抑制全身免疫应答,此时若再经静脉给予相同免疫原时则不能诱导免疫应答。另外,静脉注射单体抗原,可诱导免疫耐受。在器官移植前,静脉注射供者的表达同种异型抗原的血细胞,能建立一定程度的免疫耐受,延长移植物的存活时间。其机制包括:① T 细胞克隆清除;② T、B 细胞克隆无能;③ 抑制性 T 细胞的激活;④ Th1 和 Th2 细胞的转变;⑤ 共刺激途径的阻断和混合嵌合体形成等。其中,供者可溶性 HLA 持续暴露导致淋巴造血细胞嵌合体,被认为是最重要的诱导耐受发生的机制。

3. 移植骨髓或胸腺　　在胸腺或骨髓中处于分化发育阶段的 T、B 细胞接触适量相应抗原,通过阴性选择可诱导免疫耐受。在同种异型器官移植前,移植同种异型骨髓及胚胎胸腺,可诱导出嵌合状态,使受者产生对供者抗原的耐受,延长器官存活时间。

4. 阻断宿主或移植物特异性免疫应答

(1) 阻断第一信号: T 细胞和抗原提呈细胞是产生移植排斥的关键。应用 T 细胞疫苗、T 细胞抗原受体多肽疫苗、特异性单克隆抗体可清除 T 细胞或封闭其抗原受体,利用 Fas/FasL 通路调控 T 细胞凋亡等方法可诱导移植耐受。也可应用药物或细胞因子等处理或基因修饰抗原提呈细胞(如树突状细胞),使其 MHC Ⅱ 类分子表达程度下降,抑制 T 细胞活化,从而有利于耐受的产生。

(2) 阻断第二信号: 利用 CTLA-4 免疫球蛋白和抗 CD40L 抗体可分别阻断 B7/CD28、CD40/CD40L 两条共刺激通路,从而抑制 T、B 细胞活化。另外,多种 ICAM 分子参与了 T 细胞黏附靶细胞激发免疫应答,阻断黏附分子或干预其功能发挥,都可抑制移植排斥反应。目前已研究出抗 ICAM-1 抗体、抗 LFA-1 抗体和抗 CD2 抗体。

5. 诱导免疫偏离　　排斥反应主要由能产生炎症性细胞因子的 Th1 细胞参与,应用 Th2 细胞因子(如 IL-10)可抑制 Th1 细胞活性,拮抗 Th1 细胞的免疫损伤效应,这样将有利于建立移植耐受。但是,由于细胞因子作用存在网络性,目前对于这种耐受诱导策略的应用前景尚存在争议。常用方法包括:① 直接使用拮抗性细胞因子,如 IL-4、IL-6 等;② 应用基因技术改造或修饰细胞(如基因修饰树突状细胞)诱导免疫偏离;③ 调节共刺激通路诱导免疫偏离。

6. 发挥免疫调节性细胞的作用

(1) 调节性 T 细胞:其可能机制见本章第二节。

(2) NK T 细胞:小鼠角膜移植模型证实,NK T 细胞可诱导角膜移植耐受,一是诱导特异性调节性 T 细胞,二是 NK T 细胞受抗原刺激后可迅速产生大量的 Th2 细胞因子(如 IL-4、IL-10 等),其能抑制由 Th1 细胞介导的免疫反应。

(3) 调节性树突状细胞和浆细胞样树突状细胞:经药物、细胞因子或基因修饰得到的未成熟树突状细胞低表达共刺激分子,在诱导免疫耐受中起重要作用。目前有研究认为,浆细胞样树突状细胞促进和维持移植免疫耐受的机制是通过诱导抑制性 T 细胞实现的。

7. 药物辅助诱导耐受　　器官移植后免疫耐受的诱导离不开抗排斥的免疫抑制剂的辅助,目前临床上使用的抗排斥免疫抑制剂种类繁多,包括化学类和生物免疫抑制剂,它们的作用机制、适应证和不良反应等各不相同,常用的有皮质类固醇、抗增殖类免疫抑制剂、钙调神经蛋白抑制剂、哺乳类西罗莫司靶分子抑制剂等,但由于缺乏抗原特异性,因而它们只能起辅助作用。

8. 应用自身抗原肽拮抗剂　　确定引起自身免疫应答的自身抗原肽后,可在人工肽库中筛选其拮抗肽,通过拮抗肽的竞争作用阻断自身抗原肽与自身反应性 T、B 细胞的 TCR 及 BCR 结合,而拮抗肽可与 MHC 分子结合,但不能诱导 TCR 二聚体发生必要的构型改变,或不能构成 TCR -多肽- MHC 分子复合物,从而不能有效激活自身反应性 T 细胞。

二、打破免疫耐受

采用一些措施打破机体的免疫耐受,增强机体对肿瘤或病原体的免疫应答,对于肿瘤和病原体慢性持续性感染的治疗有重要意义。应用与建立免疫耐受相反的措施都有可能打破免疫耐受。

1. 合理应用抗原　通常聚合状态的蛋白质比单体有更强的免疫原性,颗粒性抗原比可溶性抗原的免疫原性强,易诱导正免疫应答。过高或过低剂量的抗原易诱导免疫耐受,适量剂量的抗原经皮内、皮下和肌肉注射易诱导免疫应答。

2. 改变抗原提呈　抗原的有效提呈是诱导免疫应答的前提。加速抗原提呈细胞的成熟和活化,改变耐受原的物理性状、重构耐受原、融合内质网引导序列等都可分别增强抗原提呈细胞对抗原的摄取、处理和提呈,人为趋化更多的抗原提呈细胞到抗原局部,使更多的抗原提呈细胞接触抗原、摄取抗原,这些都是打破免疫耐受的重要途径。

3. 增强 T、B 细胞的活化　T、B 细胞的活化需要双信号及细胞因子的辅助,提供更多的第二信号或活化性细胞因子可更大程度上使 T、B 细胞活化,从而易于打破免疫耐受。

4. 去除抑制性因素　调节性 T 细胞和负调控性细胞因子可很大程度上抑制免疫应答的发生,易于诱导免疫耐受的形成。因此,去除这些抑制性因素,有利于消除免疫耐受状态。例如,抗 CTLA -4 单抗可阻断 CTLA -4 与 B7 分子的结合,从而消除 CTLA -4 分子对免疫应答的抑制作用。

本章小结

免疫耐受指机体免疫系统在接触某种抗原后产生的特异性免疫无应答或低应答状态,表现为当再次接触同一种抗原时,不发生免疫应答,但对其他抗原仍保持正常免疫应答,与免疫抑制和免疫缺陷不同。影响免疫耐受形成和维持的主要因素是抗原和机体因素。免疫耐受的机制包括中枢免疫耐受和外周免疫耐受。免疫耐受的调节包括免疫耐受的建立、维持和终止。免疫耐受的建立和打破可影响许多临床疾病的发生、发展和转归。

思考题

1. 名词解释

免疫耐受、中枢耐受、外周耐受。

2. 简答题

(1) 免疫耐受与临床疾病的防治有何关系?

(2) 临床医疗服务中如何建立和打破免疫耐受?

(李成文)

‥‥‥ 第十六章数字资源 ‥‥‥‥‥‥‥‥‥‥‥‥‥‥‥‥‥‥‥‥‥‥‥‥‥

 第十六章课件

 第十六章微课

第十七章

免 疫 调 节

免疫调节(immune regulation)是指免疫应答过程中免疫细胞、免疫分子间以及免疫系统与其他系统间相互作用而建立的相互协调、相互制约的网络体系,在有效清除抗原性物质的同时,避免或减少对机体的损伤,以维持机体内环境稳定。

免疫调节的本质是机体对免疫应答过程所做出的生理性反馈,包括正反馈(正调节,有促进作用)和负反馈(负调节,有抑制作用)。正常的免疫应答可有效行使其免疫防御、免疫自稳和免疫监视等功能,而异常的免疫应答则可造成机体的损伤。故机体必须对免疫应答进行精细的调控,使其在类型、强度、持续时间等方面保持在适宜水平。

免疫调节贯穿于免疫应答过程的始终,其机制十分复杂,涉及分子、细胞、系统间及遗传水平等多种因素间的相互作用。其中任何一个因素或环节出现异常,均可导致局部或全身免疫应答异常,引起自身免疫病、超敏反应、持续感染和肿瘤等疾病发生。

第一节　分子水平的免疫调节

一、抗原的调节作用

抗原刺激是适应性免疫应答发生的始动因素,随着抗原物质在体内的分解、中和及清除,浓度逐渐下降,相应免疫应答的强度也随之逐渐下降。

抗原的性质、剂量和进入途径都会影响免疫应答的类型和强度,在第三章有相关介绍。不同性质的抗原可诱导不同类型的免疫应答,如蛋白质抗原常可激发体液免疫应答和细胞免疫应答,多糖及脂类抗原一般只诱导体液免疫,而核酸难以诱导免疫应答。一般聚合状态的蛋白质较单体免疫原性强,颗粒性抗原的免疫原性强于可溶性抗原。在一定范围内,抗原的剂量与免疫应答水平呈正相关,但抗原剂量过高或过低反而引起高带耐受或低带耐受。通常,皮内、皮下和肌内注射较易诱导免疫应答,而口服和静脉注射最易诱导免疫耐受。

结构相似的抗原具有相互干扰特异性免疫应答的作用,此为抗原竞争。其本质是两种结构相似的抗原竞争共同的抗原提呈细胞,抗原提呈细胞提呈前一种抗原后,对后一种抗原的提呈能力下降,从而导致机体对后者产生免疫应答的能力下降。

二、抗体的调节作用

抗体对免疫应答的直接作用主要为负反馈调节。抗体是免疫应答的产物,抗体产生后又可抑制其后的抗体生成。其机制为:① 抗体数量的增加,加速了机体对抗原的清除作用,致使体内抗原的浓度降低;② 大量产生的特异性抗体与 BCR 竞争抗原表位,导致抗原封闭,阻断 BCR 对抗原表位的识别和结合(图 17 - 1);

③ 针对 BCR 独特型表位的 IgG 抗独特型抗体,其 Fc 段能与 B 细胞表面的抑制性 Fc 受体(FcγRⅡB,即 CD32B)结合,导致 BCR 和 FcγRⅡB 交联,通过后者引发抑制信号(图 17-2)。

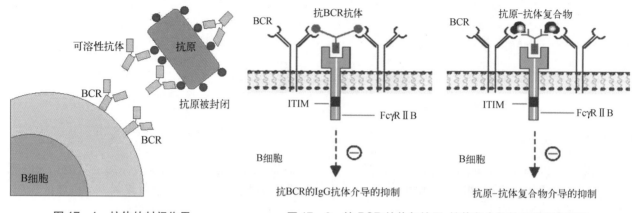

图 17-1　抗体的封闭作用

图 17-2　抗 BCR 抗体与抗原-抗体复合物的免疫调节作用
ITIM,免疫受体酪氨酸抑制基序

三、抗原-抗体复合物对免疫应答的调节作用

抗原-抗体复合物对免疫应答具有正、负调节作用。抗原-抗体复合物中的抗体通过其 Fc 段与抗原提呈细胞(如巨噬细胞)表面的 Fc 受体结合,介导调理作用,促进抗原提呈细胞对抗原的摄取、加工、处理和提呈,增强免疫应答。抗原与 IgM 形成的复合物可对抗体的产生起促进作用。抗原-IgM 复合物不会引起 B 细胞抑制信号的传入,相反,其激活补体后产生补体片段 C3d 可与抗原分子结合。同时,C3d 也能与 B 细胞共受体中的 CD21 分子结合,并通过复合物中的其他分子如 CD19 等产生活化信号,促进 B 细胞的活化。抗原与 IgG 类抗体分子形成的抗原-抗体复合物则可对进一步的抗体生成发挥抑制作用。抗原-IgG 复合物中的抗原部分可与 B 细胞的 BCR 结合,而抗体部分的 Fc 段则与 B 细胞的 FcγRⅡB 结合,引起 BCR 与 FcγRⅡB 的交联,产生抑制信号,抑制抗体生成(图 17-2)。免疫应答的早期,机体产生的抗体主要是 IgM,其形成的抗原-抗体复合物可促进免疫应答的进一步发展;而免疫应答晚期机体产生的抗体则以 IgG 为主,形成的复合物可抑制抗体的生成。

四、补体的调节作用

补体调节蛋白通过调节补体激活途径的关键环节,来调控补体活化的强度和范围,在第五章中有详细介绍。例如,C1 抑制物可抑制 C1r、C1s、MASP 活性,阻断 C4b2a 形成;C4 结合蛋白、补体受体 1、H 因子、I 因子等通过抑制或灭活 C3 转化酶而调节补体激活;C8 结合蛋白、CD59 通过抑制攻膜复合物的形成而对补体效应发挥负调控,从而保护正常组织细胞免遭破坏。

不同补体组分还可通过与细胞表面相应补体受体结合而发挥免疫调节作用。补体活化过程中产生的 C3b、C4b、iC3b 等可作为重要的调理素,促进抗原提呈细胞捕获和提呈抗原,通过补体介导的调理作用发挥免疫调节作用。另外,补体活化过程中产生的炎症介质 C3a、C5a 等可趋化、激活免疫细胞,介导炎症,进行免疫调节。与抗原结合的 C3d、C3dg、iC3b 可通过与 B 细胞共受体中的补体受体 2(CD21)结合,形成 BCR-抗原-补体-补体受体 2 复合物,导致 BCR 复合物和 B 细胞共受体交联,促进 B 细胞活化;抗原提呈细胞通过表面的补体受体 1 与 C3b-Ag-Ab 复合物结合,提高抗原提呈能力。

五、细胞因子的调节作用

细胞因子的生物学作用广泛,包括调节免疫细胞的分化、发育、活化与效应,且多种细胞因子相互影响、相互协同、相互制约,精细、有效地调控免疫应答。免疫细胞可产生多种细胞因子调节免疫应答。例如,IL-2可激活多种免疫细胞;IL-2、IL-4、IL-5、IL-6、IL-10、IL-13、IFN-γ等可激活 B 细胞,刺激其增殖、分化和抗体产生;TNF-β 可促进 CTL 增殖、分化、成熟。同时,多种细胞因子也具有负调控作用,如 TGF-β 可抑制淋巴细胞增殖;IL-10能抑制巨噬细胞的活化。

六、活化性受体和抑制性受体的调节作用

多种免疫细胞表面表达活化性受体和抑制性受体,这些受体与其相应的配体结合后,分别启动活化信号和抑制信号。活化性受体胞质区含 ITAM,ITAM 可被蛋白酪氨酸激酶分子上的 SH2 结构域识别,从而招募蛋白酪氨酸激酶,启动活化信号的传导。抑制性受体胞质区含 ITIM,ITIM 可被蛋白酪氨酸磷酸酶(PTP)分子上的 SH2 结构域识别,导致蛋白酪氨酸磷酸酶被招募活化,从而阻断活化信号在细胞内传递,对细胞活化产生抑制作用。两类受体在表达和信号传递时相上存在差异,某些抑制性受体在免疫细胞活化后表达,或 ITIM 中的酪氨酸要在蛋白酪氨酸激酶活化后才能被磷酸化并招募蛋白酪氨酸磷酸酶行使功能(图 17-3)。因此,先有活化,再有抑制。免疫细胞表面主要的活化性受体和抑制性受体见表 17-1,部分受体的特点和功能在前面相应章节已有详细介绍,在此不再赘述。

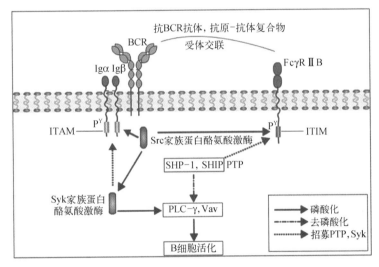

图 17-3　抑制性受体对活化性受体的负调节作用

ITAM,免疫受体酪氨酸活化基序;ITIM,免疫受体酪氨酸抑制基序

表 17-1　免疫细胞表面主要的活化性受体或抑制性受体

免疫细胞	活化性受体	抑制性受体
B 细胞	BCR/Igα/Igβ	FcγRⅡB、CD22、CD72
T 细胞	TCR/CD3、CD28	CTLA-4、PD-1
NK 细胞	NCR、NKG2D/DAP10	KIR2/3DL、CD94/NKG2A
肥大细胞	FcεRⅠ	FcεRⅡB、gp49B1

第二节　细胞水平的免疫调节

免疫细胞可通过分泌细胞因子或直接接触,进行细胞间的相互作用,从而对免疫应答进行直接或间接地

调节,以维持正常免疫功能。

一、免疫细胞的自身调节机制

免疫应答晚期,体内受抗原刺激形成的效应 T 细胞可通过被动死亡和活化诱导的细胞死亡而被清除(图 17-4),及时终止免疫应答,以维持免疫细胞克隆之间的平衡。

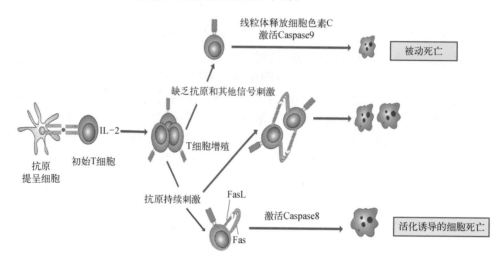

图 17-4　免疫细胞的自身调节机制

1. 被动死亡(passive cell death, PCD)　免疫应答晚期,由于大量抗原被清除,淋巴细胞所接受的抗原刺激和生存信号及所产生的生长因子均减少,导致胞内线粒体释放细胞色素 C,进而启动线粒体凋亡通路,发生被动死亡。

2. 活化诱导的细胞死亡(activation-induced cell death, AICD)　免疫应答晚期,T 细胞在抗原持续刺激下不断被激活并高表达 Fas 和 FasL,两者结合后可启动 Caspase 酶级联反应而导致细胞凋亡。活化诱导的细胞死亡包括两种形式:① 顺式自杀,指 T 细胞表面高表达 Fas,与自身表达的 FasL 或脱落的 FasL 结合,导致 Fas^+T 细胞凋亡;② 反式自杀,指 T 细胞表面 Fas 与旁邻 T 细胞表面 FasL 结合,导致 Fas^+T 细胞凋亡。另外,激活的 B 细胞也高表达 Fas,可与活化的 T 细胞所表达 FasL 结合,导致活化诱导的细胞死亡。

通过上述机制,活化的 T、B 细胞均可通过活化诱导的细胞死亡而逐渐被清除,使免疫应答的强度和持续时间维持在适度水平,并适时终止,从而避免自身免疫性损伤。

二、免疫细胞亚群的调节作用

(一) T 细胞亚群的调节作用

1. Th1 与 Th2 细胞亚群相互调节　$CD4^+Th0$ 细胞在 IL-12 或 IL-4 作用下,可分别分化为 Th1 或 Th2 细胞,分别参与细胞免疫和体液免疫应答,并彼此负调节对方的增殖、分化和功能。Th1 细胞分泌的 IFN-γ 可进一步促进 Th1 亚群分化,但抑制 Th2 细胞增殖;Th2 细胞产生的 IL-4 可促进 Th2 细胞分化,抑制 Th1 细胞活化。Th1 和 Th2 细胞平衡是维持自稳状态的重要机制。因 Th1 或 Th2 细胞的优先活化而导致特定类型免疫应答及其效应呈现优势的现象,称为免疫偏离(immune deviation)。利用 Th1 和 Th2 细胞亚群相互抑制性调节的特点,有可能对相关疾病进行干预。例如,Th2 细胞分泌的 IL-4 是哮喘发病的上游因子,可进一步上调 Th2 细胞分化并分泌 IgE,导致哮喘的发生,应用 IFN-γ 治疗,可抑制 Th2 细胞亚群增殖,同时促进 Th1 细胞亚群增殖,逆转患者体内两种细胞比例,增强 Th1 细胞功能,可减轻病情。

2. 调节性 T 细胞　根据其表面标记、产生的细胞因子和作用机制不同,可分为两类:自然调节性 T 细胞和诱导性调节性 T 细胞,在负调节中发挥重要作用。自然调节性 T 细胞直接从胸腺分化而来,为 $CD4^+CD25^+$ $Foxp3^+$ 调节性 T 细胞;诱导性调节性 T 细胞由发育成熟的初始 CD4⁺T 细胞在外周经抗原诱导以后产生,除 CD4⁺CD25⁺ Foxp3⁺调节性 T 细胞亚群外,还包括 Tr1、Th3 等亚群。调节性 T 细胞发挥负性免疫调控的机制是:① 分泌 IL-10、TGF-β、IL-35 等抑制性细胞因子,抑制炎症性自身免疫反应和由 Th1 介导的淋巴细胞增殖;② 组成性高表达 CTLA-4,与 B7 的竞争性结合使得 T 细胞 CD28 介导的活化信号难以启动;③ 释放穿孔素、颗粒酶等诱导效应 T 细胞裂解和凋亡;④ 高表达高亲和力 IL-2 受体,竞争性掠夺微环境中 IL-2 致效应 T 细胞凋亡;⑤ 产生环磷酸腺苷等干扰效应 T 细胞代谢;⑥ 表达 CTLA-4 与树突状细胞表面的 B7 结合,或表达与 CD4 分子同源的淋巴细胞激活基因 3 分子(即 CD223)与树突状细胞表达的 MHC Ⅱ类分子高亲和力结合,阻止树突状细胞成熟。

(二) B 细胞的免疫调节效应

B 细胞发挥免疫调节的途径主要有:① 作为抗原提呈细胞,当抗原浓度低时,B 细胞高亲和力的 BCR 直接识别和加工抗原,供 Th 细胞识别,可补偿其他抗原提呈细胞对低浓度抗原提呈功能的不足,发挥正调节作用。② 通过分泌多种细胞因子发挥作用,如 IL-12、IL-10 和 TGF-β 等。③ 通过分泌抗体发挥免疫调节作用。④ 调节性 B 细胞(regulatory B cell, Breg cell),近来发现体内存在一类通过分泌 IL-10、TGF-β、IL-35 等抑制性细胞因子和表达 FasL 等膜分子发挥免疫调节作用的 B 细胞亚群。

(三) 树突状细胞的免疫调节作用

树突状细胞是机体内重要的专职抗原提呈细胞,在启动免疫应答中发挥重要作用。但体内也存在能调节免疫应答并维持免疫耐受的调节性树突状细胞(regulatory dendritic cell, DCreg cell),作用机制:① 诱导调节性 T 细胞分化;② 分泌 IL-10 等抑制因子;③ 分泌具有免疫负调节的酶(如吲哚胺 2,3-双加氧酶、精氨酸酶等)。

第三节 独特型网络的免疫调节

一、独特型网络

独特型(idiotype, Id)指免疫球蛋白、BCR 及 TCR 分子可变区中不同表位的集合,分布于互补决定区和骨架区。体内存在特异性识别独特型表位的抗独特型(anti-idiotype, AId)细胞克隆,它们受独特型表位刺激而被激活,并产生不同类别的抗独特型抗体(Ab2),Ab2 主要有两类:① α 型(Ab2α),指针对骨架区独特型表位的 AId 抗体;② β 型(Ab2β),指针对互补决定区独特型表位的 AId 抗体,因其抗原结合部位与抗原表位相似,并能与抗原竞争性地与 Ab1 结合,故又称为抗原内影像(internal image)(图 17-5)。

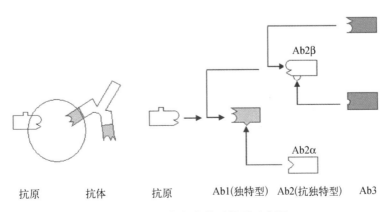

抗原   抗体   抗原   Ab1(独特型) Ab2(抗独特型) Ab3

图 17-5 独特型-抗独特型示意图

Ab1 为抗体,Ab2、Ab3 均为抗抗体

Ab2α 和 Ab2β 都可对 Ab1 的分泌起抑制作用。然而,大量抗抗体的产生,又可诱导出抗抗抗体(Ab3),Ab3 与 Ab1 的结构相似,使得 Ab3 和 Ab1 可以协同对付 Ab2。如此反复和交错,构成独特型网络。独特型网络并不是游离抗体分子间的相互作用,其主干是 T、B 细胞。T、B 细胞通过其表面的 TCR、BCR 来识别独特型表位而发生克隆扩增,通过产生的效应细胞和抗体分子发挥负调节作用。该网络在抗原进入前已存在,只是针对某一特定抗原的 Ab1 以及随之产生的 Ab2、Ab3 等在数量上未达到引起连锁反应的阈值。一旦抗原出现,Ab1 的数量上升,阈值被突破就产生了基于独特型网络的特异性抗体应答,使网络暂时处于一个新的平衡点。如此延续,反应逐级递减,最终建立新的稳定与平衡(图 17 - 5)。在独特型免疫网络中,抗独特型抗体对具有相应独特型的 B 细胞的增殖有抑制作用,使受抗原刺激增殖的克隆受抑制,而不至于无休止地进行增殖,以维持内环境稳定。独特型网络为机体免疫调节的重要机制之一,其功能紊乱或平衡失调可导致自身免疫病。

二、应用独特型网络进行免疫干预

独特型网络理论可为临床免疫干预提供新策略。例如:① 应用 Ab2β 能模拟特异性抗原的结构特点,用特异性 Ab2β 代替难以获得或对人体有害的抗原,刺激机体产生抗体。② 在体内诱导 Ab2 产生,以减弱或阻断体内原有 Ab1 或相应的细胞克隆对抗原的特异性应答,可用于防治自身免疫病,抑制自身反应性抗体或自身反应 T 细胞的产生。例如,在自身免疫病防治中,将自身反应性 T 细胞灭活后进行体内注射,诱导抗独特型 T 细胞产生,从而清除自身反应性 T 细胞。

第四节　系统间及遗传对免疫应答的调节

一、神经-内分泌-免疫网络的调节

免疫系统可受机体其他器官系统调节和影响,尤以神经和内分泌系统的调节作用最为重要。人们很早就发现紧张和精神压力可加速免疫相关疾病的进程,内分泌失调也会影响免疫性疾病的发生和发展。

1. 神经、内分泌系统对免疫系统的调节　神经、内分泌系统主要通过神经纤维、神经递质和激素调节免疫系统功能。现有研究已证明,免疫细胞上有多种神经递质和激素的受体,神经递质(如肾上腺素、多巴胺、胆碱、5 -羟色胺等)和激素(如胰岛素、生长激素、性激素等)作用于免疫细胞上相应的受体而发挥正向或负向调节免疫应答的作用。此外,神经细胞、内分泌细胞亦可产生细胞因子来作用于免疫细胞,如下丘脑和垂体可产生促炎性细胞因子 IL - 1、TNF - α、IL - 6 及白血病抑制因子等;肾上腺可产生 IL - 6 等(图 17 - 6)。

2. 免疫系统对神经、内分泌系统的调节　免疫细胞产生的细胞因子(IL - 1、IL - 2、IL - 6、TNF - α、IFN - γ等)可作用于神经、内分泌系统,从而影响和调节神经、内分泌系统的功能。例如,IL - 1 可作用于垂体,通过促肾上腺皮质激素促进肾上腺皮质激素水平的升高。目前发现,免疫细胞亦可合成内啡肽、促肾上腺皮质激素、促甲状腺激素、生长激素、生乳素、绒毛膜促性腺素等神经递质及内分泌激素。

二、遗传对免疫应答的调节

由于物种进化和自然选择,包括人类在内的高等动物形成了极为复杂的 MHC 多态性和 BCR/TCR 多样性,从而实现对免疫应答的遗传控制。

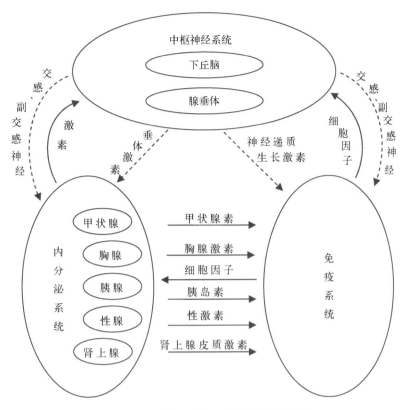

图 17-6 神经-内分泌-免疫网络的调节

1. MHC 多态性与免疫调节 遗传因素对免疫应答的调节作用主要体现在 MHC 分子对抗原提呈的差异上。早期研究表明,个体间免疫应答能力的差异由免疫应答基因决定,现在已知所谓免疫应答基因即是 MHC 的特定等位基因(或单元型)。由于 MHC 的等位基因产物对抗原的提呈具有一定的特异性,具有不同 MHC 的等位基因的个体对特定抗原的提呈能力也就表现出差异,从而导致免疫应答的差异。

2. BCR/TCR 多样性与免疫调节 TCR 库和 BCR 库的多样性使得机体免疫系统可针对自然界种类数量巨大的抗原(表位)产生特异性应答,并使不同种群或群体对抗原的应答类型及其强度各异,这是免疫应答特异性的分子基础,也是免疫调节的遗传学机制之一。

═══════ **本章小结** ═══════

免疫调节的本质是机体对免疫应答过程所做出的生理性反馈(包括正调节和负调节),贯穿于免疫应答的全过程,而负调节在其中发挥主导作用。免疫调节机制十分复杂,涉及分子(抗原、抗体、抗原-抗体复合物、补体、细胞因子、活化性受体和抑制性受体等)、细胞(调节性细胞亚群、活化诱导的细胞死亡、独特型网络等)、系统间(神经-内分泌-免疫网络)及遗传(如 MHC 多态性)水平等多种因素间的相互作用,对免疫应答进行精细调控,使其在类型、强度、持续时间等方面保持在适宜水平。在有效清除抗原性物质的同时,避免或减少对机体的损伤,以维持机体内环境稳定。

═══════ **思考题** ═══════

1. 名词解释

免疫调节、活化性受体和抑制性受体、独特型网络、抗原内影像、AICD。

2. 简答题

（1）简述抗体参与免疫调节的负反馈调节机制,举例说明其临床意义。

（2）简述 Th1 和 Th2 亚群的分化调节和细胞因子的关系。

（3）简述独特型网络在调节特异性免疫应答中的作用。如何应用独特型网络进行免疫干预?

（4）简述活化诱导的细胞死亡的调节作用。

（胡为民）

第十七章数字资源

 第十七章
课件

 第十七章
微课

第五篇

免疫病理

第十八章

超 敏 反 应

超敏反应(hypersensitivity)是指机体受到抗原持续刺激或同一抗原再次刺激后,产生的一种以生理功能紊乱和(或)组织细胞损伤为主要表现的病理性免疫反应。超敏反应是机体对抗原物质产生的一种不适当的、异常的特异性免疫应答。

1963 年,盖尔(Gell)和库姆斯(Coombs)根据超敏反应的发生机制和临床特点,将其分为 4 型,即 I 型、II 型、III 型和IV型超敏反应。I 型、II 型和III型超敏反应均由抗体介导,与体液免疫有关;IV型由 T 细胞介导,与细胞免疫有关。

第一节 I 型超敏反应

I 型超敏反应,即速发型超敏反应(immediate hypersensitivity),又称过敏反应(anaphylaxis)、变态反应(allergy)或者特应性变态反应(atopic allergy)。20 世纪初,里歇特(Richet)和波蒂尔(Portier)将海葵触角提取液注射给狗,该提取液的毒性可导致绝大部分的狗死亡,但对于少数因为注射剂量不足或其他原因而幸存的狗,若 2~4 周后再注射该提取液,即便是很少量(如原注射液的 1/20,非致死剂量)也会很快导致狗死亡。据此,他们提出了"过敏"(anaphylaxis)一词,希腊语意指"没有保护作用",以区别于通常起预防作用的免疫应答(prophylaxis)。

I 型超敏反应是临床上最常见的一种超敏反应,可为局部反应,亦可为全身反应。该型超敏反应由 IgE 类抗体介导,肥大细胞和嗜碱性粒细胞是其关键效应细胞,其释放的生物活性介质是引起各种临床表现的重要分子基础。I 型超敏反应的主要特点是:① 发生快、消退亦快,故又称为速发型超敏反应;② 通常引起机体生理功能紊乱,而无严重的组织细胞损伤;③ 有明显的个体差异和遗传倾向。患者对某些抗原易于产生 IgE 类抗体,称为特应性体质个体。

一、发生机制

(一) 参与 I 型超敏反应的主要成分

1. 变应原 指引起 I 型超敏反应的抗原,又称过敏原,指能选择性诱导机体产生 IgE 类抗体,引起 I 型超敏反应的抗原物质。变应原种类繁多,环境中常见的蛋白质和化学物质均可作为变应原来诱发 I 型超敏反应。临床上常见的变应原主要有:① 接触性变应原,如常春藤、漆树汁液、皮制服饰等;② 吸入性变应原,如植物花粉颗粒、真菌孢子和菌丝、尘螨及其排泄物、动物皮屑等;③ 摄入性变应原,如牛奶、鱼、虾、蟹、贝、花生等食物蛋白,食物添加剂和防腐剂,磺胺、氨苄西林等口服药物等;④ 注入性变应原,如蜂毒等昆虫毒液、疫苗、抗毒素及注射用青霉素等药物。这些变应原中,某些药物及其代谢产物、某些化学物质等本身没有免疫原性,但进入机体后,可作为半抗原与某种蛋白结合而获得免疫原性,从而成为变应原。

2. IgE 及其受体

（1）IgE：变应原特异性 IgE 是引起 I 型超敏反应的主要因素，又称为变应素（allergin）。变应原通过直接接触、呼吸道、消化道、注射等途径进入机体，刺激 B 细胞活化、分化、增殖，形成浆细胞，产生 IgE 类抗体。IgE 主要由鼻咽、扁桃体、气管及胃肠道等处黏膜固有层淋巴组织中的浆细胞产生，这些部位通常是变应原入侵的部位，也是 I 型超敏反应的好发部位。IgE 为亲细胞性抗体，可以通过其 Fc 段与肥大细胞、嗜碱性粒细胞表面、高亲和力的 FcεR I 结合，使机体处于致敏状态。

正常人血清中的 IgE 水平很低，而 I 型超敏反应患者血清中的 IgE 可高于正常人 1 000～10 000 倍。IgE 的产生受多种细胞因子的调控，如 Th2 细胞受变应原激活后分泌的 IL-4、IL-13 等，其中 IL-4 是诱导变应原特异性 B 细胞增殖、分化成浆细胞，产生特异性 IgE 的主要因子，而 Th1 细胞产生的 IFN-γ、IL-12 可拮抗 IL-4 对 IgE 的诱导效应。

（2）IgE 受体：IgE 与细胞表面的 FcεR 结合是 IgE 诱发 I 型超敏反应的前提，该 FcεR 包括 FcεR I 和 FcεR II 两类（图 18-1）。

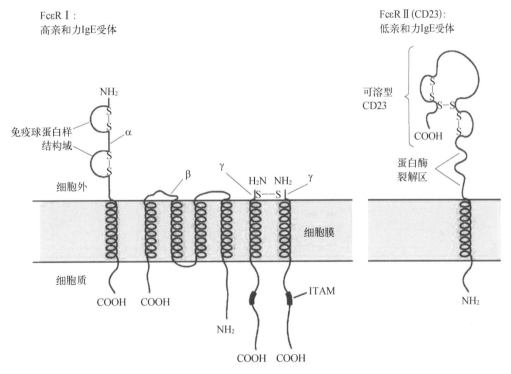

图 18-1 IgE 受体结构示意图

ITAM，免疫受体酪氨酸激活基序

肥大细胞和嗜碱性粒细胞表面高水平表达高亲和力 FcεR I，该受体分子是由 1 条 α 链、1 条 β 链和 2 条 γ 链组成的四聚体，其中 α 链细胞外段有 2 个免疫球蛋白样结构域，负责与 IgE 的 Fc 段结合；β 链为 4 次跨膜肽链；2 条二硫键连接的 γ 链的细胞内段有 ITAM。若细胞表面相邻的两个 FcεR I 发生桥联，γ 链即可将信号传至细胞内，引起级联反应，激发肥大细胞和嗜碱性粒细胞脱颗粒并释放生物活性介质，引起临床症状。FcεR II（CD23）为 IgE 的低亲力受体，属于钙离子依赖性凝集素家族，可表达于 B 细胞、活化 T 细胞、单核巨噬细胞、滤泡树突状细胞和血小板等。变应原-IgE 复合物通过 Fc 段与 CD23 分子结合后，可调节 IgE 介导的免疫应答强度。

3. 肥大细胞、嗜碱性粒细胞、嗜酸性粒细胞

（1）肥大细胞和嗜碱性粒细胞：肥大细胞主要分布于呼吸道、胃肠道和泌尿生殖道等黏膜下结缔组织以及皮肤下结缔组织中的微血管和淋巴管周围，外周血中几乎无成熟肥大细胞分布。嗜碱性粒细胞主要分布于外周血中，数量较少，I 型超敏反应时可被招募到变态反应发生部位发挥效应。两种细胞表面都表达高亲和力的 FcεR I，细胞质内有大量嗜碱性颗粒，内含肝素、白三烯、组胺和嗜酸性粒细胞趋化因子等生物活性介质。

（2）嗜酸性粒细胞：主要分布于呼吸道、胃肠道和泌尿生殖道等黏膜下的结缔组织内，而外周血循环中分布较少。在Ⅰ型超敏反应中，嗜酸性粒细胞可被募集至炎症局部，通过释放致炎介质（如白三烯、血小板活化因子等），参与Ⅰ型超敏反应的迟发相反应。肥大细胞和Th2细胞分泌的IL-5可促进骨髓中嗜酸性粒细胞生成，并能激活其脱颗粒。嗜酸性粒细胞还可释放组胺酶、芳香硫酸酯酶、磷酸酯酶D等，分别灭活组胺、白三烯和血小板活化因子，对Ⅰ型超敏反应发挥负调节作用。另外，嗜酸性粒细胞可释放多种毒性物质，如主要碱性蛋白、阳离子蛋白、神经毒素、过氧化物酶等，参与抵御寄生虫感染。

（二）Ⅰ型超敏反应的发生机制

Ⅰ型超敏反应的发生机制见图18-2。

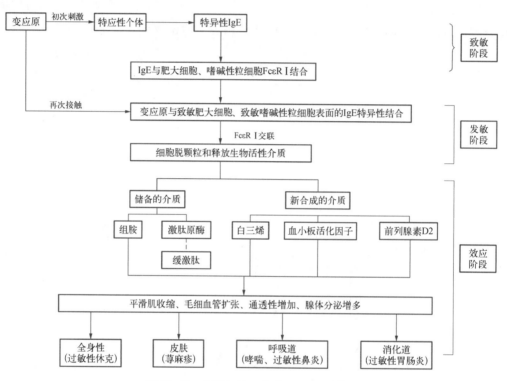

图18-2　Ⅰ型超敏反应发生机制示意图

1. 致敏阶段　指抗原（变应原）进入机体后，诱发机体产生IgE并将其结合到靶细胞上的过程。变应原进入机体后，选择性诱导变应原特异性B细胞活化、增殖并分化成浆细胞，合成并分泌IgE类抗体。在其Fab段尚未特异性结合抗原情况下，IgE Fc段可与肥大细胞或嗜碱性粒细胞表面的FcεRⅠ相结合。IgE一旦与靶细胞结合，机体即呈致敏状态。表面结合IgE的肥大细胞和嗜碱性粒细胞，称为致敏的肥大细胞和致敏的嗜碱性粒细胞。如果长期不再次接触相应变应原，IgE在细胞表面维持数月或数年后逐渐消失，致敏状态也随之消退。IgE的亲细胞性具有明显的种属特异性，在同一种属不同个体间，可通过IgE转移对某种抗原的过敏性。

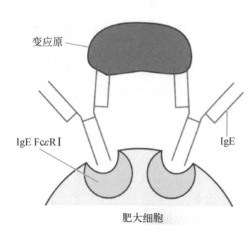

图18-3　IgE受体交联示意图

2. 发敏阶段　在机体处于对某种变应原致敏状态期间，如果机体再次受相同变应原刺激，该变应原就与致敏肥大细胞或致敏嗜碱性粒细胞表面的IgE特异性结合。如果变应原与致敏细胞上的2个或2个以上相邻IgE特异性结合，即两个以上的IgE分子交叉结合，就可导致FcεRⅠ聚集并发生构型改变，即发生受体交联（图18-3），从而启动活化信号，介导肥大细胞和嗜碱性粒细胞脱颗粒,并释放出生物活性介质,进而引起病理效应或出现相应临床症状。受体交联是触发效应细胞脱颗粒的主要模式,但并非其必要条件。例如,C3a、C5a等补体片段、抗FcεR抗体、植物凝集素、蛇毒等生物因素、寒冷、高温、机械损伤等物理刺激,吗啡、万古霉素和造影剂等化学制剂也有可能在一定程度上诱发肥大细胞脱颗粒。

3. 效应阶段　肥大细胞和嗜碱性粒细胞产生的介质有两类,即预先储备在颗粒内的介质和新合成的介质。

预先储备的介质主要为组胺和激肽原酶。组胺是引起I型超敏反应的主要介质,通过与组胺受体结合,使小血管扩张、毛细血管通透性增加、平滑肌收缩、黏膜腺体分泌增加。组胺作用十分短暂,很快被血浆中或嗜酸性粒细胞释放的组胺酶灭活。激肽原酶从颗粒中释放出来后,可作用于血浆中的激肽原,使之生成具有生物学活性的缓激肽,引起毛细血管扩张和通透性增加,吸引嗜酸性粒细胞、中性粒细胞等向局部趋化,还可以引起疼痛感。

新合成的介质主要包括白三烯、前列腺素D2及血小板活化因子等。白三烯是花生四烯酸经脂氧合酶途径形成的介质,白三烯可使支气管平滑肌强烈而持久地收缩,是引起支气管持续性痉挛的主要介质。白三烯也可使毛细血管扩张和通透性增加,并促进黏膜腺体分泌增加。前列腺素D2是花生四烯酸经环氧合酶途径形成的产物,其主要作用是刺激支气管平滑肌收缩,使毛细血管扩张和通透性增加。血小板活化因子是花生四烯酸衍生物,可凝集和活化血小板,使之释放组胺、5-羟色胺等血管活性介质,引起毛细血管扩张和通透性增高。肥大细胞和嗜碱性粒细胞可分泌多种细胞因子参与I型超敏反应,如TNF-α、IL-1、IL-6、集落刺激因子等,既可直接参与炎症反应,又可募集中性粒细胞、嗜酸性粒细胞、巨噬细胞等多种炎症细胞至炎症局部,引发急性炎症。

经典的I型超敏反应速发相反应通常在接触变应原后数秒钟内发生,可持续数小时,主要由组胺、前列腺素等引起,表现为毛细血管扩张、血管通透性增加、平滑肌收缩、腺体分泌增加等。速发相中的肥大细胞等释放嗜酸性粒细胞趋化因子、IL-3、IL-5、GM-CSF等,可吸引大量嗜酸性粒细胞,嗜酸性粒细胞迅速到达反应部位并被激活,从而释放白三烯、血小板活化因子、主要碱性蛋白等,导致局部出现以嗜酸性粒细胞(约占30%)、中性粒细胞、巨噬细胞、Th2细胞和嗜碱性粒细胞浸润为特征的炎性反应。该反应属于I型超敏反应迟发相,通常在变应原再次刺激后4~6 h发生,可持续数天或更长时间,如持续性哮喘、湿疹等。

二、临床常见疾病

I型超敏反应的临床或病理表现取决于肥大细胞和嗜碱性粒细胞释放的生物活性介质作用的靶器官和组织以及导致的炎症反应的强度和持续时间,I型超敏反应的临床表现在不同种属和个体间差异很大。人类I型超敏反应可表现为全身性过敏反应和局部过敏反应。

1. 过敏性休克　是一种最严重的全身性I型超敏反应性疾病,此反应往往是由于已致敏患者经注射或肠黏膜等途径吸收变应原后,肥大细胞和嗜碱性粒细胞释放的介质与全身的血管床接触,引起血管扩张和血浆渗出,进而导致血压下降和休克。致敏患者在接触变应原后数分钟内即出现症状,若抢救不及时,可致死亡。

(1) 药物过敏性休克:青霉素、链霉素、头孢菌素、普鲁卡因等药物可引起过敏性休克,其中以青霉素过敏性休克最常见。青霉素分子量较小,通常无免疫原性,但其降解产物青霉噻唑或青霉烯酸与组织蛋白结合后获得免疫原性,可刺激机体产生特异性IgE,使机体致敏。当机体再次接触青霉素时,即可能发生过敏性休克。少数情况下,初次注射青霉素也可能发生过敏性休克,这可能与患者以前曾经无意中接触过青霉素或青霉素样物质有关,如曾使用被青霉素污染的注射器或者吸入青霉素降解产物或青霉菌孢子等,使机体处于致敏状态。

(2) 血清过敏性休克:临床上应用破伤风抗毒素、白喉抗毒素等动物免疫血清来治疗或紧急预防某些毒素性疾病时,可能诱发血清过敏性休克。因为动物免疫血清对人体是异种蛋白,能使少数具有过敏体质的人产生特异性IgE,如果患者曾经注射过相同的血清制剂,刺激产生的IgE就使机体处于致敏状态,当再次注射同种动物免疫血清时,即可能发生过敏性休克。

2. 呼吸道过敏反应　指患者通常因为吸入植物花粉、真菌及其孢子、动物皮毛、尘螨等变应原后引起的、以呼吸道症状为主的过敏反应。支气管哮喘和过敏性鼻炎是临床上最常见的呼吸道过敏反应。支气管哮喘是由于炎症介质作用于支气管平滑肌，使支气管平滑肌痉挛而引起哮喘和呼吸困难。其中，组胺为引起早期哮喘的主要生物活性介质，而白三烯及某些酶类则在哮喘持续发作和疾病延续过程中起主要作用。

3. 消化道过敏反应　某些人在进食鱼、虾、蟹、蛋、奶等食物，或者食用某些水果或坚果，或者服用某些药物后，可发生胃肠道过敏反应，主要表现为恶心、呕吐、腹泻、腹痛等症状。有研究表明，消化道过敏症患者的胃肠道黏膜表面分泌型 IgA 明显减少，并伴有蛋白水解酶缺乏。由于患者黏膜局部防御功能下降，肠壁易受损伤，肠内某些食物蛋白尚未被完全分解即通过黏膜被吸收，进而作为变应原诱发消化道过敏反应。

4. 皮肤过敏反应　患者服用某些药物、食物，接触羽毛、花粉、油漆等，或者感染肠道寄生虫后，可引起以皮肤症状为主要表现的皮肤过敏反应。主要表现为皮肤荨麻疹、湿疹（特应性皮炎）和血管性水肿。由组胺引起的皮肤风团和红晕是荨麻疹的主要表现，而慢性湿疹主要由 I 型超敏反应迟发相相关的炎症反应所致，早期以渗出性炎症为主，长期反复发作可导致增生性炎症，并可造成不可逆组织损伤。另外，寒冷刺激等非抗原因素也能诱导皮肤局部肥大细胞释放炎症介质，导致荨麻疹和血管性水肿。

三、防治原则

1. 检出变应原，避免接触　查明变应原，避免与之接触是预防 I 型超敏反应最有效的方法。临床上可通过询问过敏史，寻找可疑变应原，或借助皮肤试验检出变应原，也可用放射变应原吸附试验检测患者血清特异性 IgE。

2. 变应原特异性治疗

（1）异种免疫血清脱敏疗法：对异种免疫血清（抗毒素）皮肤试验阳性但又必须使用该抗毒素的患者，可采用小剂量、短间隔（20～30 min）、多次注射抗毒素血清的方法进行脱敏治疗。每次少量变应原进入机体、与致敏靶细胞表面特异性 IgE 结合后，所释放的生物活性介质较少，不足以引起明显的临床症状，同时介质能及时被灭活，作用时间短且没有累积效应。通过短时间少量多次反复注射抗毒素变应原，可使靶细胞内的活性介质大部分甚至全部被消耗，使体内致敏靶细胞分期、分批脱敏。利用该脱敏状态，再次大剂量注入治疗剂量的抗毒素，则不会发生严重的过敏反应。这种脱敏是暂时的，经过一段时间后机体又可重新被致敏。尽管如此，在采用该异种免疫血清脱敏治疗时，也应随时做好过敏性休克的抢救准备。

（2）特异性变应原脱敏疗法：如果某致敏患者的变应原已经查明，但是这些变应原又是日常生活中难以完全避免的，如植物花粉、尘螨等，可采用少量多次反复皮下注射的方式，达到减敏的目的。其机制可能是改变变应原的进入途径，通过皮下注射后，变应原可诱导机体产生大量特异性循环抗体，该抗体以 IgG 类为主，而非 IgE 类。变应原特异性 IgG 能与再次进入的变应原结合，阻止变应原与肥大细胞或嗜碱性粒细胞表面的 IgE 作用，从而阻断 I 型超敏反应的发生。

3. 药物治疗

（1）改变效应器官反应性药物：肾上腺素不但可以缓解支气管痉挛、减少腺体分泌，还可使机体外周毛细血管收缩而升高血压，及时注射肾上腺素进行抗休克治疗是抢救过敏性休克的最重要措施。葡萄糖酸钙、氯化钙、维生素 C 等可缓解平滑肌痉挛、降低毛细血管通透性、减轻皮肤与黏膜的炎症反应；沙丁胺醇等选择性 β2 受体激动剂具有舒张气道平滑肌、降低毛细血管通透性等效应，可缓解哮喘症状。

（2）生物活性介质拮抗剂：苯海拉明、氯苯那敏、异丙嗪、西替利嗪、氯雷他定等抗组胺药物可通过与组胺竞争效应器官细胞膜上组胺 H1 受体而发挥抗组胺作用；西替利嗪具有抗组胺和招募嗜酸性粒细胞的作用；苯噻啶类药物具有抗组胺和 5-羟色胺的作用；阿司匹林类药物为缓激肽拮抗剂；多根皮苷酊磷酸盐则对白三烯具有拮抗作用。

（3）阻止生物活性介质释放类药物：色甘酸钠等药物可稳定细胞膜，阻止致敏靶细胞脱颗粒和释放生物活性介质。肾上腺素、异丙肾上腺素和前列腺素 E 通过激活腺苷酸环化酶促进胞内 cAMP 的合成，而茶碱类药物通过抑制磷酸二酯酶阻止胞内 cAMP 分解，两者均可升高细胞内 cAMP 水平，从而抑制靶细胞脱颗粒和释放生物活性介质。

（4）抗炎药物：糖皮质激素可通过抑制多种炎症因子基因的转录，减少炎症因子的产生而发挥抗炎作用,雾化吸入糖皮质激素已成为治疗过敏性哮喘的常用方案,糖皮质激素外用制剂可用于湿疹的治疗。他克莫司、吡美莫司等外用免疫调节剂或者环孢素 A、硫唑嘌呤等免疫抑制剂也常用于湿疹等疾病的抗炎治疗。

4. 免疫生物疗法　根据细胞因子调控 IgE 的产生和 IgE 介导 I 型超敏反应的机制,免疫生物治疗 I 型超敏反应的主要措施包括:① 针对 IgE 的免疫疗法,如用人源化 IgE 单克隆抗体,可抑制肥大细胞和嗜碱性粒细胞释放介质,治疗持续性哮喘;② 诱导 Th2 型应答向 Th1 型应答转换的免疫疗法,如将 IL－12 或 IFN－γ 与变应原共同使用、将 CpG 免疫刺激序列与变应原共同免疫机体、用抗 IL－4 抗体及可溶性 IL－4R(sIL－4R)阻断 IL－4 的生物学效应等均可诱导 Th2 型应答向 Th1 型应答转换,减少 IgE 的产生。

第二节　Ⅱ型超敏反应

Ⅱ型超敏反应(type Ⅱ hypersensitivity)是由 IgG 或 IgM 类抗体,直接与靶细胞表面抗原结合,在补体、吞噬细胞及 NK 细胞等参与下,引起的以靶细胞溶解或组织损伤为主的病理性免疫反应,又称细胞溶解型(cytolytic type)超敏反应、细胞毒型(cytotoxic type)超敏反应或者抗体依赖的细胞毒型超敏反应(antibody-dependent cytotoxic hypersensitivity)。

一、发生机制

(一)靶细胞及其抗原

Ⅱ型超敏反应中被攻击的靶细胞包括正常组织细胞、改变的自身组织细胞、被抗原或半抗原吸附的自身组织细胞(主要为血细胞)。诱发Ⅱ型超敏反应的抗原根据其来源不同,可分为以下几类。

1. 组织细胞表面固有的抗原成分

(1)同种异型抗原:如 ABO 血型抗原、Rh 血型抗原和 HLA 抗原等。ABO 血型抗原主要引起异型输血所致输血反应;Rh 血型抗原主要引起 Rh 阴性妇女妊娠 Rh 阳性胎儿所致新生儿溶血症;在供受者 HLA 型别不同的同种异体移植时,供者 HLA 抗原可在受者体内诱生抗 HLA 抗体,诱发Ⅱ型超敏反应损伤移植器官细胞。

(2)改变了的自身细胞表面抗原:在辐射、外伤、感染及药物等因素的作用下,某些自身抗原成分可能发生变构,以至被免疫系统视为"非己"抗原,从而产生自身抗体,引起Ⅱ型超敏反应。例如,长期应用甲基多巴,可能引起红细胞表面抗原改变。

2. 吸附于组织细胞表面的外来抗原或半抗原　外来抗原以及药物等小分子半抗原进入机体后,可非特异性黏附或结合于细胞表面,诱导产生针对该抗原的抗体,从而诱发Ⅱ型超敏反应。

3. 抗原分子模拟　某些病原微生物与宿主细胞有相同或相似的抗原表位,存在抗原分子模拟现象,如链球菌细胞壁成分与人的肾小球基底膜、心脏瓣膜之间就存在嗜异性抗原,针对链球菌的抗体可通过交叉反应介导对人肾脏和心脏瓣膜的损伤。

(二)抗体

参与Ⅱ型超敏反应的抗体主要是 IgG(IgG1、IgG2 或 IgG3)类和 IgM 类抗体。这些抗体包括受外来抗原刺激而产生的免疫性抗体、天然血型抗体以及针对自身抗原的自身抗体等。

(三)细胞损伤机制

抗体与靶细胞膜上的相应抗原或半抗原结合后,抗体本身不损伤细胞,必须依赖补体、吞噬细胞及 NK 细胞才能损伤细胞。

1. 激活补体经典途径　由于 IgG 的 CH2 和 IgM 的 CH3 均有补体 C1q 的结合位点,抗体与靶细胞膜上的抗原结合后,通过补体激活的经典途径,在靶细胞膜表面形成膜攻击复合体,使靶细胞发生不可逆性损伤或溶解。

2. 调理促吞噬作用　IgG 抗体的 Fab 段与靶细胞膜上的抗原特异性结合后,其 Fc 段可与吞噬细胞表面的 FcR 结合,促进吞噬细胞对靶细胞的吞噬破坏,即 Fc 调理;补体激活后,产生的 C3b 片段的 N 端与靶细胞结合,C 端与吞噬细胞表面的 C3b 受体结合,促进吞噬细胞对靶细胞的吞噬破坏,即 C3b 调理。

3. ADCC 作用　IgG 抗体的 Fab 段与靶细胞膜上的抗原特异性结合后,通过其 Fc 段与 NK 细胞、巨噬细胞及中性粒细胞等具有细胞毒效应的效应细胞表面的 FcR 结合,通过 ADCC 作用杀伤靶细胞。

上述效应导致靶细胞大量溶解或死亡,进而出现相应的病变。例如,体内血细胞被大量破坏可导致溶血或血细胞减少症;组织细胞被大量破坏可引起局部炎症反应和(或)组织器官病变。

Ⅱ型超敏反应的发生机制见图 18-4。

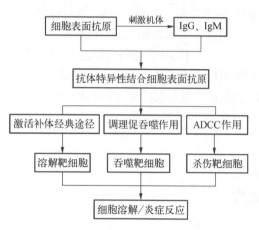

图 18-4　Ⅱ型超敏反应发生机制示意图

二、临床常见疾病

1. 输血反应　多发生于 ABO 血型不符的输血。例如,将 A 型供血者的血误输给 B 型受血者,A 型红细胞表面的 A 抗原与 B 型血清中的抗 A 抗体(IgM 类天然血型抗体)发生特异性结合,激活补体,使红细胞溶解而引起溶血反应,从而导致休克、急性肾衰竭甚至死亡等严重后果。

2. 新生儿溶血症　是指因母、胎血型不符而引起的免疫性溶血,使胎儿在宫内或出生后发生大量红细胞破坏,出现溶血性贫血、黄疸等临床表现的疾病。在我国的新生儿溶血症病例中,ABO 血型不符占多数,但症状较轻,Rh 血型不符较少,但症状较重。

(1) 母胎 Rh 血型不符:由于绝大多数人的红细胞跟恒河猴(Rhesus Macacus)的红细胞有共同抗原,Rh 血型据此得名。凡人红细胞含 RhD 抗原为 Rh 阳性(Rh⁺),否则为 Rh 阴性(Rh⁻)。亚洲人群中 99.64% 的为 Rh⁺,0.36% 的为 Rh⁻。RhD 抗原免疫原性强,但是 Rh 血型无天然血型抗体,其抗体多由输血(Rh⁻患者被输入 Rh⁺血液)或妊娠(Rh⁻母亲孕育 Rh⁺胎儿)诱导产生。

母胎 Rh 血型不符所致新生儿溶血症多见于母亲为 Rh⁻而胎儿为 Rh⁺的情况。当 Rh⁻母亲首次孕育 Rh⁺胎儿后,第一胎分娩或人工流产时,胎儿 Rh⁺红细胞进入母体,刺激母体产生针对 Rh 抗原的 IgG 类抗体;如果母体第二次妊娠的胎儿仍为 Rh⁺,则母体的 IgG 类 Rh 抗体可通过胎盘进入胎儿体内,与胎儿 Rh⁺红细胞结合,激活补体,溶解胎儿红细胞,引起流产、死胎或新生儿溶血(图 18-5)。如果 Rh⁻的母亲在第一胎前曾接受过 Rh⁺的输血,则第一胎也可发病。

预防 Rh 抗原所致的新生儿溶血症,可在初产后 72 h 之内,给母体注射抗 Rh 的 IgG 类抗体,以及时清除进入母体的 Rh⁺红细胞或者阻断胎儿 Rh 抗原对母体的致敏。对于新生儿溶血症患儿,则需要立即换输 Rh⁻血才可能挽救生命。

(2) 母胎 ABO 血型不符:母胎 ABO 血型不符引起的新生儿溶血症多发生于母亲 O 型,胎儿 A 型或 B 型。O 型母亲血清中天然抗 A 和抗 B 抗体为不能通过胎盘的 IgM 类抗体,但是如果其血清中出现了针对 A 抗原或 B 抗原的、能够通过胎盘的免疫性 IgG 类抗体,则可能导致其孕育的 A 型血胎儿或 B 型血胎儿出现新生儿溶血。

母胎 ABO 血型不符所致的新生儿溶血症可发生在第一胎,这是因为食物、细菌、寄生虫或疫苗等可能具有 A 型或 B 型抗原类物质,持续的免疫刺激可使机体产生 IgG 类抗 A 或抗 B 免疫性抗体,妊娠后,这类抗体可通过胎盘进入胎儿体内引起溶血。由于 A 抗原和 B 抗原也存在于除红细胞外的其他组织细胞上,通过胎盘的抗 A 或抗 B IgG 类抗体仅少量与红细胞结合,其余可被其他组织中的 A 和 B 血型抗原结合或吸收。因此,虽然母婴 ABO 血型不符较常见,但其所致的新生儿溶血症发病者仅占少数,且症状较轻。该型新生儿溶血症目前尚无有效的预防措施。

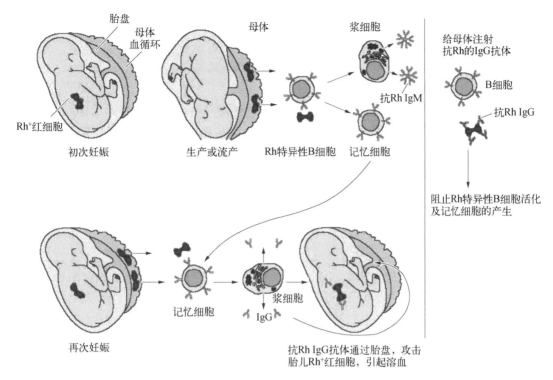

图 18-5 母胎 Rh 血型不符致新生儿溶血症机制

3. 自身免疫性溶血性贫血 服用甲基多巴类药物,或某些病毒(如流感病毒、EB 病毒等)感染机体后,可使红细胞膜表面成分发生改变,从而刺激机体产生针对红细胞的自身抗体。这种自身抗体与已改变的红细胞膜表面成分特异性结合,激活补体,溶解红细胞,引起自身免疫性溶血性贫血。

4. 药物过敏性血细胞减少症 青霉素、磺胺、奎尼丁、非那西丁、对氨基水杨酸等药物半抗原,能与体内血浆蛋白质或血细胞膜蛋白结合形成完全抗原,从而刺激机体产生针对药物抗原表位的特异性抗体。这种抗体与结合在红细胞、粒细胞或血小板表面的药物半抗原特异性结合;或者是抗体与药物形成抗原-抗体复合物以后,再通过 IgG 的 Fc 段,结合到具有 FcγR 的血细胞上,引起药物性溶血性贫血、粒细胞减少或血小板减少性紫癜等。

5. 链球菌感染后肾小球肾炎 链球菌等病原感染可改变肾小球基底膜抗原结构,刺激机体产生抗肾小球基底膜抗体;某些型别链球菌与肾小球基底膜含共同抗原成分,抗链球菌抗体可与肾小球基底膜发生交叉反应,导致组织损伤。链球菌抗体除了导致肾小球肾炎以外,还可通过交叉反应导致心瓣膜病变,是风湿性心脏病的主要病因。

6. 肺出血-肾炎综合征 是由自身抗基底膜抗体引起的、以肺出血和严重肾小球肾炎为特征的疾病,又称肺出血肾炎综合征(Goodpasture syndrome)。该病可能与某些病毒(如 A2 型流感病毒)感染或者吸入某些有机溶剂有关,上述因素造成肺组织损伤后,诱导产生了抗肺泡基底膜Ⅳ型胶原蛋白的自身抗体。患者血清中可检出高滴度的抗基底膜抗体。由于肺泡基底膜与肾小球基底膜之间存在共同抗原,这种基底膜抗体可同时与肺组织和肾小球的基底膜结合,通过Ⅱ型超敏反应导致肺出血和肾炎。

7. 非细胞溶解型Ⅱ型超敏反应 机体产生针对组织细胞表面受体的自身抗体,该自身抗体与细胞受体结合后,没有引起细胞破坏,但导致了细胞功能的改变。例如,甲状腺功能亢进、重症肌无力等。甲状腺功能亢进患者体内可产生抗促甲状腺激素受体的 IgG 类自身抗体,该抗体能高亲和力结合促甲状腺激素受体,该自身抗体可模拟促甲状腺激素的功能,刺激甲状腺细胞持续分泌大量甲状腺素,从而引起甲状腺功能亢进;重症肌无力患者体内可产生针对乙酰胆碱受体的 IgG 类自身抗体,该抗体与乙酰胆碱受体结合后,可抑制和干扰乙酰胆碱的作用,减少受体的数量,从而导致重症肌无力。

第三节　Ⅲ型超敏反应

Ⅲ型超敏反应(type Ⅲ hypersensitivity)又称为免疫复合物型超敏反应(immune complex type hypersensitivity)或者血管炎性超敏反应。血清中的可溶性抗原与相应抗体(IgG、IgM)结合形成免疫复合物(immune complex, IC),沉积于局部或全身多处毛细血管基底膜,通过激活补体,并在血小板、中性粒细胞等参与下,引起以充血水肿、局部坏死和中性粒细胞浸润为主要特征的炎症性病理损伤。

一、发生机制

(一)抗原与抗体

引起Ⅲ型超敏反应的抗原根据其来源可分为内源性抗原和外源性抗原两类。内源性抗原包括变性DNA、变性IgG、核抗原及肿瘤抗原等;外源性抗原包括病原微生物、寄生虫、异种血清、药物半抗原与组织蛋白结合形成的完全抗原等。内源性抗原和外源性抗原在体内持续存在,刺激机体产生以IgG和IgM为主的抗体,这些抗体再遇相应抗原时结合形成免疫复合物。

(二)免疫复合物的形成和沉积

1. 免疫复合物的形成及清除

(1)抗原物质持续存在:抗原持续存在是形成免疫复合物的前提条件,若病原体(细菌、病毒、寄生虫)持续或间歇地繁殖,血流中即可出现大量抗原;自身免疫病患者体内持续存在的自身抗原,如变性DNA、变性IgG等持续刺激自身抗体的产生;进入机体的药物半抗原与体内蛋白结合成完全抗原,完全抗原及某些食物性抗原等均可在体内持续存在。持续存在的抗原与其刺激产生的抗体有机会共存,进而产生抗原抗体免疫复合物。

(2)免疫复合物的大小:① 抗原的类型与免疫复合物大小有关。细菌、细胞等颗粒性抗原,由于本身体积较大,与抗体结合后形成大的免疫复合物;可溶性小分子抗原,如病原体成分或其代谢产物、药物、自身组织抗原等,与相应抗体结合后,形成小分子免疫复合物。② 抗原抗体比例也影响免疫复合物大小。当抗原中度或大量过剩时,形成小分子免疫复合物;当抗原抗体比例适当时,抗原抗体交联为大分子免疫复合物;当抗体过剩或者抗原略多于抗体时,形成中等大小免疫复合物,其分子量约1 000 kDa,沉降系数约为19S。

(3)免疫复合物的清除:颗粒性抗原、可溶性抗原与抗体交联后形成的大分子不溶性免疫复合物易被单核巨噬细胞吞噬和清除;可溶性抗原与抗体形成的小分子可溶性免疫复合物可通过肾小球滤过排除;但是沉降系数约为19S的中等大小的可溶性免疫复合物则不能被及时有效地清除。抗体、补体和红细胞介导的免疫黏附作用是清除免疫复合物的主要机制之一,携带免疫复合物的红细胞主要在肝脏和脾脏被吞噬细胞清除。

2. 免疫复合物的沉积　免疫复合物能否引起疾病与其能否沉积于局部有关,以下因素易导致免疫复合物在局部沉积。

(1)大量中等大小可溶性免疫复合物的形成:免疫复合物形成的量过大,超出了机体清除免疫复合物的能力,或者由于补体缺陷或功能障碍、吞噬细胞吞噬功能缺陷或功能障碍等引起免疫复合物清除能力下降,均可导致大量可溶性免疫复合物不能有效地被清除,进而沉积于毛细血管基底膜引起炎症反应和组织损伤。

(2)血管通透性增高:这是免疫复合物沉积的重要条件。免疫复合物可通过经典途径激活补体,其产生的过敏毒素(C3a、C5a)可使肥大细胞和嗜碱性粒细胞脱颗粒,并释放组胺、血小板活化因子,或者促进血小板释放血管活性物质,趋化至局部的中性粒细胞也可释放某些碱性蛋白,使血管内皮细胞间隙增大,血管通透性增加,从而有助于免疫复合物沉积于局部组织的基底膜上。

（3）组织学结构和血流动力学因素：循环中的可溶性免疫复合物易于沉积在血管丰富、血流缓慢、血管内高压、易形成涡流的局部组织或器官。肾脏血流量大，肾小球微血管多，血管网细而曲折，血流缓慢，中等大小的可溶性免疫复合物易于在此滞留和沉积。关节滑膜毛细血管网也较丰富，毛细血管血压较高，血流缓慢，也是免疫复合物易于沉积的部位。

（三）免疫复合物引起炎症损伤的机制

免疫复合物沉积所导致的组织或器官的炎症损伤，并不是免疫复合物直接引起的，但是，免疫复合物是炎症损伤的始动因素，主要有以下3种机制。

1. **补体的作用**　免疫复合物可通过经典途径激活补体，产生的补体裂解片段 C3a 和 C5a 具有过敏毒素效应，分别与肥大细胞或嗜碱性粒细胞的 C3a 和 C5a 受体结合，使其释放组胺等炎性介质，引起局部毛细血管通透性增加、渗出增多，进而出现水肿。局部毛细血管通透性增加又进一步促进了免疫复合物在局部沉积，使局部炎症进一步加重。另外，C3a 和 C5a 还可趋化中性粒细胞聚集于免疫复合物沉积部位。

2. **中性粒细胞的作用**　大量中性粒细胞在炎症部位的浸润是Ⅲ型超敏反应的组织病理学特征。聚集在免疫复合物沉积部位的中性粒细胞在吞噬清除免疫复合物的同时，还释放出毒性氧化物和许多溶酶体酶，包括蛋白水解酶、胶原酶和弹力纤维酶等，损伤血管及局部组织。

3. **血小板的作用**　肥大细胞及嗜碱性粒细胞释放的血小板活化因子可使局部血小板聚集、激活，内皮基膜暴露也可促使血小板聚集，促进血栓形成，导致局部出血、坏死。血小板激活后还可释放血管活性胺类物质，进一步加重炎性水肿。

综上所述，Ⅲ型超敏反应是由免疫复合物沉积而启动的，通过激活补体而导致的组织炎性损伤，其结局是形成了以血管扩张、渗出，中性粒细胞浸润，血栓形成及出血坏死为特征的血管炎，具体发生机制见图 18-6。

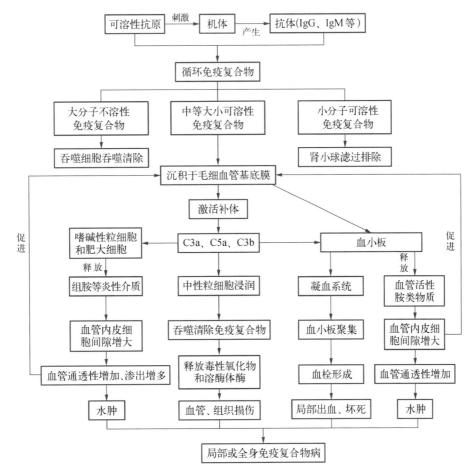

图 18-6　Ⅲ型超敏反应发生机制示意图

二、临床常见疾病

Ⅲ型超敏反应引起的疾病,称为免疫复合物病(immune complex disease,ICD),分为局部免疫复合物病和全身免疫复合物病,其中局部免疫复合物病发生于抗原进入部位,而全身免疫复合物病为免疫复合物随血流沉积于全身多组织或多器官所致。

(一)局部免疫复合物病

1. 阿蒂斯反应(Arthus reaction) 在1903年,阿蒂斯(Arthus)发现给家兔皮下多次注射马血清后,局部发生水肿、出血、坏死等剧烈炎症反应,称为阿蒂斯反应,该反应是一种实验性局部Ⅲ型超敏反应。其机制是多次注射异种蛋白质抗原后,刺激机体产生了大量特异性抗体,局部注射的、未被及时清除的抗原与过量的抗体结合,形成免疫复合物,沉积在局部血管基底膜,导致炎症性病理损伤。

2. 人类局部免疫复合物病 胰岛素依赖型糖尿病患者需要反复注射胰岛素,局部反复注射的胰岛素可刺激机体产生大量的抗胰岛素抗体,再次注射胰岛素后,即可在局部出现红肿、出血和坏死等与阿蒂斯反应类似的局部炎症反应,数日后逐渐恢复。多次注射狂犬病疫苗等也可能出现上述反应。长期大量吸入植物性或动物性蛋白质、真菌孢子等,可诱生相应抗体,当再次吸入大量相同抗原时,可在肺泡局部形成免疫复合物,从而引起变态反应性肺泡炎或间质性肺泡炎。例如,农民肺、皮革肺、养鸽者肺等这些与职业有关的疾病均与局部免疫复合物病有关。

(二)全身免疫复合物病

1. 血清病 治疗破伤风、白喉及毒蛇咬伤等疾病需要一次性注射大量异种抗毒素血清来中和毒素的毒性效应,机体在初次大量注射抗毒素1~2周后,可出现发热、皮疹、淋巴结肿大、关节疼痛、一过性蛋白尿等症状和体征,即为血清病。这是由于一次性大量注射异种抗毒素血清后,机体已经产生了抗马血清的抗体,但是大量注射的马血清尚未完全从机体清除,两者结合形成可溶性免疫复合物,随血流到全身,沉积于肾小球基底膜、关节滑囊、心、肺及皮下毛细血管壁等,从而激活补体,引起相应部位的组织损伤。血清病具有自限性,停止注射抗毒素后症状可自行消退。大量使用磺胺、青霉素等药物时,也可能引起与血清病类似的反应。

2. 链球菌感染后肾小球肾炎 A族溶血性链球菌感染后2~3周发生的肾小球肾炎,80%以上属Ⅲ型超敏反应,即链球菌感染后引起的免疫复合物型肾炎。溶血性链球菌释放较多的外毒素及多种酶,作为可溶性抗原刺激机体产生相应抗体,抗原抗体结合形成免疫复合物沉积于肾小球基底膜上,引起肾脏病变。这种免疫复合物型肾小球肾炎也可见于乙型肝炎病毒等其他病原体感染后。

3. 系统性红斑狼疮 是一种全身性自身免疫病,由原因不明的复杂因素导致DNA、RNA、核内可溶性蛋白等细胞核抗原刺激机体产生相应抗体(即抗核抗体)而引起。患者体内持续出现的抗核自身抗体与自身核抗原形成免疫复合物,免疫复合物反复沉积于肾小球、关节、皮肤等部位的毛细血管基底膜上,引起全身多系统的损伤,如肾小球肾炎、关节炎、脉管炎等。

4. 类风湿关节炎 病因未明,可能与细菌、病毒、支原体等病原体持续感染等有关。上述感染可使患者体内IgG分子结构发生改变,从而刺激机体产生抗变性IgG的自身抗体。该自身抗体以IgM为主,临床上称为类风湿因子(rheumatoid factor,RF)。持续产生的类风湿因子与变性IgG结合形成免疫复合物,免疫复合物反复沉积于全身小关节滑膜处,引起类风湿关节炎。患者出现小关节红肿、变形僵直,以后可能逐渐失去功能。

第四节 Ⅳ型超敏反应

Ⅳ型超敏反应(type Ⅳ hypersensitivity),又称细胞介导的超敏反应(cell-mediated hypersensitivity),是抗

原诱导的 T 细胞免疫应答的一种。致敏 T 细胞识别并结合特异性抗原后,引起以单个核细胞浸润和细胞变性、坏死为特征的局部炎症反应。该型超敏反应主要由致敏 T 细胞、单核巨噬细胞、细胞因子或细胞毒性介质等介导免疫损伤,其发生与抗体、补体无关。致敏淋巴细胞活化、细胞因子产生、单个核细胞募集及产生效应需要一定时间,故该型超敏反应发生较慢,通常在机体再次接触相同抗原后 48～72 h 才出现明显的炎症反应,因此又称为迟发型超敏反应(delayed type hypersensitivity, DTH)。Ⅳ型超敏反应属于细胞免疫应答,细胞免疫缺陷者不发生。

一、发生机制

(一)抗原

引起Ⅳ型超敏反应的抗原主要有胞内寄生的病原体、组织抗原和某些化学物质等,其中以结核分枝杆菌、麻风分枝杆菌等胞内寄生菌最为常见,Ⅳ型超敏反应是这些抗原长期持续刺激的结果。另外,单核细胞增生李斯特菌、布氏杆菌、白色念珠菌、毛癣菌、组织荚膜胞质菌、利什曼原虫、疟原虫、弓形虫、旋毛虫、猪囊虫、单纯疱疹病毒、麻疹病毒、移植细胞抗原、生漆、染料、化妆品、药物等也可以诱发Ⅳ型超敏反应。

(二)效应细胞

Ⅳ型超敏反应是致敏 T 细胞介导的免疫损伤,其效应细胞主要包括 $CD4^+Th1$ 细胞(又称为 T_{DTH} 细胞)、$CD8^+$ CTL、单核巨噬细胞等。近年研究表明,嗜酸性粒细胞、Th17 细胞也参与了该型超敏反应。

(三)炎症反应和组织损伤

Ⅳ型超敏反应分为致敏阶段和效应阶段。

1. 致敏阶段 外来抗原进入机体后,经抗原提呈并活化 CD4⁺T 细胞和 CD8⁺T 细胞,使之成为致敏淋巴细胞($CD4^+Th1$ 细胞和 $CD8^+CTL$)。从抗原初次进入机体到产生针对该特定抗原的致敏 T 细胞,历时 1～2 周。

2. 效应阶段

(1)Th1 释放细胞因子:已致敏的 Th1 细胞再次接触并识别特异性抗原后活化,释放 $IFN-\gamma$、$TNF-\alpha$、$LT-\alpha$ 和 $MCP-1$ 等多种细胞因子。$MCP-1$ 趋化单个核细胞(淋巴细胞和巨噬细胞)到达抗原部位;$TNF-\alpha$、$LT-\alpha$ 使局部血管内皮细胞黏附分子的表达增加,促进单个核细胞至抗原部位聚集,引起组织损伤;$IFN-\gamma$、$TNF-\alpha$ 可使巨噬细胞活化,进一步释放 $IL-1$ 等促炎性细胞因子加重炎症反应;被激活的巨噬细胞在清除抗原时释放的溶酶体酶等,可进一步导致炎症局部或邻近组织变性坏死。迟发型超敏反应发生后,越来越多的单个核细胞参与炎症形成,其中只有约 5% 的细胞为抗原特异性 Th1 细胞,其余为巨噬细胞等抗原非特异性细胞。再次接触抗原后,一般要 24 h 才出现迟发型超敏反应,48～72 h 达高峰。

(2)CTL 效应:已致敏的 $CD8^+$ CTL 识别靶细胞表面的抗原肽-MHC Ⅰ类分子复合物后,通过穿孔素、颗粒酶及 FasL 介导的细胞凋亡等方式,直接特异性杀伤靶细胞。

综上所述,Ⅳ型超敏反应是由 T 细胞介导的,致敏 Th1 细胞及其释放的细胞因子、活化巨噬细胞及其释放的溶酶体酶、致敏 CTL 等因素联合作用,引起的以单个核细胞(单核巨噬细胞、淋巴细胞)浸润为主、并伴有组织坏死的慢性炎症。炎症反应的同时,抗原的持续存在,还能刺激成纤维细胞的增生和胶原的合成,其包裹抗原、坏死物质、浸润的细胞,逐渐形成肉芽肿病变,具体发生机制见图 18-7。

二、临床常见疾病

(一)感染性迟发型超敏反应

1. 肉芽肿型超敏反应 多发生于结核分枝杆菌、麻风分枝杆菌等胞内寄生病原体感染。胞内感染有

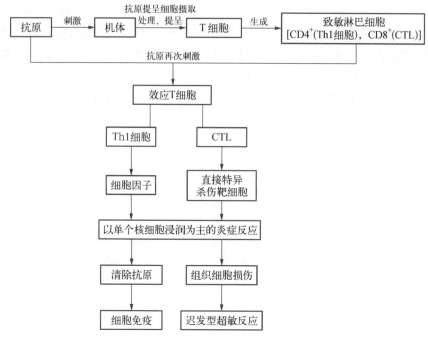

图 18-7　Ⅳ型超敏反应发生机制示意图

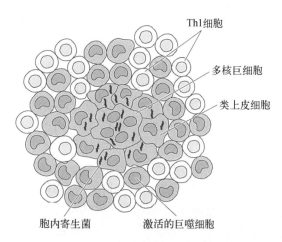

图 18-8　肉芽肿病变细胞组成示意图

结核分枝杆菌的巨噬细胞在 Th1 细胞释放的 IFN-γ 的作用下被激活,可将其胞内的结核分枝杆菌杀死并清除。若结核分枝杆菌抵抗活化巨噬细胞的杀伤效应,则可发展为慢性感染,导致细菌在胞内滞留,并持续诱导 T 细胞和巨噬细胞活化,释放大量的 IFN-γ、TNF-α 等细胞因子,募集越来越多的单个核细胞聚集到感染局部,形成肉芽肿(图 18-8)。肉芽肿中央是由巨噬细胞融合所形成的多核巨细胞,其在缺氧或巨噬细胞释放的溶酶体酶等作用下,可形成干酪样坏死。

2. 结核菌素试验　是一种实验性感染性迟发型超敏反应,是典型的Ⅳ型超敏反应,常用于测定人体是否感染结核分枝杆菌或者是否成功接种卡介苗。如果机体已经感染了结核分枝杆菌或已成功接种卡介苗,机体产生了结核分枝杆菌抗原致敏的 T 细胞,当给机体注射结核菌素抗原(结核毒素或纯蛋白衍化物)后,致敏 T 细胞因再次遇到特异抗原的刺激而被活化,释放一系列细胞因子,进而在注射局部引起以单个核细胞浸润为主的炎症反应或组织损伤。

（二）接触性皮炎

接触性皮炎是药物、染料、油漆、植物毒素、农药、升汞、金属、青霉素、磺胺、橡胶、化纤、塑料或化妆品等小分子半抗原引起的接触性迟发型超敏反应。小分子化学致敏原渗入皮肤,并与皮肤组织蛋白结合,形成完全抗原,使 T 细胞致敏。如果局部皮肤再次接触同一致敏原,即可出现Ⅳ型超敏反应。主要表现为局部红肿、硬结、水疱,严重者可发生皮肤剥脱。

同一抗原物质可引起不同类型的超敏反应性疾病。例如,青霉素可通过刺激 IgE 的产生,诱发过敏性休克、荨麻疹、哮喘等Ⅰ型超敏反应;通过 IgG、IgM 等抗体,诱发溶血性贫血等Ⅱ型超敏反应以及免疫复合物型肾小球肾炎等Ⅲ型超敏反应;也可通过 Th1 细胞和 CTL 等细胞免疫机制,诱发接触性皮炎等Ⅳ型超敏反应。

同一疾病可由不同的超敏反应引起。例如,链球菌感染后肾小球肾炎的发生与Ⅱ型或Ⅲ型超敏反应有关。链球菌感染后,大部分肾小球肾炎为Ⅲ型超敏反应所致的免疫复合物型肾小球肾炎,通过Ⅱ型超敏反应所致的肾小球肾炎约占 5%。

同一超敏反应性疾病可能同时涉及几种类型超敏反应,但以其中一种为主。如发生 I 型超敏反应时,生物活性介质使血管壁通透性增高,血清中的抗原-抗体复合物,就易于沉积于血管基底膜上,引起Ⅲ型超敏反应。

Ⅰ、Ⅱ、Ⅲ、Ⅳ型超敏反应的比较见表 18-1。

表 18-1 Ⅰ、Ⅱ、Ⅲ、Ⅳ型超敏反应的比较

	Ⅰ型	Ⅱ型	Ⅲ型	Ⅳ型
应答类型	体液免疫	体液免疫	体液免疫	细胞免疫
抗原	可溶性抗原	细胞性抗原	可溶性抗原	可溶性或细胞性抗原
抗体、补体	IgE	IgG、IgM、补体	IgG、IgM、补体	—
参与细胞	肥大细胞、嗜碱性粒细胞、嗜酸性粒细胞	NK 细胞、巨噬细胞、中性粒细胞	中性粒细胞、肥大细胞、嗜碱性粒细胞、血小板	抗原提呈细胞、Th1 细胞、CTL、巨噬细胞
发生机制	变应原特异性 IgE 使肥大细胞或嗜碱性粒细胞致敏;变应原可致敏细胞表面 IgE 交联、脱颗粒并释放生物活性介质,使平滑肌收缩、毛细血管扩张及通透性增加、腺体分泌增多	抗体与细胞表面抗原结合,或抗原-抗体复合物吸附于细胞表面;激活补体经典途径、调理促吞噬作用、ADCC 作用等杀伤靶细胞	大量中等大小免疫复合物沉积于血管基底膜上;经典途径激活补体,吸引中性粒细胞,释放毒性氧化物溶酶体酶,引起炎症反应;激活肥大细胞和血小板,释放血管活性介质,使血管通透性增加、血栓形成	抗原提呈细胞提呈抗原使 T 细胞致敏;致敏 T 细胞再次接触抗原而被激活;Th1 细胞释放细胞因子,导致炎症反应,并活化巨噬细胞;CTL 直接识别和杀伤靶细胞
病理特征	—	—	充血水肿,局部坏死和中性粒细胞浸润,血管炎	单个核细胞浸润,肉芽肿形成
常见疾病	过敏性休克、呼吸道过敏反应、消化道过敏反应、皮肤过敏反应	输血反应、新生儿溶血症、自身免疫性溶血性贫血、药物过敏性血细胞减少症等	阿蒂斯反应、血清病、人类局部免疫复合物病、系统性红斑狼疮、类风湿关节炎等	肉芽肿型超敏反应、接触性皮炎等

本章小结

超敏反应根据发生机制和临床特点分为Ⅰ、Ⅱ、Ⅲ、Ⅳ型,其中Ⅰ、Ⅱ、Ⅲ型超敏反应由抗体介导,Ⅳ型超敏反应由细胞免疫介导。其中,Ⅰ型超敏反应由 IgE 介导,肥大细胞和嗜碱性粒细胞释放生物活性介质;Ⅱ型超敏反应主要由 IgG、IgM 介导,通过补体、吞噬细胞和 NK 细胞等引起靶细胞溶解和组织损伤;Ⅲ型超敏反应主要由 IgG、IgM 介导,补体、血小板、中性粒细胞等引起的,以中性粒细胞浸润、血栓形成及出血坏死为特征的血管炎;Ⅳ型超敏反应属细胞免疫,主要由活化的 Th1 细胞释放细胞因子所引起的、以单个核细胞浸润为主的肉芽肿性炎症。

思考题

1. 名词解释

超敏反应、变应原、阿蒂斯反应、异种免疫血清脱敏疗法、特异性变应原脱敏疗法。

2. 简答题

(1) 青霉素引起的过敏性休克和吸入花粉引起的支气管哮喘属于哪一型超敏反应?试述其发病机制及防治原则。

（2）某患者服用磺胺类药物后,出现溶血性贫血的表现,试用免疫学知识来解释该现象。

（3）在使用抗毒素治疗疾病的过程中,人体可能出现哪些免疫学异常？简述其机制及预防措施。

（4）在Ⅱ型和Ⅲ型超敏反应性疾病的发生过程中,其参与因素、致病机制及特点有何异同,试举例说明。

（5）简述血清病和血清过敏性休克有何异同。

（6）以抗结核分枝杆菌感染为例,试述Ⅳ型超敏反应的发生机制。

（陈　全）

第十八章数字资源

第十八章
课件

第十八章
微课

自 身 免 疫 病

第一节 概 述

正常机体的免疫系统具有区别"自己"与"非己"的能力,对"非己"抗原能够产生免疫应答,对自身组织成分则处于无应答或低应答状态。由于淋巴细胞受体(TCR、BCR)基因的随机重排,人类拥有多样性达 1×10^9 的淋巴细胞克隆库,几乎可以识别自然界存在的任何抗原,包括自身抗原。虽然在淋巴细胞发生过程中,自身反应性淋巴细胞发生克隆删除或失活,但是机体内仍然存在自身反应性淋巴细胞,正常情况下,这些细胞功能被抑制而不发生反应,即处于免疫耐受状态。在某些情况下,免疫耐受被打破,这些自身反应性淋巴细胞可识别自身成分而被激活,产生自身免疫或自身免疫病。

一、基本概念

(一) 自身免疫与自身免疫病

自身免疫(autoimmunity)是指机体免疫系统针对自身抗原所发生的免疫应答,产生自身抗体(autoantibody)和(或)自身反应性 T 细胞(autoreactive T lymphocyte)的现象。自身免疫存在于所有个体,属于正常生理现象,其主要功能是维持机体生理自稳,清除体内衰老或凋亡的自身细胞成分,并调节免疫应答的平衡。自身免疫不一定会引起自身免疫病,但是过强或持续迁延的自身免疫就可能导致自身免疫病。

自身免疫病(autoimmune disease, AID)是指在某些内因和外因的诱发下,自身耐受状态被打破,持续迁延的自身免疫导致细胞破坏、组织损伤或功能异常而导致的临床病症,属于病理性自身免疫。

(二) 自身抗体

1. **生理性自身抗体** 正常人血清中可检出一定水平自身抗体,如抗独特型抗体、抗核抗体、抗线粒体抗体、类风湿因子等,大多数自身抗体效价较低,不足以导致自身组织、细胞的损伤,但可以协助清除衰老退变的自身成分,称为生理性自身抗体或天然自身抗体。生理性自身抗体的产生不依赖外源抗原的刺激,多属 IgM 类,具有广泛的交叉反应性,对自身抗原的亲和力也较低。在健康人群中,自身抗体的频率和滴度随年龄增长而增高,50%以上的 60 岁以上的老年人可检出抗核抗体、抗线粒体抗体等多种自身抗体。

2. **病理性自身抗体** 在某些自身免疫病的发病机制中,某些自身抗体直接导致了自身免疫病的发生,这类抗体称为病理性自身抗体。例如,桥本甲状腺炎的抗甲状腺球蛋白抗体、重症肌无力的抗乙酰胆碱受体抗体等。病理性自身抗体是机体的自身反应性 B 细胞受某种自身抗原的刺激、活化为浆细胞产生的,具有组织、细胞或抗原特异性,多属 IgG 类,与自身抗原亲和力也较高。

(三) 自身反应性 T 细胞

正常机体存在一定数量的自身反应性 T 细胞,但并非一定会导致自身免疫病。其中,能引起自身免疫病的是自身攻击性 T 细胞。某种组织抗原特异性的自身反应性 T 细胞被自身的组织抗原激活后,导致炎症性损伤或细胞损坏,引起相应临床症状。例如,在慢性甲状腺炎、甲状腺功能亢进患者局部、多发性硬化症患者脑脊液及血液、重症肌无力患者血液、牛皮癣患者皮损局部等均能检测出自身抗原特异性 T 细胞。在实验性自身免疫性脑脊髓炎(experimental autoimmune encephalomyelitis,EAE)模型中,神经髓鞘碱性蛋白质(myelin basic protein,MBP)诱生的髓鞘碱性蛋白质特异性 T 细胞具有很强的自身攻击性,可导致严重的中枢神经系统的炎性损害。在人类,与实验性自身免疫性脑脊髓炎相似的疾病为多发性硬化症。

二、自身免疫病的分类和特征

(一) 自身免疫病的分类

根据自身免疫应答所针对靶抗原的分布范围,自身免疫病可分为器官特异性自身免疫病和全身性自身免疫病(表 19-1)。器官特异性自身免疫病的靶抗原定位于特定的器官或细胞类型,自身抗体和自身反应性 T 细胞通过效应机制损伤特定靶器官,病理改变局限于某种器官。例如,胰岛素依赖型糖尿病、桥本甲状腺炎、毒性弥漫性甲状腺肿等疾病。全身性自身免疫病又称为非器官特异性自身免疫病或者系统性自身免疫病,该类自身免疫病的自身抗原通常为细胞核或线粒体成分等,其病变遍及全身多种器官和结缔组织,因此又被称为结缔组织病或胶原病。例如,系统性红斑狼疮、类风湿关节炎等就属该型自身免疫病,其中系统性红斑狼疮是典型的全身性自身免疫病,患者病变分布广泛,如皮肤、肾脏、脑、关节等多脏器均可发生病变。

表 19-1 人类常见的自身免疫病

疾 病	自 身 抗 原	免 疫 反 应
器官特异性自身免疫病		
原发性慢性肾上腺皮质功能减退症	肾上腺细胞	自身抗体
自身免疫性溶血性贫血	红细胞膜蛋白或药物	自身抗体
肺出血肾炎综合征	肾和肺基底膜Ⅳ型胶原	自身抗体
毒性弥漫性甲状腺肿	促甲状腺激素受体	自身抗体(刺激型)
桥本甲状腺炎	甲状腺蛋白和细胞	CD4$^+$ Th1 细胞,自身抗体
特发性血小板减少性紫癜	血小板膜蛋白	自身抗体
胰岛素依赖型糖尿病	胰岛 β 细胞	CD4$^+$ Th1 细胞,自身抗体
重症肌无力	乙酰胆碱受体	自身抗体(抑制型)
风湿性心脏病	心肌、心瓣膜	自身抗体
恶性贫血	胃壁细胞内因子	自身抗体
链球菌感染后肾小球肾炎	肾脏	抗原-抗体复合物
自发性不育症	精子	自身抗体
全身性自身免疫病		
强直性脊柱炎	脊椎骨	免疫复合物
多发性硬化症	脑或白质	Th1 细胞和 CTL,自身抗体
类风湿关节炎	关节滑膜组织、IgG	自身抗体、免疫复合物
硬皮病	核抗原、心脏、肺、胃肠道、肾脏	自身抗体
干燥综合征	唾液腺、肝脏、肾脏、甲状腺	自身抗体
系统性红斑狼疮	DNA、核蛋白、红细胞和血小板膜	自身抗体、免疫复合物

器官特异性自身免疫病和全身性自身免疫病的划分是相对的,在某些情况下,自身免疫病的损伤以某个器官为主,但同时也不同程度地影响其他器官。例如,原发性胆汁硬化症病变主要表现为小胆管炎性细胞浸

润,但患者血清中的、针对线粒体的自身抗体也可引起肝脏外的其他器官的损伤。

(二)自身免疫病的特征

目前已经明确的自身免疫病有 40 多种,常见的有桥本甲状腺炎、毒性弥漫性甲状腺肿、类风湿关节炎、系统性红斑狼疮、多发性硬化症、胰岛素依赖型糖尿病等。与其他疾病相比,自身免疫病具有以下特点:① 患者以女性多见,发病率随年龄而增高,疾病的发生具有一定的遗传倾向,多数病因不明,属自发性自身免疫病。② 患者体内可检测出高效价的自身抗体和(或)自身反应性 T 细胞。自身抗体和(或)自身反应性 T 细胞作用于表达靶抗原的组织细胞,导致相应组织器官损伤和功能障碍。疾病可通过患者血清或淋巴细胞被动转移。尽管患者体内存在高水平自身抗体,但其对外源抗原的应答常较正常低。③ 疾病具有重叠现象,即一个患者可同时患上一种以上的自身免疫病,如系统性红斑狼疮患者常伴有类风湿关节炎、特发性白细胞减少症等。④ 病变的转归与自身免疫应答强度密切相关,病情反复发作,慢性迁延,用免疫抑制剂治疗有一定疗效,但难以根治。

第二节　自身免疫病发生的相关因素

自身免疫病的病因和发病机制迄今尚未完全阐明。目前认为,遗传易感性和环境诱因是主要影响因素,即携带易感基因个体,在病原体感染或组织损伤等内外因素的共同作用下,自身耐受被打破,产生自身免疫应答,造成组织损伤,从而发生自身免疫病。

一、抗原的因素

1. 隐蔽抗原的释放　人体存在着免疫隔离部位,如脑、眼晶状体、睾丸等。正常情况下,从胚胎发育开始,这些部位的抗原成分一直未与免疫细胞接触,与免疫系统处于隔离状态,这些部位的抗原成分称为隐蔽抗原(sequestered antigen)。根据克隆选择学说,针对自身隐蔽抗原的淋巴细胞克隆,没有经历诱导耐受的过程而没有被消除或抑制。在手术、外伤、感染等情况下,隐蔽抗原进入血液或淋巴液,激活其相应的自身反应性淋巴细胞克隆,发生自身免疫应答,导致自身免疫病的发生。例如,眼外伤导致伤侧眼球的晶状体蛋白(隐蔽抗原)释放,激发机体产生抗晶状体的抗体或特异性淋巴细胞,从而导致健侧眼球发生交感性眼炎;输精管结扎术导致精子(隐蔽抗原)入血,从而刺激机体产生抗自身精子的抗体,引发自身免疫性睾丸炎。

2. 自身成分的改变　冷、热、电离辐射等物理因素,药物、化学制剂等化学因素,细菌、病毒、寄生虫等生物因素均可能改变某些自身成分的结构或性质,使自身成分具有免疫原性,从而被免疫系统视为"非己"物质而予以排斥,引发自身免疫病。例如,肺炎支原体感染可改变红细胞表面抗原,刺激机体产生抗红细胞抗体,导致红细胞破坏引起贫血;变性的自身 IgG 可刺激机体产生以 IgM 类为主的自身抗体,引起类风湿关节炎;吸附到红细胞上的药物(如青霉素、头孢菌素、磺胺、非那西丁等)可获得免疫原性,刺激机体产生抗体,引起药物诱导的溶血性贫血。

3. 分子模拟　有些病原体抗原与宿主自身组织成分具有相同或相似的抗原表位,其感染人体后,诱导宿主产生的针对病原体抗原的抗体和(或)致敏淋巴细胞,也能与含有相同或相似抗原表位的人体组织成分发生交叉反应,引发炎症和组织损伤,导致自身免疫病,这种现象称为分子模拟(molecular mimicry)。例如,A 型溶血性链球菌细胞壁成分与人体心肌间质、心瓣膜、肾小球基底膜及其他结缔组织具有相似的抗原表位,此型链球菌感染人体后所产生的抗体能与心脏和肾脏等部位发生交叉反应,导致风湿性心脏病和急性肾小球肾炎。

4. 表位扩展　抗原表位分为优势表位和隐蔽表位,机体免疫系统首先会针对优势表位产生应答,然后针对隐蔽表位产生应答。正常情况下,机体自身抗原的隐蔽表位并不暴露或暴露水平极低,故针对该表位的 T

细胞克隆可能逃逸胸腺的阴性选择,使人体成熟 T 细胞库中存在该隐蔽表位的自身反应性 T 细胞克隆。在自身免疫病发生过程中,抗原提呈细胞不断摄取组织损伤碎片,并可能将自身抗原的隐蔽表位提呈给机体自身反应性淋巴细胞以供克隆,诱发机体针对隐蔽表位的应答,该应答又可能使更多的隐蔽表位暴露,诱导进一步的应答,此现象称为表位扩展(epitope spreading)。表位扩展使免疫系统不断扩大所识别的自身抗原表位的范围,对自身抗原不断发动新的攻击,使疾病迁延不愈、不断加重。表位扩展与系统性红斑狼疮、类风湿关节炎、多发性硬化症和胰岛素依赖型糖尿病的发病、病情和病程有关。

二、免疫系统功能异常

1. 自身反应性淋巴细胞逃避克隆清除或禁系突变 T、B 细胞分别在胸腺和骨髓中通过阴性选择机制清除自身反应性克隆,即产生中枢耐受。但是,若胸腺或骨髓功能障碍或微环境发生改变,则有可能使某些自身反应性淋巴细胞逃避阴性选择而免于被清除,该淋巴细胞克隆进入外周后就可能针对相应的自身抗原产生应答,引起自身免疫病。

在胚胎期,识别自身抗原的淋巴细胞克隆大部分被清除,但是有部分自身反应性淋巴细胞克隆没有被清除,而是处于被抑制状态,这种被抑制的细胞克隆称为禁忌细胞系(简称禁系),是维持自身耐受的有效机制之一。某些理化、生物或原发因素可能导致禁系自身反应性淋巴细胞解禁、突变,从而产生自身免疫应答。

2. 免疫忽视被打破 免疫忽视是指机体免疫系统对低水平抗原或低亲和力抗原不发生免疫应答的现象。在胚胎发育过程中,由于免疫忽视,针对低水平表达或低亲和力的自身抗原的淋巴细胞克隆并未被删除,是潜在的自身反应性淋巴细胞。病原体感染、多克隆刺激剂等多种因素均可打破自身反应性淋巴细胞克隆对自身抗原的免疫忽视,从而发生自身免疫病。

3. 多克隆激活 某些病原体抗原为多克隆刺激剂或超抗原,可非特异性激活多克隆 T、B 细胞,其中就可能激活自身反应性淋巴细胞,产生自身抗体和(或)致敏的自身反应性 T 细胞。例如,革兰氏阴性菌的脂多糖为 B 细胞多克隆刺激剂;EB 病毒感染引起传染性单核细胞增多症,患者体内可出现多种自身抗体;金黄色葡萄球菌外毒素毒性休克综合征毒素-1(toxic shock syndrome toxin-1, TSST-1)、SEA、SEB 等属超抗原,可激活大量 T 细胞,从而引发自身免疫病。

4. Th 细胞旁路激活 研究表明,机体对某些自身抗原的耐受性仅是由于 T 细胞处于耐受状态,自身反应性 B 细胞并没有产生耐受,但因缺少 Th 细胞辅助而不能有效活化,故不产生自身抗体。某些微生物抗原具有与自身抗原相同或相似的 B 细胞表位,但其 T 细胞表位(载体表位)不同。这些微生物感染机体后,可激活针对微生物抗原 T 细胞表位的特异性 Th 细胞,从而绕过原已产生耐受的 Th 细胞,使由于缺乏 Th 细胞辅助信号而处于失活状态的自身抗原特异性 B 细胞克隆激活,产生自身免疫应答。

5. Th1/Th2 功能失衡 感染或组织损伤等因素所产生的炎症反应,能通过分泌细胞因子影响 Th0 细胞向 Th1 或 Th2 细胞分化,Th1 和 Th2 细胞功能失衡与多种自身免疫病的发生有关。一般而言,Th1 细胞功能增强可参与器官特异性自身免疫病的发生,如胰岛素依赖型糖尿病、多发性硬化症及甲状腺疾病等,Th2 细胞则对这些疾病具有拮抗作用;Th2 细胞功能增强可参与器官非特异性自身免疫病的发生,如系统性红斑狼疮、类风湿关节炎等。Th1 或 Th2 细胞因子分别对自身免疫病具有促进或拮抗作用,如 IL-4、IL-10 可抑制某些器官特异性自身免疫病的发生,而 IFN-γ、IL-12 可促进某些器官特异性自身免疫病的发生。

6. 调节性 T 细胞功能异常 免疫系统通过多种正、负反馈调节机制将免疫应答控制在适当强度内,以维持免疫系统内环境稳定。近年来的研究表明,CD4$^+$ CD25$^+$调节性 T 细胞的免疫抑制功能异常可能与某些自身免疫病的发生有关。若给免疫缺陷小鼠过继健康小鼠的脾细胞,则可帮助其重建免疫功能;如果去除其中的 CD4$^+$ CD25$^+$调节性 T 细胞后再予转移,受者可出现甲状腺、肾小腺等多种内分泌器官的自身免疫性损伤;若再对其补充输注 CD4$^+$ CD25$^+$调节性 T 细胞,自身免疫症状则可得到有效控制。

7. MHC Ⅱ类分子异常表达 正常情况下,MHC Ⅱ类分子仅表达于抗原提呈细胞和某些激活的免疫细胞表面。在 IFN-γ 等因子的作用下,组织细胞表面可异常表达 MHC Ⅱ类分子,进而可能将其自身抗原提呈给 Th 细胞或导致机体免疫功能紊乱,启动自身免疫应答,导致自身免疫病。毒性弥漫性甲状腺肿的甲状腺上皮细胞、原发性胆汁性肝硬化的胆管上皮、胰岛素依赖型糖尿病的胰岛 β 细胞等,均异常表达高水平的 MHC Ⅱ类分子。

8. **Th17 细胞与自身免疫病**　近年来的研究发现,Th17 细胞在自身免疫病病程中具有重要作用,其主要通过 IL-17 诱导产生炎症介质、趋化因子等导致组织器官的炎性损伤。在类风湿关节炎、系统性红斑狼疮、多发性硬化症等多种自身免疫病患者的血清及组织中检测到了 IL-17 的高表达。

三、遗传因素

自身免疫病多有家族发病倾向,遗传背景在一定程度上决定了某个体对自身免疫病发生的易感性,但是携带一个或数个易感基因的个体未必就一定会发病,饮食习惯、药物、微生物感染等环境因素也起了重要作用,自身免疫病往往是宿主所携带的疾病易感基因与环境因素相互作用的结果。

1. **与自身免疫病相关的 HLA 等位基因**　自身免疫病与一种或数种 *HLA* 等位基因有关,携带特定型别 *HLA* 等位基因的个体,发生某种自身免疫病的危险率远大于该基因型阴性的个体。例如,携带 *HLA-DR3* 等位基因的个体易患重症肌无力、系统性红斑狼疮、胰岛素依赖型糖尿病和毒性弥漫性甲状腺肿;携带 *HLA-DR4* 等位基因的个体易患类风湿关节炎、胰岛素依赖型糖尿病和寻常性天疱疮;携带 *HLA-B27* 等位基因的个体易患强直性脊柱炎等。*HLA* 等位基因影响宿主对自身免疫病的易感性的确切机制尚未完全阐明,其存在如下几方面可能:不同型别的 HLA 分子将自身抗原提呈给自身反应性 T 细胞并使其活化的能力存在差异;在胸腺发育过程中,某些型别的 HLA 不能很好地向发育中的 T 细胞提呈自身抗原,不能经历有效的阴性选择,导致相应的自身反应性 T 细胞克隆在个体成熟后依然存在;特定型别的 HLA 分子和微生物抗原肽之间还可能通过分子模拟的方式产生交叉反应,作为自身抗原促发自身免疫。

2. **与自身免疫病相关的其他基因**　*HLA* 基因并非自身免疫病唯一的相关遗传因素,还有其他基因影响其易感性。例如,*Fas/FasL* 基因缺陷者,其激活诱导的自身反应性淋巴细胞凋亡机制受阻,则易发生自身免疫性淋巴细胞增殖综合征、系统性红斑狼疮等自身免疫病;*IL-2* 基因缺陷可导致溶血性贫血或自身免疫性肠炎;*CTLA-4* 基因异常的个体易患糖尿病、自身免疫性甲状腺炎和原发性胆管硬化;补体 *C1*、*C4* 或 *C2* 基因缺陷者,由于免疫复合物清除功能障碍,易患系统性红斑狼疮等自身免疫病。

四、其他因素

性别、年龄、内分泌因素、精神因素(如应激)及机体状态(感染、创伤、营养不良)等对自身免疫病的发生均有一定影响。已有研究表明,自身免疫病的发生可能与性激素有关,自身免疫病多发于女性,女性发生系统性红斑狼疮、多发性硬化症的可能性比男性大 10~20 倍,但是男性发生强直性脊柱炎的可能性比女性大 3 倍。自身免疫病的发病率随年龄增长而升高,这可能是由老年人胸腺功能低下引起免疫功能紊乱所致,在 60~70 岁以上的老年人中,50% 以上可以检测出一定水平的自身抗体。

第三节　自身免疫病的免疫损伤机制和典型疾病

一、自身抗体引起的自身免疫病

(一)细胞膜或膜吸附成分的自身抗体介导的自身免疫病

针对细胞膜抗原或细胞膜吸附成分的自身抗体与靶细胞上的自身抗原结合,通过激活补体、调理促吞噬作用及 ADCC 作用等Ⅱ型超敏反应机制,导致靶细胞的裂解。例如,自身免疫性溶血性贫血是由抗红细胞表面抗原的 IgG 或 IgM 自身抗体与红细胞结合引起的溶血性贫血;药物引起的溶血性贫血是由抗药物半抗原的抗体与吸附于红细胞表面的药物半抗原结合引起的溶血性贫血;自身免疫性血小板减少性紫癜是由抗血小板表面成分的自身抗体与血小板结合引起的血小板减少性疾病;自身免疫性中性粒细胞减少症是由抗中性粒细胞的自身抗体与中性粒细胞结合后引起的中性粒细胞减少性疾病。

脾脏是清除包被自身抗体的红细胞、血小板或中性粒细胞的主要场所,因此脾脏切除是治疗自身免疫性溶血性贫血、自身免疫性血小板减少性紫癜和自身免疫性中性粒细胞减少症的有效方法之一。

(二) 细胞外基质抗原的自身抗体介导的自身免疫病

细胞外基质抗原的自身抗体与靶抗原结合,通过激活补体、趋化中性粒细胞和单核细胞、促进吞噬及局部释放炎症介质等方式,导致组织损伤。例如,肺出血肾炎综合征是由抗Ⅳ型胶原的自身抗体引起的自身免疫病,Ⅳ型胶原广泛分布在肾脏、肺等组织的基底膜,抗Ⅳ型胶原的自身抗体分别与肾小球基底膜和肺泡基底膜结合,从而导致肾小球基底膜受损而发生肾炎、肺泡基底膜受损而发生肺出血。

(三) 细胞表面受体自身抗体介导的自身免疫病

自身抗体与细胞表面受体结合后,没有通过经典Ⅱ型超敏反应引起靶细胞的破坏,反而发挥模拟配体作用或竞争性阻断效应,从而增强或抑制靶细胞的功能,使靶细胞出现功能障碍。

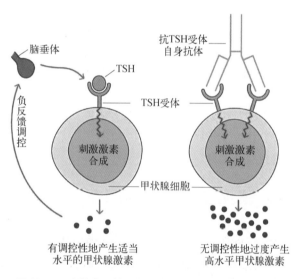

图 19-1　毒性弥漫性甲状腺肿自身抗体作用机制模式图

TSH,促甲状腺激素

1. 模拟配体作用　毒性弥漫性甲状腺肿患者血清中存在抗促甲状腺激素受体的 IgG 类自身抗体,该抗体与促甲状腺激素受体结合后,可模拟促甲状腺激素的作用,刺激甲状腺细胞分泌过量甲状腺素,导致甲状腺功能亢进(图 19-1)。某些低血糖症患者体内产生的抗胰岛素受体的自身抗体(激动剂样),与胰岛 β 细胞表面胰岛素受体结合,可发挥类似胰岛素的效应,引起低血糖症。

2. 竞争性阻断效应　有些自身抗体与细胞表面受体特异性结合后,可以阻断天然配体与细胞受体的结合,或者改变受体结构,从而抑制受体的功能。例如,重症肌无力(myasthenia gravis, MG)是一种由自身抗体引起的、以骨骼肌进行性无力为特征的自身免疫病,该病患者血清中存在抗乙酰胆碱受体的自身抗体,该抗体不但可竞争性抑制神经肌肉接头处的乙酰胆碱与受体的结合,而且可促使乙酰胆碱受体内化、降解,从而使骨骼肌细胞对运动神经元所释放的乙酰胆碱的反应性进行性降低,阻碍了神经系统信号向肌肉的传递,出现以骨骼肌无力为特征的临床表现,病情进行性加重(图 19-2)。某些胰岛素耐受型糖尿病患者体内产生抗胰岛素受体的自身抗体(拮抗剂样),此类抗体可竞争性抑制胰岛素与组织细胞表面的胰岛素受体结合,引发糖尿病。

(四) 自身抗原-抗体复合物介导的自身免疫病

某些可溶性自身抗原与相应的自身抗体结合形成中等分子大小的免疫复合物,随血流而沉积于某些组织部位,通过Ⅲ型超敏反应造成组织损伤,系统性红斑狼疮是该类疾病的代表。系统性红斑狼疮患者体内持续产生针对自身 DNA、组蛋白等细胞核抗原的 IgG 类自身抗体,这些自身抗体与相应的核抗原结合,形成大量循环免疫复合物,沉积于皮肤、肾小球、关节、脑等器官的小血管壁,通过激活补体、趋化中性粒细胞聚集等机制导致广泛而严重的小血管炎性损伤,引起皮肤红斑、肾小球肾炎、关节炎及脑部损伤等多器官、多系统病

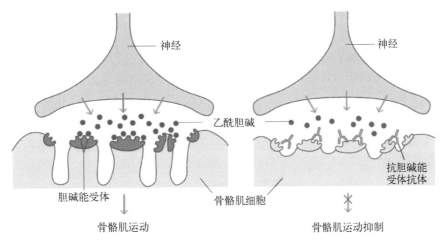

图 19-2　重症肌无力患者自身抗体作用机制模式图

变。损伤细胞释放的核抗原又刺激机体产生更多的自身抗体,进而形成更多的免疫复合物,使系统性红斑狼疮病情不断加重。

二、自身反应性 T 细胞介导的自身免疫病

自身反应性 T 细胞在多种自身免疫病(尤其是器官特异性自身免疫病)的免疫损伤中起重要作用。CD4⁺ Th1 细胞和 CD8⁺ CTL 均可介导自身组织细胞的损伤,其中,自身反应性 CD4⁺ Th1 细胞识别自身抗原后释放多种细胞因子,引起以淋巴细胞和单核巨噬细胞浸润为主的炎性病变,直接或间接引起组织损伤;CD8⁺ CTL 能够特异性识别、杀伤和裂解带有相应抗原肽-MHC Ⅰ类分子复合物的靶细胞。胰岛素依赖型糖尿病患者体内存在自身反应性 T 细胞,其中,CTL 特异性杀伤胰岛 β 细胞,Th1 细胞产生细胞因子引起胰岛细胞的炎症性损伤。在实验性自身免疫性脑脊髓炎模型中,髓鞘碱性蛋白质特异性的 Th1 细胞在髓鞘部位受髓鞘碱性蛋白质蛋白活化后释放炎症因子,引起炎症细胞在髓鞘聚集,导致中枢神经系统的损害。

对某一具体自身免疫病而言,可能并非单一机制参与其免疫病理损伤,有的自身免疫病是自身抗体和自身反应性 T 细胞共同作用的结果。例如,有的重症肌无力患者体内既存在抗乙酰胆碱受体的自身抗体,又存在针对乙酰胆碱受体的自身反应性 T 细胞。

第四节　自身免疫病的治疗原则

目前,除了通过防治某些病原微生物感染可在一定程度上降低病原微生物相关的自身免疫病的发生率以外,所有自身免疫病都还没有有效可行的预防措施。在自身免疫病治疗方面,除了控制可能的发病诱因(如抗感染、避免精神压力和劳累等)以外,主要采用抗炎、免疫抑制和免疫调节药物,以控制免疫病理反应或抑制疾病进展,以缓解或减轻患者临床症状,提高生活质量,但均不能根治。治疗自身免疫病的理想方案是帮助免疫系统重新恢复对自身抗原的耐受,但迄今尚无法实现这一目标。

一、对症治疗

1.抗炎治疗　糖皮质激素具有免疫抑制和抗炎作用,是治疗自身免疫病的常用药。常用的有泼尼松、泼尼松龙、甲基泼尼松龙、氢化可的松等。水杨酸制剂、前列腺素抑制剂等非甾体类抗炎药具有止疼消炎作用,也常用于自身免疫病的常规治疗,常用的有阿司匹林、贝诺酯、吲哚美辛等。

2. 替代治疗　对于某些器官特异性自身免疫病,由器官损伤引起的某些具有重要生理作用的物质减少,可进行替代治疗以控制病情。例如,自身免疫性甲状腺炎的黏性水肿可采用甲状腺素替代疗法;胰岛素依赖型糖尿病患者需要用胰岛素控制血糖;重症自身免疫性贫血患者需要进行输血。

3. 血浆置换　毒性弥漫性甲状腺肿、类风湿关节炎、系统性红斑狼疮等的发病与血液中高滴度的自身抗体有关,可通过血浆置换以清除血浆中的自身抗体、循环免疫复合物、补体、炎症介质等病理成分,从而缓解病情。

二、免疫抑制治疗

1. 抑制细胞代谢　硫唑嘌呤、环磷酰胺、甲氨蝶呤等抑制细胞代谢的药物可杀伤快速增殖的细胞,抑制自身反应性淋巴细胞的增殖和分化,从而控制自身免疫反应。该类药物通常与糖皮质激素类药物联合应用,但此类药物对正常增殖的细胞也有一定毒性作用,其应用受到一定限制。

2. 真菌代谢产物　环孢霉素 A 和 FK506(他克莫司)均为来自真菌的代谢产物,为临床常用的免疫抑制剂。其通过抑制 $IL-2$ 基因转录,阻断 IL-2 的合成和分泌,抑制 T 细胞的增殖和分化,从而选择性抑制 T 细胞介导的细胞免疫。此类药物一般用于治疗由自身反应性 T 细胞介导的自身免疫病,如胰岛素依赖型糖尿病、实验性自身免疫性脑脊髓炎和牛皮癣等。

三、免疫生物治疗

1. 单克隆抗体治疗　单克隆抗体已成功应用于多种自身免疫病的治疗。例如,抗 CD4 和抗 CD25 单抗可用于治疗实验性自身免疫性脑脊髓炎、胰岛素依赖型糖尿病、系统性红斑狼疮和类风湿关节炎等疾病;抗 TCR 单抗或抗 MHC 单抗可用于治疗实验性自身免疫性脑脊髓炎;抗 TNF - α 单抗可用于治疗类风湿关节炎;抗 CD52 单抗可用于治疗多发性硬化症和 Wegener 肉芽肿等。

2. T 细胞疫苗　自身抗原特异性 T 细胞作为疫苗接种机体,诱导机体产生针对独特型效应 TCR 的抑制性 T 细胞,从而抑制自身免疫反应。用于人类系统性红斑狼疮、类风湿关节炎等自身免疫病的 T 细胞疫苗、TCR 多肽疫苗、基因疫苗等主动免疫措施及方法尚在研究中。

3. 阻断自身抗原肽与 MHC 的结合　自身抗原要刺激 T 细胞活化,必须通过抗原提呈细胞加工、处理后,通过形成自身抗原肽- MHC 分子复合物,才能提呈给 T 细胞识别。阻断自身抗原肽与 MIIC 分了的结合,就可能抑制自身反应性 T 细胞的活化。例如,用抗 MHC 单抗与 MHC 分子特异性结合,可以阻断抗原肽与 MHC 结合;与自身抗原类似的多肽片段可以同自身抗原竞争性地与 MHC 分子结合。

4. 阻断共刺激信号　CTLA - 4 免疫球蛋白商品名为 Abatacept,是由人 CTLA - 4 胞外部分和人 IgG1Fc 段形成的融合蛋白,能竞争性地与抗原提呈细胞表面 CD80/CD86 结合,进而抑制 CD80/CD86 分子与 T 细胞表面的 CD28 结合,使 T 细胞不能被完全活化。美国 FDA 已在 2005 年 12 月批准将 Abatacept 应用于治疗类风湿关节炎。

5. 细胞因子治疗　许多自身免疫病的免疫机制中存在 Th1 和 Th2 细胞功能失衡现象,应用相应细胞因子或细胞因子拮抗剂来调节 Th1 和 Th2 细胞的功能,就有可能辅助治疗自身免疫病。例如,应用 IL - 4、IL - 10 等 Th2 细胞因子可抑制实验性自身免疫性脑脊髓炎的发展。另外,针对某些自身免疫病中引起炎症的细胞因子,其抑制剂、抗体或重组受体等可用于相应自身免疫病的治疗,如 TNF - α 抑制剂或 TNF - α 抗体可用于类风湿关节炎的治疗。

6. 造血干细胞移植　由于自身免疫病的发生与患者免疫细胞异常有关,因此借助造血干细胞移植(hematopoietic stem cell transplantation, HSCT),以重建患者的免疫系统,就有可能治愈某些自身免疫病。对于常规治疗无效的重症自身免疫病,造血干细胞移植是一可供选择的方案,可使病情达到短期或中期缓解,但移植后仍有30%的复发率。

7. 口服自身抗原诱导耐受　有研究表明,经肠道吸收的抗原容易引起相应淋巴细胞克隆失活,即产生经口耐受现象。近年来,有许多利用口服自身抗原诱导免疫耐受,以尝试治疗某种自身免疫病的研究。例如,口服重组胰岛素防治糖尿病、口服Ⅱ型胶原防治类风湿关节炎、口服髓鞘碱性蛋白质缓解实验性自身免疫性脑脊髓炎或多发性硬化症等机制及措施均在研究中,值得期待。

本章小结

　　自身免疫病是指在某些内因和外因的诱发下,自身耐受状态被打破,持续迁延的自身免疫导致自身细胞破坏、组织损伤或功能异常而导致的临床病症。自身免疫病可分为器官特异性自身免疫病和全身性自身免疫病。自身抗体和自身反应性T细胞介导的对自身细胞或自身成分的免疫应答是发生自身免疫病的原因。自身抗体通过Ⅱ型和Ⅲ型超敏反应机制破坏自身细胞、改变细胞受体功能、攻击细胞外成分和形成免疫复合物等方式引发自身免疫病;自身反应性T细胞通过Ⅳ型超敏反应,引起靶细胞破坏或炎症性损伤而引发自身免疫病。自身免疫的抗原、机体免疫系统的功能以及个体自身免疫相关的遗传因素等共同作用,导致了自身免疫病的发生。自身免疫病主要采用抗炎、免疫抑制和免疫调节药物等治疗,可缓解或减轻临床症状,但不能根治。

思考题

1. 名词解释

免疫耐受、自身免疫、自身免疫病、分子模拟、表位扩展、免疫忽视、器官特异性自身免疫病、全身性自身免疫病。

2. 简答题

(1) 试述自身免疫病的分类及特征。

(2) 自身免疫病的免疫损伤机制及典型疾病有哪些?

(3) 自身免疫病发生的相关因素有哪些?

(4) 试述自身免疫病的治疗原则。

(5) 自身免疫病的治疗手段以抗炎为主,治标不治本,请根据所学免疫学知识,设计一套以治本为目的的自身免疫病的免疫生物治疗方案。

(陈　全)

······· 第十九章数字资源 ·······

第十九章
课件

第十九章
微课

免疫缺陷病

免疫缺陷病(immunodeficiency disease, IDD)是免疫系统先天发育不良或后天各种因素导致免疫功能障碍而出现的一组临床综合征。根据病因可分为两类:一类是原发性免疫缺陷病(primary immunodeficiency disease, PIDD),是由先天遗传缺陷或发育障碍所致,人群发病率低,多于幼年起病;另一类是获得性免疫缺陷病(acquired immunodeficiency disease, AIDD),是由后天因素如感染、肿瘤、理化因素等造成的免疫功能障碍,发病率较高,各年龄段均可发病。免疫缺陷病患者可出现免疫细胞发育、分化、增殖、调节和代谢异常,并导致机体免疫功能降低或缺陷,临床表现主要为易反复感染、自身免疫现象和某些肿瘤发病率增高。

第一节 原发性免疫缺陷病

原发性免疫缺陷病种类繁多,由于免疫反应复杂且相互联系,一种成分或途径的缺陷也可以在免疫反应的其他分支中表现出来,不同的基因缺陷可以产生相同的表型,使得严格的分类变得复杂。2019 年国际免疫学会联合会(international union of immunological societies, IUIS)归类的原发性免疫缺陷病有 430 种,分为十大类。

一、联合免疫缺陷病

联合免疫缺陷病(combined immunodeficiency disease, CIDD)以 T 细胞缺陷为主,同时伴有不同程度的 B 细胞、NK 细胞缺陷,常发生难以控制的反复感染,多涉及新生儿和婴幼儿 T、B 细胞在分化、发育过程中的多种基因,根据疾病严重程度又分为重症联合免疫缺陷病(severe combined immunodeficiency, SCID)和普通型联合免疫缺陷病两大类。目前发现,58 种不同基因突变所导致的联合免疫缺陷病有 50 种。

(一)重症联合免疫缺陷病

患有重症联合免疫缺陷病的个体可能仅缺失 T 细胞或 T 和 B 细胞均缺失。在任何一种情况下,细胞免疫和体液免疫都严重受到抑制或缺失。临床上,重症联合免疫缺陷病的特点是循环淋巴细胞数量少,无法启动由 T 细胞介导或需要 T 细胞参与的免疫反应。

1. 仅缺失 T 细胞,B 细胞正常的重症联合免疫缺陷病(T^-B^+SCID) 患者血液中 T 细胞缺失,NK 细胞减少或正常,B 细胞数量正常但血清免疫球蛋白降低。导致 T^-B^+SCID 的基因包括 *IL-2RG*、*JAK3*、*IL-7Ra*、*CD3δ*、*CD3ε*、*CD3ζ*、*CD45*、*LAT*、*CORO1A*、*FOXN1*。

X 连锁重症联合免疫缺陷病是最常见的重症联合免疫缺陷病,占重症联合免疫缺陷病的 40%,由人类 X 染色体上的 IL-2R 的 γ 链基因突变引起,该基因编码 IL-2R 共同 γ 链,IL-2 细胞因子家族(IL-2、IL-4、IL-7、IL-9、IL-15、IL-21)的所有受体都需要该基因。因此,X 连锁重症联合免疫缺陷病患者在所有 IL-2 家族细胞因子的信号转导方面存在缺陷,并且由于 IL-7 和 IL-15 的缺陷,T 细胞和 NK 细胞不能正常发育;

另外,B 细胞数量正常,但由于缺乏 T 细胞辅助,其功能亦不正常。临床表现为出生后不久即发生严重呼吸道感染、慢性腹泻及夭折。此外,IL-7R 的 α 链基因突变(为 T⁻B⁺SCID,占重症联合免疫缺陷病发病的 5%)或发挥信号转导作用的分子 *JAK3* 基因突变(占重症联合免疫缺陷病发病的 10%)也出现相似的临床表现。

2. **T、B 细胞均缺失的重症联合免疫缺陷病(T⁻B⁻SCID)**　该类疾病为常染色体隐性遗传,特征为循环淋巴细胞数量极度减少、各种免疫球蛋白缺乏。导致 T⁻B⁻SCID 的基因包括 *ADA*、*PNP*、*AK-2*、*RAC2*、*LIG4*、*NHEJ1*、*PRKDC*、*RAG1/RAG2*、*DCLRE1C*(*Artemis*)等。

(1) 抗原受体基因 V(D)J 重组缺陷所致的重症联合免疫缺陷病:是一种罕见的常染色体隐性遗传重症联合免疫缺陷病。*RAG1/RAG2* 基因(占重症联合免疫缺陷病发病的 15%)编码的蛋白参与了 V(D)J 重组,而 *Artemis* 基因(占重症联合免疫缺陷病发病的 15%)则编码重组过程所需的核酸内切酶,两者突变将导致重组失败,TCR 前体和 BCR 前体表达缺陷,T、B 细胞发育停滞。患儿表现为 T、B 细胞缺失,免疫功能严重受损。参与 DNA 修复和非同源末端连接的蛋白基因突变也会造成 V(D)J 重组失败,导致重症联合免疫缺陷病。

(2) 腺苷脱氨酶(adenosine deaminase,ADA)缺陷所致的重症联合免疫缺陷病:占重症联合免疫缺陷病发病的 10%,ADA 缺陷使细胞内 dATP 或 dGTP 积累,抑制 DNA 合成所必需的核糖核苷还原酶,影响淋巴细胞生长和发育,临床表现为免疫缺陷病的典型特征,还可见耳聋、行为障碍、肋软骨异常和肝毒性等症状。

(3) 腺苷酸激酶-2(adenylate kinase-2,AK-2)缺陷所致的重症联合免疫缺陷病:占重症联合免疫缺陷病发病的 4%,AK-2 蛋白调节细胞腺苷磷酸化水平,AK-2 基因突变致使淋巴系和髓系前体细胞凋亡增加,造成淋巴系和髓系前体细胞发育缺陷。该病较为罕见,表现为网状组织发育不良,T、B 细胞和大多数髓系细胞(包括粒细胞)缺失。

(二) 普通型联合免疫缺陷病

1. **以 CD8⁺T 细胞减少为典型表现的联合免疫缺陷病**　如 MHC Ⅰ 类分子缺陷病。

这种罕见的免疫缺陷疾病可能是由 *ZAP-70*、*TAP-1*、*TAP-2*、*TAPBP* 和 *B2M* 基因突变所致,这些蛋白对 MHC Ⅰ 类分子的抗原提呈至关重要,最终会导致 CD8⁺T 细胞的阳性选择受损和 T 细胞增殖障碍、细胞介导的免疫受抑制和对病毒感染的易感性增加。部分可伴 B 细胞减少和体液免疫应答受损。

2. **以 CD4⁺T 细胞减少为典型表现的联合免疫缺陷病**　如 MHC Ⅱ 类分子缺陷病。

MHC Ⅱ 类分子缺陷病又称裸淋巴细胞综合征,是一类罕见的常染色体隐性遗传联合免疫缺陷病。大多数是因调节 MHC Ⅱ 类基因转录的基因 *CⅡTA*、*RFXANK*、*RFX5* 和 *RFXAP* 发生突变所致。例如,MHC Ⅱ 类分子反式激活因子(MHC class Ⅱ molecule transactivator,*CⅡTA*)基因突变可导致 MHC Ⅱ 类分子表达下降、抗原提呈细胞不能活化 CD4⁺T 细胞。患者的专职抗原提呈细胞几乎不或完全不表达 MHC Ⅱ 类分子,但其 MHC Ⅰ 类分子表达基本正常。抗原提呈受损可造成 T 细胞阳性选择缺失,成熟 CD4⁺T 细胞数量减少或外周活化障碍。患者表现为迟发型超敏反应缺陷,TD 抗原刺激无抗体应答。患儿在出生后一年内发病,如不进行骨髓移植,通常是致命的。此外,*LCK*、*POLD1*、*POLD2*、*UNC119* 基因缺陷亦可导致 CD4⁺T 细胞减少。

3. **以 B 细胞减少为典型表现的联合免疫缺陷病**　有奥门综合征(Omenn syndrome)。

奥门综合征由 *RAG*、*Artemis* 或 *IL-7Ra* 基因突变引起。突变使其蛋白功能部分降低,T、B 细胞产生受限,免疫失调。该病的表征与重症联合免疫缺陷病明显不同,其表现为免疫缺陷与过度的免疫活化和自身免疫同时存在,自身反应性 T 细胞克隆扩增,从而导致皮肤、淋巴组织和肝脏肿胀,以及嗜酸性细胞和 IgE 水平升高。其可能是调节性 T 细胞相对缺少或未成熟 B 细胞的 V(D)J 重组下降以及受体编辑缺陷所致。此外,*DOCK8*、*STK4*、*IL-21*、*MAP3K14*、*MSN*、*REL*、*ICOSL*、*IKZF1* 等基因缺陷亦可导致 B 细胞减少。

4. **以免疫球蛋白正常/减少或缺乏特异性抗体反应为典型表现的联合免疫缺陷病**　由 *CD3G*、*RHOH*、*TRAC*、*OX40*、*FCHO1*、*RELA*、*ITK*、*DOCK2*、*CARD11*、*BCL10*、*IKBKB*、*ICOS*、*TFRC*、*CD40LG*、*CD40*、*IL21R*、*MALT1*、*RELB* 等基因突变所致。例如,*ITK* 基因突变导致的 ITK 缺陷除表现为 EB 病毒相关淋巴增殖性疾病外,其主要临床特征还包括反复感染、低免疫球蛋白血症、CD4⁺T 细胞和 NK T 细胞显著减少。

二、伴典型表现的联合免疫缺陷综合征

该组疾病异质性较强,其共同特点是在联合免疫缺陷病的基础上,伴有复杂的特征性临床表型,分为几个亚类:

1. **伴先天性血小板减少的免疫缺陷** 威-奥综合征(Wiskott - Aldrich syndrome, WAS)属 X 连锁隐性遗传,是由细胞骨架蛋白 WAS 蛋白(Wiskott - Aldrich syndrome protein, *WASP*)基因突变引起。WASP 仅表达于髓源性细胞的细胞质,通过与抗原受体信号通路的下游蛋白相互作用,调节肌动蛋白的重排。*WASP* 基因突变导致抗原受体依赖的肌动蛋白重排受阻,致使淋巴细胞的活化和突触形成障碍,白细胞移动性缺陷。该病临床表现为血小板减少、复发性细菌和病毒感染、血性腹泻、湿疹、淋巴瘤、自身免疫病等,随年龄的增长,患者免疫缺陷表型加重。

2. **DNA 修复障碍性疾病** 毛细血管扩张性共济失调综合征(ataxia telangiectasia syndrome, ATS)是多系统紊乱的免疫缺陷病,属常染色体隐性遗传,是位于第 11 号染色体上的毛细血管扩张性共济失调突变基因(ataxia telangiectasia mutated gene, *ATM* gene)突变所致。ATM 是一种蛋白激酶,在结构上与磷脂酰肌醇 3 激酶相联系。ATM 在 DNA 双链断裂时可活化细胞周期检查点和细胞凋亡,同时在 V(D)J 重组中也具有稳定双链 DNA 断裂复合体的作用。上述 DNA 修复异常将导致抗原受体产生障碍。而在抗体类别转换过程中,DNA 的重组和修复也需要 ATM 蛋白、减数分裂重组蛋白 11(MER11)和其他蛋白参与,这些蛋白的基因突变将导致抗体类别转换障碍,从而使 IgA、IgG 和 IgE 水平下降。该病主要表现为共济失调、毛细血管扩张、神经功能缺失、免疫缺陷、肿瘤发病率增高和多种自身免疫现象。

3. **胸腺缺陷伴先天性畸形** 22q11.2 缺失综合征又称迪格奥尔格综合征(DiGeorge syndrome, DGS)、腭-心-面综合征(VCFS),是最常见的儿童胸腺发育障碍。该病是由染色体 22q11.2 区域的各种缺失引起,其中最重要的是 T - box 转录子(TBX1),位于胚胎第 3 和第 4 咽囊发育障碍,造成胸腺和甲状旁腺等器官发育不良,T 细胞不能成熟而致细胞免疫缺陷。患儿易感染分枝杆菌、病毒和真菌,表现为低血钙、肌肉抽搐、大血管和面部畸形等。胚胎胸腺移植或骨髓移植可以治疗 22q11.2 缺失综合征。由于 T 细胞可在胸腺外组织中成熟,故随年龄增长病情可自然缓解,5 岁前常可恢复正常水平。

4. **免疫性骨骼发育不良伴神经发育异常** 由 *RMRP*、*SMARCAL1*、*RNU4ATAC*、*EXTL3*、*MYSM1* 等基因缺陷所致的一类联合免疫缺陷病,表现为身材矮小、脊椎骨骺发育不良、反复感染等。

5. **高免疫球蛋白 E 综合征(hyper immunoglobulin E syndrome, HIES)** 又称乔布综合征(Job syndrome),由 *STAT3*、*ADLOF*、*ZNF341*、*SPINK5*、*PGM3*、*CARD11*、*ERBB21P*、*IL6R*、*IL6ST*、*TGFBR1/TGFBR2* 基因缺陷所致。临床表现为不同的面部畸形、化脓性细菌感染、反复的呼吸道感染、IgE 升高、湿疹等。

6. **维生素 B₁₂和叶酸代谢缺陷** 包括 *TCN2*、*SLC46A1*、*MTHFD1* 基因缺陷。临床表现为巨幼细胞性贫血、免疫球蛋白降低,智力障碍等。

7. **无汗性外胚层发育不良伴免疫缺陷(anhidrotic ectoderm dysplasia with immunodeficiency disease, EDA - ID)** 是一类因 NF - κB 关键调节因子(NF - κB essential modulator, *NEMO*)基因突变导致的发育缺陷综合征。患者多为男性,表现为少汗或无汗、对热的耐受性差、毛发稀疏、无牙或少牙、反复化脓性细菌感染。NF - κB 在静息状态下以无活性形式存在,上游信号刺激诱导 NF - κB 抑制蛋白 IκB 发生磷酸化,促进 NF - κB 蛋白二聚体形成并进入细胞核,激活并参与基因转录。*NEMO* 基因是调节 NF - κB 功能的关键因子,当发生错义突变后,IκB 不发生磷酸化,NF - κB 及其相关信号通路活化受阻,进而引起经典型 EDA - ID。

8. **其他缺陷** 嘌呤核苷磷酸化酶(purine nucleoside phosphorylase, PNP)缺陷易导致脱氧鸟苷和三磷酸脱氧鸟苷的蓄积,毒害未成熟的淋巴细胞(主要是 T 细胞)。患者表现为自身免疫性溶血性贫血和进行性神经功能恶化。此外,钙通道缺陷使 T 细胞活化受阻,患者表现为 T 细胞发育正常,但 T 细胞不能活化,从而发生联合免疫缺陷。

三、抗体免疫缺陷病

抗体缺陷是指 B 细胞先天缺陷所导致的抗体生成异常。发病机制为参与 B 细胞分化发育过程的信号分子基因,包括 *BTK*、*λ5*、*Igα*、*Igβ*、*BLNK*、*TCF3*、*p85*、*p110δ*、*ZIP7*、*ICOS*、*CD19*、*CD81*、*CD20*、*CD40*、*κ* 等缺陷,导致 B 细胞停留在分化发育的某一阶段,成熟 B 细胞数量减少或功能缺陷,引起抗体生成及功能障碍。

1. 全部血清免疫球蛋白严重降低伴 B 细胞显著降低或缺如　X 连锁无丙种球蛋白血症(X-linked agammaglobulinemia, XLA)又称布鲁顿无丙种球蛋白血症(Bruton's agammaglobulinemia),是最常见的原发性免疫缺陷病,也是典型的 B 细胞发育障碍,多见于男性婴幼儿。其发病机制为编码布鲁顿酪氨酸激酶(Bruton tyrosine kinase, BTK)的基因发生突变或缺失,导致骨髓中的前 B 细胞不能发育为成熟 B 细胞。BTK 参与前 B 细胞受体(pre-BCR)的信号传递,是前 B 细胞存活和分化的必需成分。本病特征为血液中缺乏丙种球蛋白,患者血清免疫球蛋白含量极低或检测不到,外周血和淋巴组织 B 细胞数量少或缺如,淋巴结无生发中心,组织中无浆细胞。而 T 细胞的数量和功能通常正常。临床表现为反复、严重的化脓性感染。患者中约 20% 伴有自身免疫紊乱,其原因尚不清楚。丙种球蛋白的输注可极大减少患者的并发感染。

2. 至少两种血清免疫球蛋白显著降低伴 B 细胞正常或降低　普通变异型免疫缺陷病(common variable immunodeficiency disease, CVID)是一种常见的低丙种球蛋白血症,又称成人型或迟发性低丙种球蛋白血症,为一组遗传方式不定、病因不明确、主要影响抗体合成的原发性免疫缺陷病。大多数普通变异型免疫缺陷病是由于 T 细胞功能异常不能提供有效辅助,导致 B 细胞不能合成抗体和发生类别转换。患者体内 IgG 和 IgA 水平明显降低,IgM 可能正常或下降,伴 B 细胞数量正常或降低,但较 X 连锁无丙种球蛋白血症为轻。临床表现多样,常发病于学龄期和成人期,易患反复细菌感染,部分有自身免疫病、淋巴组织增生和(或)肉芽肿病。

3. 血清 IgG 及 IgA 显著降低伴 IgM 正常或升高,B 细胞数量正常　X 连锁高 IgM 综合征(X-linked hyper immunoglobulin M syndrome)是一种罕见的 X 连锁隐性遗传疾病,多见于男性。其发病机制为 *CD40L* 基因突变,致使 T 细胞膜上的 CD40L 不能与 B 细胞 CD40 结合,在缺乏共刺激信号的情况下,B 细胞无法对 TD 抗体产生正常反应,包括生发中心的形成,体细胞高频突变,产生 IgG、IgA 和 IgE 抗体必需的重链类别转换及记忆 B 细胞。患者临床表现与无丙种球蛋白血症相似。同时也表现出细胞免疫缺陷,易感染胞内真菌、耶氏肺孢子虫。有极少数高 IgM 综合征患者为常染色体隐性遗传。

4. 同种型、轻链或功能缺陷伴 B 细胞数目大致正常　选择性免疫球蛋白缺陷(selective immunoglobulin deficiency)以选择性 IgA 缺陷最常见,通常是零星偶发。其发病机制为 B 细胞分化为分泌型 IgA 的浆细胞过程受阻,而重链 α 基因和膜 IgA 表达正常。小部分患者发现有 B 细胞活化因子和增殖诱导配体(a proliferation inducing ligand, APRIL)受体基因突变。IgA 缺陷患者血清 IgA<50 μg/mL(正常值为 2~4 mg/mL),分泌型 IgA 含量极低,而 IgG 和 IgM 正常或略高,细胞免疫功能正常。多数患者无明显症状或仅有黏膜系统的反复感染,只有极少数患者表现为严重的反复感染、肠道和呼吸道的永久损伤。患者常伴有自身免疫紊乱。

四、免疫失调性疾病

原发性免疫缺陷病的免疫失调表型很常见,包括多器官自身免疫、恶性肿瘤(尤其血液系统)和自身炎症病理。这些病理不是相互排斥的,常结合在一起出现。健康人体内存在多层次的免疫调节以防止自身免疫并在免疫反应后重新建立体内平衡。这些调节过程的缺陷或障碍均可导致以免疫失调和(或)自身免疫为特征的原发性免疫缺陷病。免疫失调性疾病包括七大类:① 家族性噬血淋巴组织细胞增生症,如白细胞异常色素减退综合征(Chediak-Higashi)综合征是一种罕见的常染色体隐性遗传病。其发病机制为溶酶体运输调节蛋白 *LYST* 基因发生突变,导致吞噬细胞的吞噬小体溶酶体融合缺陷、黑素细胞的黑素小体形成障碍、神经系统细胞和血小板溶酶体异常。临床表现为反复的化脓性细菌感染、眼皮肤白化病和各器官的非瘤性淋巴细胞浸润。② 伴有色素减退的家族性噬血淋巴组织细胞增生症。③ 调节性 T 细胞功能缺陷。④ 伴或不伴淋巴组织增生的自身免疫病。⑤ 伴结肠炎的免疫失调性疾病。⑥ 自身免疫性淋巴增殖综合征

(autoimmune lymphoproliferative syndrome, ALPS, Canale - Smith 综合征)。⑦ 易感 EB 病毒和淋巴增殖性疾病。

五、先天性吞噬细胞数量和(或)功能缺陷

先天性吞噬细胞数量和(或)功能缺陷包括先天性中性粒细胞减少、趋化功能缺陷、呼吸爆发缺陷、肺泡蛋白沉积症。吞噬功能涉及细胞黏附、吞噬和杀伤细菌环节,其缺陷将导致易患化脓性细菌感染。

1. 慢性肉芽肿病(chronic granulomatous disease, CGD) 由编码吞噬细胞氧化酶复合体的成分突变所致的吞噬细胞呼吸爆发缺陷。该病临床罕见,其中约 2/3 患者表现为 X 连锁的隐性遗传,其余则为常染色体隐性遗传。最常见的 X 连锁慢性肉芽肿是由 PHOX91 基因突变引起,活性氧分子超氧阴离子生成受阻,吞噬细胞对吞噬细菌的杀伤功能受损。慢性肉芽肿患者表现为儿童期反复感染产生过氧化氢酶的胞内菌和真菌,但感染无法控制,从而刺激产生慢性的细胞免疫应答,导致 T 细胞介导的巨噬细胞活化和浸润,在感染部位形成化脓性肉芽肿。该病即使采用抗生素治疗,通常也是致命的。IFN - γ 能增强 PHOX91 基因转录和刺激其他氧化酶复合体的成分,可刺激正常中性粒细胞和慢性肉芽肿中性粒细胞超氧化物的产生。因此,IFN - γ 广泛用于 X 连锁慢性肉芽肿的治疗。

2. 白细胞黏附缺陷症 常染色体隐性遗传,是由白细胞与内皮细胞间黏附分子缺陷所致。其表现为白细胞,特别是中性粒细胞无法进入感染位点,导致婴幼儿期严重的牙周炎和其他类型的反复感染,且无脓液。不同的基因突变可造成不同类型黏附缺陷。LAD1 造成白细胞与其他细胞间的相互作用障碍。LAD2 致使白细胞无法与内皮组织附着、滚动,不能进入感染位点清除病原微生物。LAD3 导致整合素不能活化,致使白细胞不能与内皮组织牢固结合。

六、固有免疫缺陷

固有免疫缺陷现分为 9 个亚类:孟德尔遗传性分枝杆菌病、疣状表皮发育不良、易发生严重病毒感染、单纯疱疹病毒脑炎、易感侵袭性真菌、易患皮肤黏膜念珠菌病、Toll 样受体信号通路缺陷伴细菌易感染、其他非造血组织相关的先天性免疫缺陷、其他与白细胞相关的先天性免疫缺陷。

孟德尔遗传性分枝杆菌病(Mendelian susceptibility to mycobacterial disease, MSMD)是一种由 IL - 12/IL - 23/IFN - γ 轴异常引起的罕见常染色体隐性遗传性综合征。MSMD 患者易受弱毒力分枝杆菌属如卡介苗、非结核分枝杆菌、环境分枝杆菌等感染,对结核分枝杆菌更易感。分枝杆菌为胞内感染细菌,宿主抗胞内菌感染主要依赖细胞免疫。树突状细胞和巨噬细胞经由 Toll 样受体识别分枝杆菌的病原体相关分子模式而被活化,产生 IL - 12 和 IL - 23 等细胞因子,激活 Th 细胞、NK 细胞分泌 IFN - γ、IL - 17 和 TNF - α 等细胞因子;IFN - γ 进一步增强巨噬细胞的抗原提呈和杀伤病原体能力,如此形成 IL - 12/IL - 23/IFN - γ 环路。

七、自身炎症性疾病

自身炎症性疾病(autoinflammatory diseases, AIDs)是一组由固有免疫系统缺陷或失调导致的复发性或持续性的系统性炎症性疾病,适应性免疫(自身反应性 T 细胞或自身抗体生成)不是主要致病因素,包括三大类:Ⅰ 型干扰素病、炎症小体相关自身炎症性疾病、非炎症小体相关自身炎症性疾病。其发病机制是参与 NF - κB 信号途径、细胞凋亡及 IL - 1β 分泌过程中的信号分子基因 NLRP12、TNFRSF1A、IL - 10/IL - 10R、NOD2 等突变引起的信号转导紊乱。

八、补体缺陷

1. 补体固有成分缺陷 其中 C2 缺陷最常见,超过 50% 的 C2 和 C4 缺陷患者发展为系统性红斑狼疮;C3

缺陷可导致致命的化脓性细菌反复感染。C5、C6、C7、C8 和 C9 缺陷也时有发生，这类患者易发生持续的奈瑟菌感染。P 因子和 D 因子缺陷可导致对化脓性细菌易感。MBL 基因突变也可导致细菌易感性增加。

2. 补体调节蛋白缺陷

（1）获得性 C1 抑制因子缺乏症（acquired C1 inhibitor deficiency）：属常染色体显性遗传，又称遗传性血管神经性水肿。由于 C1 活化失控，C2 裂解产物 C2b 增加，使血管通透性增高，患者表现为断断续续的急性皮下组织和黏膜水肿、腹痛、呕吐、腹泻，气管阻塞时可致窒息死亡。C1 抑制因子缺乏还造成缓激肽增多，与 C2b 共同介导水肿形成。

（2）衰变加速因子和 CD59 缺陷：衰变加速因子与 CD59 皆属细胞膜蛋白，均借助糖基化的磷脂酰肌醇锚定于内皮细胞和红细胞表面，具有抑制补体溶解、破坏细胞效应的作用。当与蛋白质连接相关的 N - 乙酰葡糖胺转移酶基因发生突变，细胞表面不能表达衰变加速因子和 CD59，致使细胞因缺乏保护而发生补体介导的溶血。该病又称阵发性夜间血红蛋白尿（paroxysmal nocturnal hemoglobinuria，PNH）。反复的血管内溶血会导致慢性溶血性贫血和静脉血栓形成。该病是造血干细胞突变所致，不会遗传。

此外，I 因子缺陷易患化脓性细菌感染。H 因子缺陷易致肾小球肾炎等。

3. 补体受体（CR）缺陷　CR1 缺陷减弱其清除作用，引发免疫复合物型自身免疫病。CR3 和 CR4 缺陷又称白细胞黏附缺陷症，由于感染部位中性粒细胞与血管内皮细胞间的黏附障碍和 iC3b 依赖的细菌吞噬受损，其表现为反复的化脓性感染。

九、单基因骨髓衰竭综合征

单基因骨髓衰竭综合征的临床特点包括全血细胞减少、先天性畸形及易患肿瘤，多数还具有反复感染，T、B 细胞或 NK 细胞数量异常或功能缺陷，低免疫球蛋白血症等典型原发性免疫缺陷病表型。鉴于此类疾病共同临床及免疫学表型突出，涉及病种较多。本组疾病根据临床表型差异又分为两种不同类型：① 范科尼贫血（Fanconi anemia，FA）；② 先天性角化不良（dyskeratosis congenita，DKC）。

十、拟表型免疫性疾病

拟表型免疫性疾病包括 12 种体细胞基因突变、细胞因子或补体自身抗体产生异常导致的与经典原发性免疫缺陷病表型类似疾病。

第二节　继发性免疫缺陷病

继发性免疫缺陷病（secondary/acquired immunodeficiency disease，SIDD/AIDD）是指出生后由非遗传因素引起的免疫功能低下而导致的疾病。虽然有 HIV 感染引起的 AIDS 最为人所知，但其他因素，如恶性肿瘤、免疫抑制剂治疗、代谢疾病或营养不良、放射线等皆可导致继发性免疫缺陷。继发性免疫缺陷病与原发性免疫缺陷病症状相同，包括对常见传染源、机会性感染和某些癌症的易感性增加，症状轻重取决于免疫缺陷的程度和固有的宿主易感性，但表现可以从没有临床症状到免疫系统几乎完全崩溃，如 HIV 诱发的 AIDS。在大多数情况下，引起缺陷的外部条件消除可以导致免疫功能的恢复（目前，HIV 所致的 AIDS 除外）。

一、获得性免疫缺陷综合征

获得性免疫缺陷综合征（acquired immunodeficiency syndrome，AIDS）又称艾滋病，是由人类免疫缺陷病毒（human immunodeficiency virus，HIV）感染破坏机体 CD4$^+$T 细胞和单核巨噬细胞，引起的严重免疫缺陷病，其临床特征为深度的免疫缺陷伴发机会感染、恶性肿瘤、消瘦和中枢神经系统病变的临床综合征。目前,全球尚无有效的 HIV 疫苗或治愈方法,但已开发出有效的抗病毒治疗方案。

（一）HIV 的生物学特性

HIV 属动物反转录病毒,分为 HIV1 和 HIV2 两型,其中 HIV1 是 AIDS 最主要的病原体,约占 AIDS 的95%。HIV2 致病力较弱,病程较长,症状较轻,主要局限于非洲西部。

（二）HIV 致病机制

1. HIV 感染免疫细胞机制   HIV 主要感染宿主 CD4$^+$T 细胞及其他表达 CD4 分子的巨噬细胞和树突状细胞。病毒的包膜蛋白 gp120 和 gp41 蛋白构成复合体,介导病毒颗粒与宿主细胞的融合。首先,病毒通过其外膜上的 gp120 与宿主细胞表面的 CD4 分子结合,然后其构象改变,与趋化因子受体 CXCR4 和 CCR5 结合。其次,gp41 其构象改变而活化,暴露其 N 端的融合肽,融合肽直接嵌入宿主细胞膜,使病毒包膜与宿主细胞膜融合,病毒核心进入细胞内,宿主细胞被感染。感染细胞表面的 gp120 和 gp41 蛋白还可介导与表达 CD4 分子和趋化因子受体的未感染细胞融合,导致 HIV 基因组在细胞间直接扩散（图 20－1）。病毒颗粒一旦进入细胞,即被激活,开始复制增殖过程。细胞因子和其他 T 细胞与巨噬细胞的激活物均可增强病毒基因的转录。

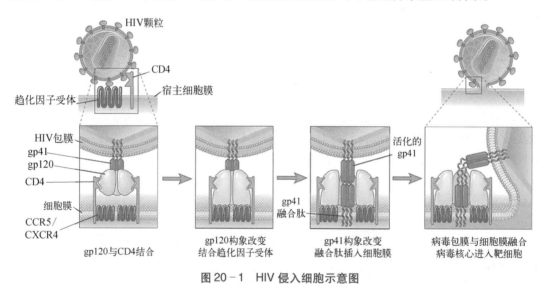

图 20－1 HIV 侵入细胞示意图

2. HIV 导致免疫缺陷机制   HIV 感染最终将损害机体的适应性免疫系统和固有免疫系统,造成免疫缺陷。其中最主要的是细胞免疫缺陷。

（1）HIV 感染造成患者 CD4$^+$T 细胞丢失: HIV 大量增殖是导致感染的 CD4$^+$T 细胞死亡的主要原因,尤其是在感染的早期阶段。HIV 对 CD4$^+$T 细胞的毒性效应表现为: ① 病毒颗粒的组装和释放过程中,细胞膜被损害,其流动性增加,致死剂量的钙离子内流,导致细胞被渗透裂解或细胞凋亡;② 病毒颗粒的产生干扰细胞蛋白合成,导致细胞死亡;③ 感染细胞和未感染细胞可通过 gp120－CD4 相互作用融合为多核巨细胞,该过程诱导两者死亡。其他导致 CD4$^+$T 细胞丢失和功能丧失的可能机制包括: ① 活化诱导的淋巴细胞凋亡;② 未感染的CD4$^+$T 细胞被感染和感染诱生的细胞因子慢性活化,导致细胞凋亡;③ HIV 特异性的 CTL 杀伤感染细胞,造成CD4$^+$T 细胞数量减少;④ HIV 特异性抗体也可通过 ADCC 作用而杀伤感染的 CD4$^+$T 细胞。

（2）HIV 损害 CD4$^+$T 细胞功能: HIV 感染导致 CD4$^+$T 细胞免疫功能障碍,包括对抗原刺激的细胞免疫应答下降,体液免疫应答微弱。其原因一方面可能是 HIV 感染直接损害 CD4$^+$T 细胞功能。例如,可溶性的gp120 与 CD4 分子结合,使后者不能与抗原提呈细胞表面的 MHC Ⅱ类分子相互作用,致使 T 细胞对抗原的应答受阻。另一方面,gp120 与 CD4 分子结合可传递信号,下调 CD4$^+$T 细胞功能。HIV 感染的 T 细胞与抗原提呈细胞不能形成稳定的突触,其活化受阻。另外,HIV 编码的 Tat 蛋白可与各种调节蛋白结合,干扰正常 T

细胞的功能,参与 HIV 引起的免疫缺陷病理过程。

（3）HIV 损害巨噬细胞、树突状细胞和滤泡树突状细胞功能：巨噬细胞表达低水平的 CD4 和趋化因子受体 CCR5,CD4 和 CCR5 也是 HIV 感染对象。另外,巨噬细胞还可通过吞噬感染细胞和 HIV 颗粒而感染。但巨噬细胞对 HIV 的细胞病理效应抵抗力较强,它们一般不会被病毒杀死,而是成为病毒储存库。在 AIDS 患者的大多数组织中,巨噬细胞中的病毒数量超过 T 细胞中的病毒数量。HIV 感染的巨噬细胞,其抗原提呈和细胞因子分泌功能受损。树突状细胞也是 HIV 的感染对象,同样,HIV 也不直接损伤树突状细胞,但其通过抗原提呈使 T 细胞被病毒感染,造成 T 细胞损伤。滤泡树突状细胞一般难以被 HIV 有效感染,但其表面捕获和滞留有大量的 HIV,是病毒的储存库,可感染淋巴结的巨噬细胞和 CD4⁺T 细胞。同时,滤泡树突状细胞在免疫应答中的正常功能也受到损害,它们最终也可被病毒摧毁。因此,HIV 感染造成的滤泡树突状细胞异常也参与了免疫缺陷的形成。

（三）HIV 感染的临床分期与免疫学特征

临床上将 HIV 感染分为急性期、无症状期和艾滋病期。通过检测患者血浆 HIV 数量和血液 CD4⁺T 细胞数目,可以跟踪感染病程。

1. 急性期　通常发生在初次感染 HIV 后 2~4 周,多数患者无明显症状或仅表现为流感样症状。但此时病毒已开始大量复制并释放,出现病毒血症,具有传染性。免疫学特征为 CD4⁺T 细胞一过性中度减少。而适应性免疫应答也被激活,后期血中可检测到 HIV 抗体。

2. 无症状期　一般持续 6~8 年。在此期间,病毒在淋巴结和脾脏持续复制,被病毒破坏的 CD4⁺T 细胞由新生成的 T 细胞加以补充。由于机体免疫系统对 HIV 复制和感染的抑制作用,患者无症状或有轻微症状。随着病毒不断感染和 T 细胞死亡,淋巴组织和循环中 CD4⁺T 细胞数目逐渐下降。

3. 艾滋病期　HIV 感染的终末阶段。患者血液中的 CD4⁺T 细胞数目减少到 $2×10^5$/mL 以下,免疫功能严重缺陷,血浆中病毒滴度急剧攀升,患者濒临死亡。该期患者的主要临床表现为机会感染、肿瘤、恶病质、肾衰竭和中枢神经系统病变。绝大多数 HIV 感染最终都会发展为 AIDS,但存在约 1% 的特殊感染者,其 CD8⁺T 细胞和 CD4⁺T 细胞数量较多,无须临床治疗,虽有持续的病毒血症,但至少 10~15 年不会发病。遗传分析表明,*MHC* 基因可能在保护个体和阻止病情进展上具有重要作用。

（四）机体抗 HIV 免疫应答

如图 20-2 所示,HIV 感染机体后适应性免疫应答被激活,产生特异性的效应 T 细胞和抗体,血液和循环 T 细胞中的绝大多数病毒被免疫系统清除。但免疫应答只起到有限的保护作用,不能根除所有 HIV。阐明机体对 HIV 的免疫应答有助于感染的筛查和设计出有效的 HIV 疫苗。

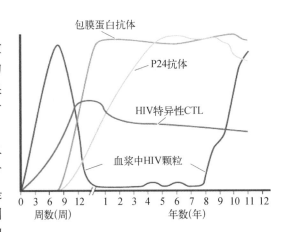

图 20-2　机体抗 HIV 免疫应答示意图

1. 细胞免疫应答　HIV 特异性 CD8⁺T 细胞的扩增是早期适应性免疫应答的特征。CTL 应答在控制 HIV 感染中具有重要作用。在感染早期,循环中的 CD8⁺T 细胞约有 10% 是 HIV 特异性的,它们是急性期控制病毒感染的主力,但最终因 HIV 发生突变而失去作用。HIV 特异性的 CD4⁺T 细胞在控制感染方面也发挥一定作用。CD4⁺T 效应细胞可帮助 HIV 特异性的 CD8⁺T 细胞活化,形成记忆细胞。CD4⁺T 细胞还可介导感染细胞裂解,抑制病毒扩散。

2. 体液免疫应答　HIV 特异性的抗体在感染后 6~9 周即能检测到。gp120 和 gp41 是免疫原性最强的 HIV 抗原。绝大多数 AIDS 患者体内有高滴度的抗 gp120 和 gp41 的抗体。在患者血清中还常发现有针对 *p24* 基因、反转录酶、*gag* 基因和 *pol* 基因产物的抗体。这些抗体在 HIV 感染的病理过程中的作用目前尚不确定。早期产生的抗体并不具有保护作用,对病毒感染及其细胞病理效应的抑制作用也很微弱。抗 gp120 的中和性抗体在感染后 2~3 个月产生,具一定的保护作用,但是病毒会迅速改变其优势表位,逃避抗体的打击。在 HIV 感染过程中,固有免疫应答也被激活,但其在防御 HIV 感染中的确切作用目前尚未阐明。

(五) HIV 的免疫逃逸机制

HIV 直接摧毁在免疫应答中起核心作用的 CD4$^+$T 细胞,逃避宿主的防御攻击。除此之外,HIV 还通过其他途径逃避机体的免疫打击。首先,HIV 的突变率极高。HIV 的反转录错配率高,导致 HIV 极易突变,主要表现为病毒表面抗原 gp120 的变异,致使先前产生的抗体和 T 细胞无法识别,从而使病毒得以逃逸机体的免疫攻击。另外,HIV 感染细胞可通过下调 MHC Ⅰ类分子表达以逃避 CTL 的杀伤。HIV 的 Nef 蛋白可抑制 MHC Ⅰ类分子表达。而且,HIV 还可通过抑制 Th1 细胞因子、激活调节性 T 细胞和抑制树突状细胞功能等方式,削弱机体免疫防御作用。

(六) HIV 的免疫学诊断

HIV 感染的免疫学诊断主要包括:① 病毒抗原检测,核心抗原 p24 出现于急性感染期和艾滋病期。酶联免疫吸附试验检测 p24,有助于缩短抗体"窗口期"和帮助早期诊断新生儿的 HIV 感染。② 抗病毒抗体检测,是 HIV 感染诊断的金标准,检测包括筛查试验(含初筛和复测)和确认试验。HIV 抗体筛查检测方法包括酶联免疫吸附试验、快速检测和颗粒凝集等。其中,酶联免疫吸附试验是主要的抗体筛查方法。筛查试验呈阳性反应者,再进行确认试验,常用的方法是免疫印迹法。③ 免疫细胞数目和功能检测,HIV 感染主要表现为 CD4$^+$T 细胞数量减少和 CD4$^+$/CD8$^+$T 细胞比例失调。因此,CD4$^+$T 细胞计数可作为 HIV 感染临床分期和预后判断的依据。例如,CD4$^+$T 细胞数$<2\times10^5$/mL 即可和 HIV 抗体阳性一起作为 AIDS 诊断依据。④ 核酸检测,定性或定量检测 HIV 核酸可用于疾病早期诊断、疑难样本的辅助诊断、HIV 遗传变异监测及耐药监测、病程监控、预测和指导抗病毒治疗及疗效判定。小于 18 月龄婴儿 HIV 感染诊断采用核酸检测方法,以两次核酸检测阳性结果作为诊断的参考依据,18 月龄以后再经抗体检测确认。

二、其他因素诱发的获得性免疫缺陷病

1. **感染所致的获得性免疫缺陷病**　感染所致的获得性免疫缺陷病中,HIV 感染引起的 AIDS 是其代表性疾病。除 HIV 外,许多病原生物包括病毒、细菌、真菌及原虫等感染常引起机体防御功能低下,使病情迁延且易合并其他病原体感染。

2. **恶性肿瘤**　免疫系统恶性肿瘤和癌症晚期患者也可造成免疫功能受损,易感染病原生物。

3. **射线、细胞毒性药物和免疫抑制剂等**　大多数淋巴细胞对射线十分敏感,全身主要淋巴组织经 X 射线照射后,可出现持续数年之久的免疫功能低下。临床治疗药物,如治疗炎性疾病的皮质类固醇和防止移植排斥的药物环孢素等,可抑制机体免疫功能。肿瘤患者使用的各种放化疗剂如环磷酰胺、硫唑嘌呤和甲氨蝶呤通常都具有细胞毒性,损伤淋巴细胞、粒细胞和单核细胞的发育与成熟。

4. **营养不良**　维生素 A、维生素 B$_6$、维生素 B$_{12}$ 及叶酸缺乏显著抑制 T、B 细胞功能;维生素 B$_1$、维生素 B$_2$、生物素、维生素 P 缺乏影响 B 细胞功能;锌、铁、硒缺乏影响 T 细胞功能;维生素 B$_{12}$、维生素 B$_6$、铁、铜缺乏抑制中性粒细胞和巨噬细胞功能。

5. **其他**　脾脏的外科手术切除或镰状细胞疾病所致脾脏梗阻、肝肾功能不全性疾病、糖尿病、库欣综合征、大面积烧伤等疾病,亦可造成获得性免疫缺陷。

第三节　免疫缺陷病的实验室诊断和治疗

一、实验室诊断

免疫缺陷病的临床表现和免疫学特征复杂,实验室诊断应采取综合性的检测方法。检测方法主要有:

① 外周血淋巴细胞计数；② 淋巴结、直肠黏膜活检；③ 骨髓检查各时期细胞(淋巴细胞、浆细胞)的发育和增殖状况；④ 免疫学检测，为主要的检测诊断方法，如免疫球蛋白浓度测定、抗体功能测定、T 细胞及 B 细胞缺陷实验、吞噬细胞缺陷实验、补体缺陷实验等；⑤ 分子生物学方法，通过染色体 DNA 测序，发现基因突变或缺失片段，为原发性免疫缺陷病的诊断提供准确的遗传学依据。

二、治疗

免疫缺陷病治疗有两个目标：一是减少和控制感染；二是通过过继性输注或移植以替代缺陷或缺失的免疫成分，重建机体免疫功能。

1. 抗感染　免疫缺陷病的突出表现为易患各种感染性疾病。因此，对免疫缺陷患者应加强抗感染处理。另外，细胞免疫缺陷者不能接种减毒活疫苗。具有抗体合成能力者可接种死疫苗和组分疫苗。

2. 干细胞移植　干细胞移植目的是重建免疫系统以产生正常免疫细胞，修复患者的免疫功能。其中，造血干细胞移植常用于许多原发性免疫缺陷病的治疗，并已在腺苷脱氨酶缺陷导致的重症免疫缺陷病、伴先天性血小板减少的免疫缺陷、裸淋巴细胞综合征和白细胞黏附缺陷症的治疗上取得成功。

3. 基因治疗　基因治疗是以正常基因替代患者体内的缺陷基因，达到治疗原发性免疫缺陷病的目的。当前基因替代方法治疗免疫缺陷病离理想的目标仍有相当距离。

4. 免疫制剂应用　针对具体免疫成分的缺陷，可采取补充疗法。丙种球蛋白缺乏患者补充丙种球蛋白效果良好，可拯救许多 X 连锁无丙种球蛋白血症患者的生命。而针对酶缺陷患者，则可通过输入相应的酶制剂来治疗。采用输入正常红细胞作为酶的来源，临床观察到常染色体型重症免疫缺陷病患者病情暂时的改善。注射聚乙二醇化的牛腺苷脱氨酶也具有一定的短期改善效果。

本章小结

免疫缺陷病是由原发或继发免疫系统成分缺陷或功能障碍所致。免疫缺陷病患者易感染、易发生肿瘤、常伴有自身免疫病。原发性免疫缺陷包括 B 细胞(体液免疫)、T 细胞(细胞免疫)、B 细胞和 T 细胞联合、吞噬细胞和固有免疫、补体缺陷。一种成分或途径的缺陷也可以在免疫反应的其他过程中表现出来，不同的基因缺陷可以产生相同的表型。T、B 细胞发育和成熟相关基因突变则可分别引起体液免疫和细胞免疫缺陷。联合免疫缺陷则是体液免疫和细胞免疫两者皆缺陷。固有免疫的遗传缺陷主要有补体成分缺陷和细胞吞噬障碍。继发性免疫缺陷病可由感染、恶性肿瘤、免疫抑制剂治疗、代谢疾病或营养不良、放射线等多种因素导致。AIDS 是由 HIV 感染引起的严重免疫缺陷病。HIV 主要通过破坏 $CD4^+T$ 细胞、损伤巨噬细胞和树突状细胞功能，导致机体免疫功能严重缺陷。免疫缺陷病的治疗目标是控制感染和重建免疫功能。

思考题

1. 名词解释

免疫缺陷病、原发性免疫缺陷病、获得性免疫缺陷病、SCID。

2. 简答题

(1) 简述免疫缺陷病的分类及其典型临床表现。

(2) 简述联合免疫缺陷发生的可能机制。

(3) 简述 HIV 感染导致免疫缺陷的可能机制。

(4) 简述 HIV 的免疫逃逸机制。

（5）简述免疫缺陷病的治疗原则。

（潘万龙）

第二十章数字资源

 第二十章
课件

 第二十章
微课

第二十一章

抗感染免疫

第一节 概　述

抗感染免疫是机体免疫系统识别和清除病原体的一系列生理性防御机制。自然界中的细菌、病毒、真菌及寄生虫等病原体感染机体的同时,也触发了免疫应答的产生。机体免疫力与病原体致病力的此消彼长决定了感染的发生与否及其演变和转归。机体抗感染免疫分为固有免疫和适应性免疫两大类,两者相互配合,共同完成机体的防御功能。固有免疫作用迅速、稳定而广泛,不但提供了机体抗感染的第一道防线、为适应性免疫的建立赢得了时间,而且在很大程度上决定了适应性免疫的类型。适应性免疫是病原体及其代谢产物等抗原物质诱导产生的,是针对感染靶位点的特异性免疫机制,可通过抗体、致敏淋巴细胞及细胞因子等发挥防御作用。根据所针对的病原体类别不同,抗感染免疫主要包括抗细菌免疫、抗病毒免疫、抗真菌免疫和抗寄生虫免疫等类型。

一、非特异性抗感染免疫

在病原生物感染过程中,固有免疫通过屏障结构、固有免疫细胞和固有免疫分子,共同组成机体的防御屏障,阻挡病原体入侵并对其进行杀伤和清除,在早期抗感染过程中发挥重要作用,同时也参与适应性免疫应答的启动、效应阶段和调节作用。机体屏障结构是阻止病原体入侵的第一道防线。吞噬细胞是早期抗感染的重要固有免疫细胞,主要包括中性粒细胞和单核巨噬细胞,可通过模式识别受体或调理性受体识别并吞噬杀伤病原体,巨噬细胞是专职性抗原提呈细胞,可启动适应性免疫应答;NK 细胞是固有免疫系统的主要细胞毒细胞,通过穿孔素/颗粒酶、FasL-Fas 及 TNF-TNFR 途径杀伤病毒感染细胞;NK T 细胞与 γδT 细胞虽均具有 TCR,但其抗原识别谱窄,且无 MHC 限制性,可通过细胞毒效应直接杀伤病原体,也可分泌细胞因子发挥免疫调节作用;B1 细胞无须 Th 细胞辅助即可迅速产生 IgM 类抗体,在腹膜腔、胸膜腔和肠道等局部发挥早期抗感染作用。补体等固有免疫分子是早期抗感染的重要效应分子,同时也参与适应性免疫的效应过程。

二、特异性抗感染免疫

（一）局部黏膜免疫

近 20 年来,局部黏膜的防御作用日益受到重视,提出了黏膜免疫系统即黏膜相关淋巴样组织的概念,其组成成分包括肠相关淋巴样组织、支气管相关淋巴样组织、扁桃体等,它们相互联系,共同形成一个免疫应答网络。黏膜接触病原体后,局部可产生各类抗体并分布于分泌液中,其中起主要防御作用的是分泌型 IgA。双聚体的分泌型 IgA 由黏膜下浆细胞产生,通过主动的细胞摄粒作用,从基膜转运至黏膜上皮表面的分泌液中。

分泌型 IgA 的形成主要局限于黏膜区。近年有研究发现，某处黏膜内受抗原刺激的免疫活性细胞可游走至另一处黏膜，并在那里产生抗体。例如，经口摄入细菌性抗原后，可在乳汁中发现针对该抗原的特异性分泌型 IgA。据此，有人尝试通过口服 I 型单纯疱疹病毒疫苗以预防宫颈癌。分泌型 IgA 的功能主要是阻抑病原体黏附至黏膜表面，使之不能在黏膜立足繁殖，从而防止感染发生。分泌型 IgA 在局部抗感染中的重要性还反映在其产量高上，其日分泌量达 30~100 mg/kg，超过所有其他类别免疫球蛋白，它负责保护人体几百平方米与外界接触的黏膜表面。

在黏膜表面的外分泌液中，IgG/IgA 的值小于 1，其中分泌型 IgA2 占绝对优势。有研究发现，经肠外注射抗原也能诱发分泌型 IgA 应答；鼻内感染流感病毒后，不仅鼻分泌液中出现流感病毒特异性分泌型 IgA，血清中也出现大量多聚体 IgA。

黏膜免疫系统是执行免疫功能的特定部位，它构成机体与外环境间一道有效的防御屏障。随着对分泌型免疫球蛋白和淋巴细胞迁移模式的深入了解，局部免疫系统，尤其是呼吸道和消化道黏膜的免疫成分所起的特殊免疫作用正日益受到重视。

（二）全身免疫

1. 循环抗体的免疫作用　循环抗体的保护作用一般仅针对胞外寄生的病原体，对寄生于胞内的病原体则无能为力。

（1）中和作用：其机制为① 抗毒素与外毒素结合，可封闭毒素的活性部位并阻止毒素吸附于敏感细胞，从而使其不能发挥毒性作用；② 某些抗病毒抗体与病毒颗粒结合后，可改变病毒的表面结构，从而阻止病毒吸附和穿入易感细胞，使病毒失去感染性，但此类中和抗体须在外毒素或病毒尚未作用于敏感细胞之前才能发挥作用。

（2）调理作用：抗体单独或与补体联合可发挥调理作用，促进吞噬细胞对某些病原体的吞噬。

（3）溶解杀伤作用：抗体本身不能溶解或杀伤病原体，但抗体在补体、NK 细胞、吞噬细胞共同参与下，可溶解、杀伤某些细菌和病毒感染的细胞。

2. 特异性细胞免疫　参与特异性细胞免疫的 T 细胞主要是 Th1 细胞和 CTL。Th1 细胞被激活后，能释放多种细胞因子，使巨噬细胞被吸引、聚集、激活，最终发挥清除胞内寄生菌的作用；CTL 则能直接杀伤被微生物寄生的靶细胞。特异性细胞免疫对某些慢性细菌感染（如结核、麻风等）和病毒性感染有重要防御作用。

近年有研究发现，各类 T 细胞亚群对不同病原体感染作用各异，而不同病原体可诱导不同 T 细胞亚群参与免疫应答。例如，某些蠕虫通常只引起 Th2 细胞应答，而细菌则更易诱导 Th1 细胞应答；瘤型麻风病患者以 IL-4 产生细胞（Th2 细胞）的应答为主，而结核样麻风病患者却以 IFN-γ 产生细胞（Th1 细胞）的应答为主；李斯特菌感染可刺激 Th1 细胞分化，而革兰氏阴性菌、金黄色葡萄球菌、结核杆菌等以及细菌脂多糖可诱导 Th2 细胞分化。

某些病原体在感染的不同阶段可刺激不同的 T 细胞亚群。例如，鼠血吸虫和疟原虫感染始发阶段 Th1 细胞占优势，但感染后期却为 Th2 细胞优势。此外，Th1 细胞和 Th2 细胞也可同时在机体不同部位被激活，表明两者的应答可相互分离。

三、针对病原体免疫应答的共有特征

虽然宿主针对不同病原体的免疫保护机制各不相同，但具有如下共同特征。

1. 抗感染免疫基于固有免疫和适应性免疫的协同作用　固有免疫提供早期防御、适应性免疫提供后期更持久、更强的免疫保护。许多病原体通过进化而逃避机体的固有免疫，这使得针对这类病原体的适应性免疫防御成为关键。适应性免疫通过产生的效应分子和细胞清除病原体，并产生记忆细胞以保护机体免于再次感染。

2. 清除不同类型病原体需要诱导不同类型的抗感染免疫应答　由于病原的入侵和克隆定植机制

各不相同,清除这些病原体则需要不同的免疫机制。病原体特异的适应性免疫应答可使机体的应答最优化。

3. 抗感染免疫效应决定了病原体在宿主的存活和致病性　感染建立后,病原体与宿主间发生"宿主抗病原体免疫应答"与"病原体抵抗免疫"的博弈,这通常决定感染的结局。针对机体强有力的抗病原体免疫反应,病原体则发展出不同的免疫逃逸机制。

4. 抗感染免疫应答效应可能导致免疫病理损伤　针对病原体的免疫防御机制是宿主存活所必需的,但也可能造成机体的免疫病理损伤。

第二节　抗细菌感染免疫

根据感染机体的病原菌是否能够进入宿主细胞,可将感染分为胞外细菌感染和胞内细菌感染。人类致病菌大多数为胞外菌,其寄居在宿主细胞外的组织间隙或体液中,如金黄色葡萄球菌、大肠杆菌及肺炎球菌等。该类细菌通过诱导感染部位炎症反应而导致组织解体,即引发化脓性感染,或者产生外毒素及内毒素等引发相应的临床症状。细菌能够进入细胞内的感染称为胞内菌感染,该类细菌能够抵抗巨噬细胞的降解而在细胞内存活、繁殖,如结核分枝杆菌、伤寒杆菌、李斯特菌等,慢性胞内菌感染的病理反应特征为肉芽肿性炎症,如结核肉芽肿、麻风肉芽肿等。

一、抗胞外菌免疫

(一) 抗胞外菌固有免疫

中性粒细胞、单核巨噬细胞等吞噬细胞是清除胞外菌的主要细胞,数量少、毒力低的胞外菌可很快被吞噬细胞吞噬杀灭。在无抗体存在时,革兰氏阳性菌的胞壁肽聚糖或革兰氏阴性菌的脂多糖可通过替代途径激活补体以裂解细菌;表达甘露糖受体的细菌还能通过凝集素途径激活补体以裂解细菌。补体激活过程中产生的 C3b 和 iC3b 可调理增强吞噬细胞的吞噬杀菌效应;C3a、C5a 等对中性粒细胞、巨噬细胞等有趋化作用,使免疫细胞在感染部位富集,C3a、C5a 还可引发肥大细胞或嗜碱性粒细胞脱颗粒、释放炎症介质。脂多糖还能刺激多种细胞产生 TNF-α、IL-1 及 IL-6 等炎症因子,诱发感染部位的局部急性炎症反应,从而限制感染的扩散。此外,溶菌酶、防御素等体液因子也参与了对胞外菌的防御。

(二) 抗胞外菌适应性免疫

体液免疫应答是抵御胞外菌感染的主要保护性特异性免疫应答,细胞免疫作用不大。胞外菌胞壁成分及荚膜多糖等 TI 抗原能直接刺激 B1 细胞产生 IgM。胞外菌多数蛋白属于 TD 抗原,需要抗原提呈细胞和 Th2 细胞辅助以产生 IgM、IgG 和 IgA 等抗体。对于以分泌外毒素为主要致病因素的胞外菌,其诱导产生的高亲和力的 IgG 等抗体可直接中和细菌外毒素,抗体和细菌外毒素形成的抗原-抗体复合物可被吞噬细胞所清除;对于革兰氏阴性菌则通过诱导抗菌体主要蛋白的抗体发挥免疫保护作用,IgM 和 IgG 抗体结合细菌抗原后通过经典途径激活补体,进而裂解细菌和引发局部炎症反应;IgG 通过与中性粒细胞、单核巨噬细胞上的 FcγR 结合调理细菌,促进吞噬;分泌型 IgA 存在于各种分泌液中,可特异性地中和、阻断病原菌在黏膜的定植。

(三) 胞外菌的免疫逃逸机制

在免疫压力下,部分胞外菌也会进化出逃避免疫的机制(表 21-1)。

表 21-1　胞外菌对宿主免疫系统的逃逸机制

免疫系统中被干预的组分	细菌逃逸机制
抗　体	改变表面分子的表达 分泌抗免疫球蛋白的蛋白酶
噬菌作用	封闭巨噬细胞受体与细菌的结合 临时隐藏于非巨噬细胞中 释放细菌蛋白以破坏巨噬细胞的功能
补　体	通过缺乏适当的表面蛋白、表面蛋白的空间位阻现象及降解 C3b 来阻止 C3b 与细菌的结合 失活补体级联反应过程中各个环节 俘获宿主补体活化调节因子蛋白；诱导宿主产生同种型抗体，使之不能激活补体

1. 逃避特异性抗体的作用　一些胞外菌（如淋球菌）常常会自发地改变其与宿主细胞表面结合的氨基酸序列，逃逸中和抗体对细菌的识别，使得细菌能在机体内持续感染；另有某些细菌通过分泌蛋白酶来裂解抗体使其失活。例如，流感嗜血杆菌可表达 IgA 特异性的蛋白酶，从而可降解血液和黏液中的分泌型 IgA。

2. 逃避吞噬细胞的吞噬　具有多聚糖"外衣"的细菌可以防止与吞噬细胞表面的受体结合而被吞噬；另一些没有多聚糖"外衣"的胞外菌可以临时进入非吞噬细胞（如上皮细胞和成纤维细胞）而"躲避"吞噬细胞的俘获。为了能进入这些非吞噬细胞，病原体会释放细菌蛋白到宿主细胞中并提升其吞饮作用或者进行细胞骨架的重构；进入细胞的胞外菌蛋白还具有抗吞噬的能力。例如，小肠结肠炎耶尔森菌属可以将细菌的磷酸酯酶注入巨噬细胞，当细菌的磷酸酯酶使宿主蛋白去磷酸化后，可封闭吞噬细胞的吞噬作用。

3. 逃避补体系统介导的杀伤作用　一些胞外菌凭其自身结构的特点避免受到补体介导的杀伤作用。例如，梅毒螺旋体的外膜缺乏跨膜蛋白，导致没有合适的位点供 C3b 附着；另有细菌拥有胞壁脂多糖，因脂多糖具有长且突出表面的链，因而阻止细菌表面上的攻膜复合物的装配；有些胞外菌能够合成灭活补体片段的物质如 B 型链球菌的胞壁含有唾液酸，可降解 C3b 从而封闭补体的活化，而其他链球菌可产生能与补体活化调节因子蛋白 H 因子结合的蛋白，并将它固定在细菌的表面，招募 H 因子使 C3b 降解以达到补体失活。沙门菌属表达的蛋白主要干扰的是补体活化的最后阶段，而淋球菌和脑膜炎奈瑟菌可以诱导宿主产生单一类型的抗体（如 IgA），从而导致补体系统不能高效激活，这些"封闭抗体"与补体结合抗体在细菌表面相互竞争能降低攻膜复合物的组装、干预 C3b 的附着。

二、抗胞内菌免疫

（一）抗胞内菌固有免疫

针对胞内菌感染的固有免疫反应主要是通过巨噬细胞和 NK 细胞发挥作用。巨噬细胞可吞噬胞内菌，但大多数胞内菌因具有特殊的结构成分可逃逸巨噬细胞的杀伤清除，细菌可在巨噬细胞内生存繁殖，导致细菌的持留或扩散。但是，巨噬细胞被胞内菌感染后可分泌 IL-12 等细胞因子，可以激活 NK 细胞，从而促进其对靶细胞的杀伤；NK 细胞还可分泌 IFN-γ，从而促进巨噬细胞对胞内菌的吞噬和杀伤效应。γδT 细胞能杀伤结核分枝杆菌，在抵御该菌感染中发挥较重要的作用，防御素对偶发分枝杆菌等胞内菌亦有一定杀伤能力。在胞内菌感染的早期，巨噬细胞、NK 细胞等发挥早期防御功能，可有效杀伤和控制胞内菌感染，但并不能彻底清除胞内菌感染。因此，天然免疫对胞内菌的防御作用有限，特异性免疫才能发挥有效的抗胞内菌效应。

（二）抗胞内菌适应性免疫

抗体不能进入感染细胞内发挥作用，因此细胞免疫是抵御胞内菌感染的主要免疫机制，即通过 CD4⁺ Th1 细胞和 CD8⁺ CTL 等效应 T 细胞发挥作用。胞内菌被巨噬细胞吞噬后，被消化处理过的细菌抗原肽和 MHC Ⅱ 类分子结合并提呈给 CD4⁺Th1 细胞，激活的 Th1 细胞分泌 IFN-γ 等细胞因子，可活化巨噬细胞杀灭其吞噬体中的细菌；IFN-γ 还可刺激抗体产生，从而参与调理促吞噬作用或激活补体。巨噬细胞内的胞内菌抗原与 MHC Ⅰ类分子结合并提呈给 CD8⁺ CTL,被激活的 CTL 可特异、连续地杀伤被感染细胞,使胞内菌释放,再由抗体等调理后由活化的巨噬细胞吞噬清除。在抗胞内菌免疫应答中,活化 Th1 细胞和活化巨噬细胞所释放的细胞因子可诱导迟发型超敏反应,形成慢性肉芽肿。肉芽肿虽可使炎症反应局限化、控制感染扩散,但引起的组织坏死和纤维化等病变则造成了组织的损伤。

(三) 胞内菌的免疫逃逸机制

像胞外菌及其他病原体一样,在宿主免疫压力下,胞内菌也进化出逃避免疫的机制。胞内菌多为慢性感染,其逃避免疫的能力更强、机制更为复杂(表 21 - 2)。

表 21 - 2　胞内菌对宿主免疫系统的逃逸机制

免疫系统中被干预的组分	细菌逃逸机制
吞噬体的破坏作用	感染非吞噬细胞 合成能够阻断溶酶体融合、吞噬体酸化、ROI/RNI 杀伤的分子 募集宿主蛋白阻断溶酶体的功能
高度活化的巨噬细胞	阻止巨噬细胞高度活化所需宿主基因的表达
抗体	通过伪足入侵转移到新的宿主细胞中
T 细胞	减少抗原提呈细胞抗原提呈作用

注: ROI,反应性氧中间物;RNI,反应性氮中间物。

1. 逃避吞噬杀伤　某些胞内菌可选择在非吞噬细胞中增殖,以逃避吞噬杀伤。例如,麻风分枝杆菌会感染人体外周神经的施万细胞。另有一些胞内菌可使吞噬细胞失活,或逃避吞噬细胞的杀伤,如李斯特杆菌进入吞噬细胞后合成李斯特杆菌溶血素 O,破坏吞噬溶酶体,使细菌逃逸到胞质中。

2. 逃避抗体的中和作用　一些胞内菌通过细胞-细胞接触机制进入另一个宿主细胞,使中和抗体无法发挥中和作用。例如,李斯特杆菌可诱导宿主产生基于肌动蛋白的伪足,内陷进入邻近的非吞噬细胞,由此细菌不会暴露到胞外而逃避抗体中和作用。

3. 阻止淋巴细胞活化　某些胞内菌通过干预抗原提呈细胞的抗原提呈功能、阻止淋巴细胞活化而逃避 T 细胞杀伤。例如,结核分枝杆菌感染树突状细胞后会引起 MHC Ⅰ类分子、MHC Ⅱ类分子和 CD1 的下调,使抗原无法有效提呈和活化 T 细胞、NK T 细胞。

第三节　抗病毒感染免疫

病毒是一类严格细胞内寄生的非细胞型微生物,它通过与正常细胞表面的分子结合而侵入宿主细胞,进而利用宿主细胞的原料和合成酶来复制子代病毒,最后以细胞裂解方式或出芽方式释放子代病毒。病毒感染不仅可以通过抑制、关闭宿主细胞大分子生物合成及破坏细胞结构等方式直接破坏细胞,还可通过免疫抑制或免疫损伤作用间接导致疾病的发生。病毒抗原一般具有较强的免疫原性,能诱导机体产生有效的免疫应答。一般而言,能引起全身感染、并有明显病毒血症的病毒,如脊髓灰质炎病毒、麻疹病毒、流行性乙型脑炎病毒等,感染后可获得持久免疫;感染后仅在黏膜局部或细胞间扩散、不侵入血液、抗原易变异或型别较多的病毒如流感病毒、鼻病毒等,感染后仅获得短暂免疫力。

一、抗病毒固有免疫

在病毒感染的起始阶段,机体针对病毒的特异性免疫尚未建立,固有免疫是病毒入侵细胞后所遭遇的第一道防线,可防止病毒在体内迅速扩散。抗病毒固有免疫与抗细菌固有免疫不同,中性粒细胞在抗病毒中的作用不大,在特异性抗体产生之前,补体的作用也甚为有限。抗病毒固有免疫主要依赖 NK 细胞、干扰素和巨噬细胞,尤以 NK 细胞和干扰素最为重要。

(一) NK 细胞抗病毒作用

病毒通过皮肤或黏膜进入机体、感染具有某些特有病毒受体的细胞后,首先遭遇 NK 细胞的作用。多种细胞受病毒感染后,其 MHC Ⅰ类分子表达下调,影响 NK 细胞表面杀伤细胞抑制受体对相应配体的识别,使 NK 细胞杀伤细胞活化受体的作用占主导,从而活化 NK 细胞并发挥杀伤效应。IL-12 等细胞因子可促进 NK 细胞对靶细胞的杀伤。NK 细胞对病毒感染细胞的直接破坏作用是机体在特异性免疫应答尚未建立的病毒感染早期的抗病毒感染的主要方式。

(二) 干扰素抗病毒作用

病毒感染细胞后,可诱导病毒感染细胞、单核巨噬细胞等分泌产生 Ⅰ 型干扰素(IFN-α、IFN-β),然后通过与细胞表面的干扰素受体结合,诱导细胞产生蛋白激酶、2',5'-腺嘌呤核苷合成酶、磷酸二酯酶等抗病毒蛋白,通过降解病毒 mRNA,干扰病毒蛋白合成,从而抑制病毒复制。该作用具有相对的种属特异性,不同细胞或不同病毒对干扰素的作用敏感性也不同。

(三) 巨噬细胞抗病毒作用

巨噬细胞能吞噬、清除某些病毒,亦可释放 TNF-α、一氧化氮等细胞毒活性物质。TNF-α 有干扰素样抗病毒作用,可阻止病毒早期蛋白合成,抑制病毒复制;一氧化氮可损伤病毒感染细胞。巨噬细胞可阻止病毒扩散和促进病毒性疾病的恢复,若巨噬细胞功能受损,病毒易侵入血流并扩散。

固有免疫对于防控病毒的入侵和感染有着重要作用,但该机制是有限的、不完全的。一旦病毒已完成入侵并引发了感染,包括以 T 细胞介导的细胞免疫为主的特异性免疫应答将发挥决定性作用,最后与固有免疫相互配合,彻底清除病毒感染。

二、抗病毒适应性免疫

病毒侵入宿主体内后,特异性免疫的建立一般需要经过 1 周左右的诱导阶段才能有效发挥抗病毒作用。抗病毒体液免疫和细胞免疫在抗病毒感染中的作用不尽相同,体液免疫主要作用于细胞外游离的病毒,而细胞免疫则主要作用于病毒感染的靶细胞,后者在病毒免疫中具有主要作用。

(一) 抗病毒体液免疫

病毒感染机体后,机体针对病毒表面分子产生对病毒有中和能力的特异性中和抗体,中和抗体包括 IgG、IgM 和分泌型 IgA 三类。中和抗体与病毒表面衣壳蛋白或包膜蛋白特异性结合,可阻止病毒吸附和进入宿主细胞而发挥中和病毒作用。在病毒感染早期和裂解型病毒从宿主细胞释放后,病毒游离于细胞外,可被特异性抗体有效中和而失去感染力。呼吸道、消化道或生殖道等黏膜表面的特异性分泌型 IgA 和入侵黏膜表面的病毒特异性结合,阻止其黏附和致病。另外,抗体结合病毒后,不但可调理病毒促进吞噬细胞对其吞噬和清除,而且还可激活补体而裂解某些有包膜的病毒。

(二) 抗病毒细胞免疫

尽管病毒特异性抗体对抗游离的病毒感染具有重要意义,但对于已建立感染的胞内病毒、非裂解型病毒或者病毒 DNA 已整合到宿主细胞染色体 DNA 中而处于潜伏状态的病毒感染,体液免疫无能为力,彻底清除病毒感染则主要依靠细胞免疫。

机体抗病毒细胞免疫的效应细胞为 CD8⁺ CTL 和 CD4⁺ Th1 细胞,其中 CD8⁺ CTL 的激活是从已感染的细胞内彻底清除病毒感染的关键。激活的 CD8⁺ CTL 可特异性识别病毒感染的靶细胞,特异、连续、高效地杀伤靶细胞,使病毒失去复制环境而死亡。CTL 的特异性细胞毒效应一般出现于病毒感染早期,但迟于 NK 细胞,病毒特异性 CTL 数目在感染后 7 ~ 10 天达高峰。病毒抗原也可作为外源性抗原,被专职抗原提呈细胞的 MHC Ⅱ类分子所提呈,诱导 CD4⁺ Th1 细胞的活化,从而产生多种细胞因子,其中 IL-2 可辅助 CTL 活化和促进其杀伤靶细胞,IFN-γ 可直接提高细胞的抗病毒能力,IL-2 和 IFN-γ 可活化 NK 细胞,促进 NK 细胞对病毒感染细胞的杀伤。

抗病毒感染免疫可能导致免疫炎症和组织损伤,如持续性感染乙型肝炎病毒后可诱导 CTL 浸润并损伤带乙型肝炎病毒抗原的肝细胞,从而导致慢性乙型肝炎或重型肝炎的发生。乙型肝炎病毒特异性抗体与抗原形成的免疫复合物沉积于血管或基底膜,可导致Ⅲ型超敏反应的发生。病毒抗原对自身抗原的模拟,使诱导的抗病毒免疫攻击宿主自身组织,造成机体的免疫损伤。

三、病毒的免疫逃逸机制

病毒的逃逸一方面是通过病毒的快速增殖,尤其基因组较小的病毒比基因组较大的病毒增殖更快,在免疫应答产生之前就播散到新的宿主细胞建立感染;另一方面是病毒干扰宿主免疫应答,使其有足够的时间建立感染。一旦感染建立,病毒可通过多种机制逃避抗病毒免疫攻击(表 21-3)。

表 21-3　病毒对宿主免疫系统的逃逸机制

被干扰的免疫机制	病毒逃逸机制
监视	潜伏
抗体效应	通过抗原漂移或抗原位移改变病毒表位 表达病毒性 FcR,阻断 ADCC 作用或中和作用
CD8⁺T 细胞效应	阻断 B 细胞的胞内信号转导 感染低表达 MHC Ⅰ类分子的细胞 干预 MHC Ⅰ类分子介导的抗原提呈 迫使抗原肽-MHC 分子复合物的内化
CD4⁺T 细胞效应	避免感染树突状细胞 干预 MHC Ⅱ类分子介导的抗原提呈
NK 细胞效应	迫使抗原肽-MHC 分子复合物的内化 表达病毒性 MHC Ⅰ类分子类似物 提高宿主 HLA-E 或经典 MHC Ⅰ类分子的合成
树突状细胞功能	阻断树突状细胞的发育或成熟 阻止树突状细胞上调共刺激分子 上调树突状细胞表面 FasL 的表达
补体效应	阻断转化酶的形成 表达病毒性的宿主补体活化调节因子蛋白类似物 提高宿主补体活化调节因子蛋白的表达 出芽到宿主细胞膜,获取宿主补体活化调节因子蛋白
抗病毒状态	阻断干扰素的分泌 干预建立抗病毒状态的代谢/酶活动
宿主细胞凋亡	阻断内源性或外源性途径的各个环节 表达死亡受体和调节分子的类似物
细胞因子、趋化因子功能	表达细胞因子和趋化因子的竞争性抑制剂 下调细胞因子和趋化因子受体的表达

1. 潜伏　病毒的固有生物特性决定其是否潜伏。病毒一旦潜伏,它在宿主细胞以一种缺陷的形式存在,使其不具有活动性。潜伏的病毒需要更强的抗病毒免疫才能清除,而机体在病毒潜伏后,抗病毒免疫多处于耗竭状态,使得病毒可长期逃逸。特别需要提醒的是某些潜伏病毒仍具有致癌风险。

2. 病毒变异　在宿主免疫压力下，病毒较其他病原体更易发生基因变异，某些基因变异可导致抗原性变异，从而逃脱宿主体内预存免疫。病毒抗原基因突变导致的抗原性变异称为"抗原漂移"。例如，流感病毒和HIV 等都具有快速抗原漂移的能力，即使在同一感染个体中也可发生。

3. 干扰抗原提呈　病毒感染抗原提呈细胞后可干扰抗原提呈的多个环节，从而逃逸抗病毒免疫。腺病毒、巨细胞病毒、HIV、水疱性口炎病毒、EB 病毒等通过干扰 MHC Ⅰ类限制性抗原提呈途径不同的节点，造成 $CD8^+T$ 细胞活化障碍，从而逃逸抗病毒细胞免疫；腺病毒、巨细胞病毒、HIV 等还可通过干扰 MHC Ⅱ类分子介导的抗原提呈不同节点，干扰抗病毒体液免疫应答。

4. "愚弄"NK 细胞　巨细胞病毒表达 MHC Ⅰ类分子的类似物，结合 NK 细胞抑制性受体，使 NK 细胞认为它识别的是一个"没有下调的"的 MHC Ⅰ类分子，导致 NK 细胞不被活化；快速复制的西尼尼病毒（West Nile virus，WNV）上调经典的宿主 MHC Ⅰ类分子，也使 NK 细胞不能识别、活化。

5. 干扰树突状细胞功能　人类嗜 T 细胞病毒-1 感染树突状细胞前体，阻止其分化，使树突状细胞前体发育成为不成熟的 DC；单纯疱疹病毒-1 和牛痘病毒感染不成熟的树突状细胞，阻止树突状细胞成熟，这都阻碍了 T 细胞应答的启动。麻疹病毒感染使树突状细胞形成合胞体，病毒可在其中自由复制。麻疹病毒感染则上调树突状细胞表达 FasL，从而杀死带有 Fas 的 T 细胞。巨细胞病毒感染使树突状细胞变为耐受性，导致与其相遇的 T 细胞无能而非激活 T 细胞。

6. 干扰抗体效应　一些病毒可直接干扰抗病毒抗体的产生及其效应。麻疹病毒表达一种对 B 细胞的激活起抑制作用的蛋白；单纯疱疹病毒-1 则使感染的宿主细胞表达病毒形式的 FcγR，后者与 IgG 分子结合使 Fc 端被封闭，阻止 ADCC 作用和经典的补体激活。

7. 逃避补体杀伤　某些痘病毒和疱疹病毒分泌阻碍旁路 C3 转化酶形成的蛋白质，导致补体系统活化障碍。多种病毒表达补体活化调节因子蛋白类似物或上调宿主补体活化调节因子蛋白的表达，防止感染的细胞受攻膜复合物介导的溶解。HIV 和牛痘病毒等通过在宿主细胞膜以出芽的方式得到补体活化调节因子蛋白、衰变加速因子，逃避补体杀伤。

8. 消除抗病毒状态　病毒通过复杂的机制干扰抗病毒状态。例如，EB 病毒表达一种生长因子的可溶性受体，后者阻断了该生长因子对巨噬细胞的作用，这种生长因子是巨噬细胞分泌干扰素所必需的，因此引起干扰素的减少，不足以激发和维持抗病毒状态。当单纯疱疹病毒感染已建立了抗病毒状态的细胞时，病毒表达一种蛋白，逆转病毒蛋白合成受阻状态，使得病毒复制得以恢复。牛痘病毒和丙型肝炎病毒也可合成蛋白质，破坏对维持抗病毒状态所需的代谢酶。腺病毒及卡波西肉瘤疱疹病毒（KSHV）则表达可干扰宿主转录因子活性或与宿主转录因子类似蛋白质，干扰宿主细胞建立抗病毒状态所需的基因转录。

9. 调控宿主细胞的凋亡　被感染的宿主细胞在病毒复制完成之前凋亡导致病毒死亡，是宿主抗病毒机制之一，通常由 CTL、Fas-FasL、TNF-TNFR 介导。被感染细胞有时通过内质网胁迫机制发生"利它的"凋亡（死亡对宿主有益），宿主不得不释放大量病毒蛋白而导致内质网胁迫现象。但具有大基因组的病毒已经发展出阻断这些死亡诱导途径各个环节的办法。例如，腺病毒合成一个蛋白复合物，引起 Fas 和 TNFR 的内化，将这些死亡受体从细胞表面清除，中断 FasL 或 TNF 介导的凋亡；一些痘病毒表达 TNFR 的类似物，作为 TNF 和相关细胞因子的诱饵受体；腺病毒、疱疹病毒和痘病毒表达多种蛋白质，抑制凋亡所需的酶级联反应；还有许多病毒可以增加宿主细胞存活蛋白或表达这些生存蛋白的类似物，从而阻止宿主细胞过早凋亡。

10. 干扰宿主细胞因子　在病毒感染的早期，宿主细胞生成大量的细胞因子和趋化因子以协调抗病毒反应。一些痘病毒可以改变局部的细胞因子，使它不利于支撑免疫应答所必需的细胞间合作。痘病毒通过合成趋化因子类似物阻断淋巴细胞、巨噬细胞和中性粒细胞的趋化和迁移，还可分泌干扰素受体类似物，阻断 IFN-α 和 IFN-β 效应。KSHV 和腺病毒表达一种蛋白质，抑制干扰素诱导的基因转录，疱疹病毒下调细胞因子受体的表达，而巨细胞病毒干扰趋化因子基因的转录。许多病毒抑制 IL-12 生成，从而干扰 Th1 细胞分化和随后的抗病毒细胞免疫应答。EB 病毒则合成 IL-12 的类似物，可以竞争性抑制宿主正常 IL-12 的活性。EB 病毒产生 IL-10 的类似物，抑制巨噬细胞产生 IL-12 和淋巴细胞产生 IFN-γ。

第四节　抗真菌感染免疫

真菌是一类真核细胞类生物,其中二相性真菌如荚膜组织胞浆菌、皮炎芽生菌、粗球孢子菌等在环境中呈丝状,有孢子和菌丝,当感染免疫低下个体后变为酵母而致病。念珠菌、曲霉菌、新生隐球菌等条件致病性真菌对于健康个体通常不致病,而 AIDS、糖尿病及放化疗后的免疫力低下的患者容易导致条件致病性真菌感染。不同的真菌感染机体后,既可能存在于细胞外组织,又可能存在于巨噬细胞内,因此,抗真菌免疫反应是抗胞外菌和胞内菌免疫反应的联合作用。

一、抗真菌固有免疫

皮肤皮脂腺分泌的脂肪酸具有抑制真菌的作用。成年人头皮皮脂腺分泌的脂肪酸多,并且其头皮角质层厚而密集,抵抗力强,故成年人头癣发病率较低;儿童头皮皮脂腺分泌的脂肪酸少,头皮角质层薄,对真菌的抵抗力弱,故儿童易患癣症。

大部分真菌在入侵机体后几小时内就可被机体的固有免疫所清除,并在几小时内引发炎症反应。参与抗真菌固有免疫的细胞主要是中性粒细胞、巨噬细胞和 NK 细胞。中性粒细胞是最有效的杀真菌细胞,可通过呼吸爆发产生 H_2O_2 等反应性氧中间物或分泌防御素等杀死真菌,中性粒细胞减少的患者极易感染条件致病性真菌。巨噬细胞在抗真菌中的作用次于中性粒细胞,补体和抗体的调理作用可促进吞噬细胞对真菌的清除。NK 细胞有抑制新生隐球菌和巴西副球孢子菌的作用,但 NK 细胞对荚膜组织胞浆菌感染无效。真菌组分是补体替代途径的强激活剂,虽然真菌能抵抗补体攻膜复合物的溶解,但补体活化过程中产生的 C3a 和 C5a 可趋化炎性细胞至感染部位而发挥抗真菌效应。

二、抗真菌适应性免疫

早期的固有免疫有助于控制真菌感染,但当真菌突破固有防线后,适应性免疫将会发挥主要的抗真菌效应。细胞免疫对于抗真菌感染最为关键,临床上见到的真菌感染多见于有细胞免疫缺陷的患者,如 AIDS 患者。在抗真菌细胞免疫中,Th1 型应答对宿主发挥免疫保护作用,激活的 Th1 细胞分泌 IFN−γ、IL−2、IL−12 等细胞因子,活化巨噬细胞、NK 细胞杀伤真菌或真菌感染细胞;如果 Th2 细胞被真菌抗原激活,其分泌 IL−4、IL−10 等细胞因子,则可使机体对真菌易感。此外,被真菌抗原诱导的活化 CTL 能特异、连续、高效地杀伤真菌或真菌感染细胞,从而发挥抗真菌作用。新生隐球菌常定植于免疫低下患者的肺或脑等组织,需要 CD4$^+$ T 细胞和 CD8$^+$ T 细胞的协同作用才能有效控制其感染。白色念珠菌感染常始于黏膜表面,细胞免疫可阻止其扩散至组织内。真菌感染也能诱导特异性抗体的产生,但除发挥一定的调理促吞噬作用及对真菌的血清学诊断有一定价值外,抗真菌作用不大。

三、真菌的免疫逃逸机制

目前,对于真菌逃避宿主免疫的机制还不清楚。由于正常机体对于机会性致病真菌不敏感,故机体对于机会性致病真菌很难建立特异性抗真菌免疫。真菌感染大多发生在 AIDS、治疗扩散性癌症和移植排斥所引起的免疫缺陷患者。不同的真菌感染人体后,可以在胞外组织或吞噬细胞中存活。在抗真菌的天然免疫方面,由于中性粒细胞可释放活性氧类及溶酶体酶并吞噬真菌而有效阻止了真菌的感染。当中性粒细胞缺乏时如中性粒细胞减少症则易发生真菌感染。在抗真菌的特异性免疫方面,完善的细胞免疫起着主要的防御作用。有研究报道,白色念珠菌能产生一种蛋白降解酶,可体外降解人免疫球蛋白而能逃避机体的免疫机制,如口腔念珠菌感染中分泌型 IgA 浓度下降,这可能是念珠菌分泌的胞外蛋白酶对分泌型 IgA 的降解作用所致。因此,真菌逃避宿主的免疫机制与真菌分泌的酶类密切相关。某些真菌的胞外糖蛋白可阻碍中性粒细胞与真菌的接触。念珠菌的循环抗原甘露聚糖能通过抑制中性粒细胞髓过氧化物酶而起到免疫抑制的作用,新型隐球菌的荚膜多糖具有抗吞噬作用,其产生的黑素能对抗中性粒细胞活化后所产生的杀菌氧化剂。某些真菌产生的多元醇可以干扰吞噬细胞的杀菌作用。由此可见,真菌通过一些胞壁结构及其产生的物质对抗机体的免疫机制而对宿主的防御功能产生影响。宿主机体的抗真菌免疫主要由特异性细胞免疫来发挥作用,如新型隐球菌的特异性免疫主要以细胞免疫为主。新型隐球菌细胞外有一层较厚的荚膜和坚硬的细胞壁,因此可以抵御宿主的免疫系统对新型隐球菌发挥特异性细胞免疫杀伤作用。而非特异性免疫如抗体和补体又很难发挥抗真菌作用。某些真菌产生的毒素还可以引起宿主免疫细胞的凋亡,因细胞内水分排出而导致细胞凋亡的发生。这种由真菌毒素所导致的宿主免疫细胞的凋亡可使机体免疫系统受损从而逃避了宿主机体的免疫。

第五节　抗寄生虫感染免疫

多数寄生虫主要在胞外生存,中间涉及蝇、蜱及螺等较复杂的中间宿主的生活史,通过中间宿主叮咬或者接触有寄生虫的疫水等方式感染人类。寄生虫有比细菌和病毒更多的、更为复杂的抗原系统,感染机体后不同生活周期的寄生虫所诱发的免疫反应类型较为复杂,即可发挥抗寄生虫作用,同时又与某些病理损伤有关。

一、抗寄生虫固有免疫

寄生虫入侵机体后,巨噬细胞、中性粒细胞、嗜酸性粒细胞和肥大细胞等是抵御寄生虫感染的第一道防线,可控制寄生虫在体内扩散。巨噬细胞和中性粒细胞对于寄生虫有一定的吞噬消化能力,巨噬细胞的吞噬功能是机体抗小型寄生虫的主要手段。吞噬细胞还可分泌多种细胞毒性可溶性物质,从而直接杀死侵入体内的寄生虫。

当有较大的寄生虫入侵时,巨噬细胞和中性粒细胞不能发挥有效的直接吞噬杀伤作用,这时就主要依靠嗜酸性粒细胞和肥大细胞发挥抗寄生虫效应。嗜酸性粒细胞不但可通过产生强烈的有氧爆发来杀伤寄生虫,还可与寄生虫幼虫结合,随之产生脱颗粒效应并杀灭寄生虫。肥大细胞也可通过脱颗粒效应杀伤寄生虫,该效应还可趋化吸引更多的嗜酸性粒细胞,使其到达感染部位,从而发挥抗寄生虫作用。

由于寄生虫与人类宿主在进化过程中长期适应,原虫和蠕虫进入血流或组织后常常能对抗宿主的免疫防御而在其中生长繁殖。在人类机体中,寄生虫通过失去与补体结合的表面分子或获得宿主衰变加速因子等调节蛋白来抵抗补体的破坏。巨噬细胞能吞噬原虫和蠕虫,但某些原虫和蠕虫可通过其表面结构抵抗巨噬细胞的杀伤作用而在细胞内繁殖。

二、抗寄生虫适应性免疫

要彻底清除感染机体的寄生虫,单独的固有免疫是有限的,必须依赖其诱导产生的适应性免疫与固有免疫相互配合。不同原虫和蠕虫的结构、生化特性、生活史和致病机制差异很大,其诱发的适应性免疫也存在差异。一般而言,原虫主要寄生在宿主细胞内,抗原虫的保护性免疫机制与抗胞内菌和病毒免疫类似;蠕虫主要寄生在组织中,抗体应答对于抗蠕虫免疫更为重要。

(一) 抗寄生虫体液免疫

寄生虫抗原可刺激机体产生多种抗体,感染早期 IgM 水平升高,随后 IgG 水平升高。机体感染蠕虫,IgE

水平升高,而肠道感染寄生虫,分泌型 IgA 水平则会升高。相应抗体结合到寄生虫表面抗原后,通过阻止其侵入细胞、激活补体溶解寄生虫、调理促吞噬或 ADCC 作用等方式发挥抗寄生虫免疫。但是,一旦寄生虫进入细胞内,抗体的抗寄生虫效应受到限制,清除此类胞内寄生虫就主要依赖细胞免疫了。

(二)抗寄生虫细胞免疫

T 细胞在抗寄生虫感染中以多种形式发挥重要作用。激活的 CD4$^+$ Th1 细胞可分泌 IFN-γ 等多种细胞因子,激活巨噬细胞,增强其吞噬杀伤能力。激活的 CD8$^+$ CTL 不但可直接特异性杀伤寄生虫或寄生虫寄居的宿主细胞,而且还可分泌细胞因子以调节其他细胞的功能。激活的 CD4$^+$ Th2 细胞不但可以辅助 B 细胞产生抗寄生虫抗体,而且还可分泌 IL-4 和 IL-5,其中 IL-4 可诱生 IgE,IL-5 可促进嗜酸性粒细胞的发育和活化。

虽然机体有众多免疫机制参与抵抗寄生虫入侵,但常常还是有一些寄生虫不能够被彻底清除。机体为了减轻寄生虫对机体的损害,往往通过形成富含炎症细胞的小泡将寄生虫及虫卵包围在其中。巨噬细胞聚集并释放成纤维因子,导致组织肉芽肿的形成,并最终纤维化。这种反应虽然对宿主本身造成了不可逆的病理损伤,使受感染部位失去原有的正常功能,但该反应可以将宿主细胞和寄生虫隔绝,有助于减少寄生虫分泌的有毒物质对宿主的损害,同时还可以在一定程度上阻止寄生虫在体内的生长和扩散。

三、寄生虫的免疫逃逸机制

具有多阶段生活周期的寄生虫通过多种机制逃避免疫攻击(表 21-4)。

表 21-4 寄生虫对宿主免疫系统的逃逸机制

被干扰的免疫系统成分	寄生虫逃逸机制
抗体	具有多阶段的生命周期引起抗原变异 藏在巨噬细胞中 修正寄生虫表面蛋白引起抗原变异 获取宿主表面蛋白以阻断抗体结合 脱落带有免疫复合物的寄生虫外膜 分泌消化抗体的物质
吞噬作用	阻止吞噬体融合到溶酶体上 从吞噬体逃离到细胞质 阻止呼吸爆发 裂解静息的吞噬细胞
补体	降解吸附上的补体组分或剪切膜结合抗体的 Fc 段 迫使补体组分耗尽 表达补体活化调节因子蛋白类似物
T 细胞	通过促进产生 IL-10 和抑制产生 IL-12 与 IFN-γ 来抑制 Th1 细胞应答 分泌可诱导 T 细胞低反应或耐受的蛋白 干预树突状细胞的成熟和巨噬细胞的活化

1. 逃避抗体攻击

(1)抗原变换:宿主刚刚产生了针对生活周期前一阶段寄生虫表位的体液免疫应答,寄生虫发育到下一阶段,防御滞后接踵而来。例如,布氏锥虫在某一时点仅表达其上百种 *VSG* 基因中的一种,该病原可有规则地关闭其上个 *VSG* 基因、活化另一基因,形成一种球蛋白外壳,使得针对上个 VSG 蛋白的抗体不能识别它;其他寄生虫可通过脱落部分外膜躲避抗体的攻击。

(2)自我隔离:硕大利什曼原虫通过将自己隔离在宿主巨噬细胞中以逃避抗体攻击。

（3）伪装：血吸虫通过获得宿主糖脂和球蛋白外壳来伪装自己。这种由宿主分子形成的密集"外衣"阻止抗体与寄生虫表面抗原的结合。

（4）消化抗体：一些蠕虫通过产生某种物质来消化抗体。

2. 逃避吞噬溶酶体　许多原生动物经过进化后可逃避吞噬溶酶体。例如，一些肠内的原生动物溶解粒细胞和巨噬细胞，使其在第一现场被吞噬的概率最小化；鼠弓形体阻止巨噬细胞吞噬体融合到溶酶体；锥虫溶酶体融合之前酶解吞噬体膜，然后逃避到宿主细胞的胞质中；硕大利什曼原虫则经常保留在吞噬体中，从而干预呼吸爆发。

3. 逃避补体攻击　原生动物和蠕虫均可通过蛋白水解的方式消除吸附到其表面的补体活化蛋白或剪切寄生虫结合抗体的 Fc 部分；也可分泌一些分子强迫液相补体活化，以耗竭补体成分；还可表达模仿哺乳动物补体活化调节因子蛋白、衰变加速因子的蛋白，以保护自身不被补体攻击。

4. 干预 T 细胞攻击　原生动物和蠕虫均可通过干扰宿主 T 细胞应答来保护寄生虫的存活。例如，恶性疟原虫可促使 Th 细胞分泌 IL - 10 而不是 IFN - γ，导致 MHC Ⅱ类分子的表达下调，抑制一氧化氮的产生。硕大利什曼原虫表达可结合巨噬细胞上 CR3 和 FcγR 的分子，降低这些细胞产生 IL - 12，抑制 Th1 细胞应答。钩虫分泌数种可诱导宿主 T 细胞低应答甚至耐受的蛋白，这种免疫抑制状态使大量的钩虫集聚在感染的宿主体内。其他一些丝虫类的蠕虫诱导抗原提呈细胞下调其表面 MHC Ⅰ 和Ⅱ类分子及其他抗原提呈基因，使这些抗原提呈细胞不能启动 T 细胞活化。

本章小结

机体抗感染免疫分为非特异性免疫和特异性免疫两大类，两者相互配合，共同完成机体的防御功能。非特异性抗感染免疫由屏障结构、固有免疫细胞和免疫分子组成，其作用快而广，但作用较弱，对病原体的识别和排除无特异性和记忆性。特异性抗感染免疫包括体液免疫和细胞免疫，是机体在病原体抗原刺激下建立的防御功能，其作用慢而强，对病原体的识别和排除有特异性和记忆性。根据所针对的病原体类别不同，抗感染免疫主要包括抗细菌免疫、抗病毒免疫、抗真菌免疫和抗寄生虫免疫等类型。

思考题

1. 名词解释

抗感染免疫、抗胞外菌免疫、抗胞内菌免疫。

2. 简答题

（1）根据所针对的病原体类别不同，抗感染免疫主要包括哪些类型？其免疫应答具有哪些共同特征？

（2）试述机体抗胞内菌和抗胞外菌免疫机制的异同？

（何斯荣）

第二十一章数字资源

第二十一章
课件

第二十一章
微课

第二十二章

肿 瘤 免 疫

肿瘤是严重危害人类健康的重大疾病。肿瘤免疫学(tumor immunology)是研究肿瘤抗原、机体的免疫系统与肿瘤发生发展的关系以及肿瘤的免疫诊断和免疫防治的一门学科。

早至20世纪初,科学家们即开始了对肿瘤抗原的寻找和鉴定,但未取得明显进展。到了20世纪50年代,随着近交系小鼠的培育成功,科学家们首先在化学致癌剂甲基胆蒽(methylcholanthrene,MCA)诱发的小鼠肉瘤上发现了肿瘤特异性抗原,随后在由其他致癌因素诱发的肿瘤中也证实了肿瘤抗原的存在,并证明其可诱发特异性的抗肿瘤免疫。

20世纪60年代后,大量的体外试验证明,肿瘤患者的淋巴细胞、巨噬细胞和抗体等均具有抗肿瘤效应。Burnet据此提出了免疫监视(immune surveillance)学说,为肿瘤免疫理论体系的建立打下了基础。到了20世纪70年代,随着单克隆抗体技术的问世,人们对肿瘤的免疫诊断和免疫治疗的研究取得了长足进步,并随着20世纪80年代分子生物学和分子免疫学的迅速发展和交叉渗透,对机体免疫系统抗肿瘤效应机制的研究将深入分子水平,同时发展出多种肿瘤诊疗的新方法,促进了临床肿瘤诊断的发展和治疗水平的提高。

第一节 肿 瘤 抗 原

肿瘤抗原作为一类抗原物质,具有抗原的共同特性,即免疫原性(immunogenicity)和免疫反应性(immunoreactivity)。

一、肿瘤抗原的概念

肿瘤抗原(tumor antigen)是指细胞癌变过程中出现的新抗原(neoantigen)及过度表达的抗原物质的总称。肿瘤抗原能诱导机体产生抗肿瘤特异性免疫反应,是肿瘤免疫诊断和防治的分子基础。

某些肿瘤抗原在正常细胞中不存在,如化学致癌剂和病毒诱导表达的肿瘤特异性移植抗原;有些是正常细胞某些基因点突变的产物,与正常基因产物只有一至几个氨基酸的差异,如突变的 *ras* 原癌基因产物 P21^{ras};有些是正常细胞中不表达的沉默基因的产物;有些在正常细胞上仅微量表达,而在肿瘤细胞中表达上调。

二、肿瘤抗原的分类

目前已在自发性和实验性动物肿瘤以及人类肿瘤表面发现了多种肿瘤抗原。依不同标准可对肿瘤抗原进行如下分类:

(一)根据肿瘤抗原的特异性分类

1. 肿瘤特异性抗原(tumor specific antigen,TSA) 是指仅在肿瘤细胞不在正常细胞上表达的新抗原。这类抗原最早是通过近交系小鼠间肿瘤排斥实验而被证实。如图22-1所示,将从小鼠身上切除的由化学致癌剂甲基胆蒽诱发的小鼠皮肤肉瘤移植入正常同系小鼠时,可诱发肿瘤细胞的生长;但若将此肿瘤切除移植物移植回经手术切除肿瘤后的原荷瘤小鼠或预先用放射性灭活的肿瘤细胞免疫过的同系小鼠,则不发生肿瘤。这表明该肿瘤具有特异性抗原,可诱导机体产生免疫排斥反应。鉴于此类抗原是通过动物肿瘤移植排斥实验所证实,因此又称为肿瘤特异性移植抗原(tumor specific transplantation antigen, TSTA)或肿瘤排斥抗原(tumor rejection antigen, TRA)。

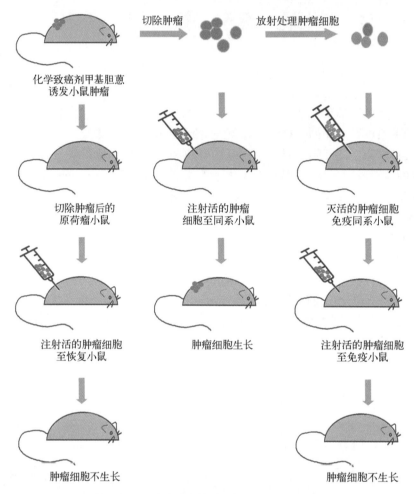

图22-1　肿瘤特异性移植抗原的发现及确证

移植排斥实验的敏感性较低,只能检出免疫原性较强的肿瘤抗原,无法检出某些能诱导特异性肿瘤免疫应答但不能诱导肿瘤排斥的弱免疫原性肿瘤抗原。因此,通过移植排斥实验仅能发现部分位于细胞表面的肿瘤抗原。

2. 肿瘤相关抗原(tumor-associated antigen, TAA)　是指肿瘤细胞与正常细胞均可表达、但在细胞癌变时表达明显增高的抗原。此类抗原只表现出量的变化而无严格的肿瘤特异性。胚胎抗原(fetal antigen)是其中的典型代表。

（二）根据肿瘤诱发和发生情况分类

1. 理化因素诱生的肿瘤特异性抗原　在化学致癌剂(氨基偶氮染料、二乙基硝酸、甲基胆蒽等)或物理致癌因素(紫外线、X射线、放射性粉尘)诱发的动物肿瘤中均可检出多种肿瘤特异性抗原。它们特异性较高、有明显个体差异,即在不同的个体,甚至同一个体的不同部位由同一致癌剂诱生的肿瘤均具有不同的抗原特异性,因此每种肿瘤的抗原之间很少交叉。但人类很少暴露于这种强烈的理化诱变环境中,因此,大多数人类肿瘤抗原不属此类。

2. 病毒诱发的肿瘤抗原　某些肿瘤的发生与病毒感染有关，如 EB 病毒可导致 B 细胞淋巴瘤和鼻咽癌；人乳头状瘤病毒与宫颈癌相关；乙型肝炎病毒可引发肝癌等。某些 DNA 病毒可将其遗传信息直接整合至宿主 DNA，使宿主细胞转化，并诱发肿瘤；而某些 RNA 病毒则通过反转录酶将病毒 RNA 反转录成 DNA，再与宿主染色体整合，以转化宿主细胞。与理化因素诱发的肿瘤抗原不同，病毒诱生的肿瘤特异性抗原一般位于肿瘤细胞表面，且同一种病毒诱发的肿瘤，均表达相同的肿瘤特异性抗原，其免疫原性较强，无种属和个体差异。此类抗原是由病毒基因编码，又不同于病毒本身的抗原，因此被称为病毒肿瘤相关抗原。目前已通过动物实验检出了多种病毒基因编码的抗原，如 SV40 病毒转化细胞表达的 T 抗原和人腺病毒诱发肿瘤表达的 E1A 抗原等。病毒诱发的肿瘤偶尔也可表达由宿主基因编码的癌胚抗原。

3. 自发性肿瘤抗原　是指一些无明显诱发因素的肿瘤，大多数人类肿瘤属于这一类。此类肿瘤表达的特异性抗原与理化因素诱生的肿瘤抗原相似，各具独特的免疫原性，很少导致交叉反应。但也有一部分显示出病毒诱生的肿瘤抗原的特点，在不同肿瘤中表现相同的免疫原性。

4. 胚胎抗原（fetal antigen）　由胚胎组织在胚胎发育阶段产生，出生后逐渐消失或以极微量存在；当细胞癌变时，此类抗原重新大量合成。由于此类抗原是在某些细胞的特定分化阶段表达，当细胞发育成熟后表达降低，一旦细胞恶性转化并发展为肿瘤细胞后重新高表达，故又被称为分化抗原（differentiation antigen）。胚胎抗原可表达于细胞质、细胞膜或分泌至体液。目前已发现多种人类肿瘤相关的胚胎抗原，如前列腺癌的前列腺特异性抗原（prostate specific antigen，PSA）、黑色素瘤的 gp100、乳腺癌的 HER－2/neu 等。其中研究得比较深入、并且在临床诊断上应用较多的是甲胎蛋白和癌胚抗原。

（1）甲胎蛋白（alpha fetoprotein，AFP）：是一种 α 球蛋白，在胚胎期由肝细胞和卵黄囊细胞合成。胎儿出生后，血清中的甲胎蛋白几乎消失，正常人血清中只有极微量的甲胎蛋白（<20 ng/mL），无法用常规免疫学方法检出。当肝细胞恶变时，编码甲胎蛋白的基因被激活，导致甲胎蛋白异常高表达，使患者的肿瘤组织提取液、血清及腹水中，均可检测到甲胎蛋白。故其可作为肿瘤标志物，辅助肝癌的诊断。此外，甲胎蛋白的水平在睾丸癌或卵巢畸胎瘤、部分胃癌、肝硬化等疾病患者的血清中也明显升高。孕妇及急性病毒性肝炎患者血清中也可检测出甲胎蛋白，但含量很低，且在分娩后和肝病好转后即恢复正常。

（2）癌胚抗原（carcinoembryonic antigen，CEA）：最初分离于人结肠癌和直肠癌组织，有复杂的抗原决定簇和多种异构型。癌胚抗原也存在于来自内胚层的其他恶性肿瘤，如食管、胃、肝脏、胰腺的相关癌症中。在 2~6 个月胎儿的肠、肝脏、胰腺等组织中也存在癌胚抗原。正常情况下，癌胚抗原水平极低（<10 ng/mL），而细胞癌变时其含量升高，因此血清癌胚抗原浓度可作为成人结肠癌辅助诊断的重要指标。

第二节　机体的抗肿瘤免疫效应

机体的免疫功能与肿瘤的发生发展有密切的关系。宿主的免疫功能下降可增加肿瘤的发病率，而肿瘤的生长又反过来抑制机体的免疫功能。两者互为因果、相互作用，对肿瘤的发生、发展与预后产生重要影响。

机体抗肿瘤免疫包括固有免疫和适应性免疫两个方面。对于免疫原性强的肿瘤细胞，适应性免疫起主要作用；对于免疫原性弱的肿瘤细胞，固有免疫的作用则更明显。适应性免疫包括细胞免疫和体液免疫，其中细胞免疫在抗肿瘤免疫中起主导作用，体液免疫协同细胞免疫，共同杀伤肿瘤细胞（图 22－2）。

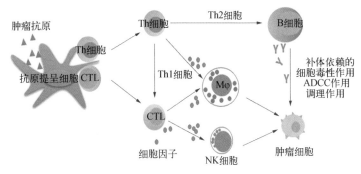

图 22－2　机体抗肿瘤的适应性免疫

Mφ，巨噬细胞；CTL，细胞毒性 T 细胞

一、固有免疫应答对肿瘤的作用

参与肿瘤免疫的固有免疫细胞主要包括 NK 细胞、γδT 细胞和巨噬细胞,此外还有中性粒细胞、嗜酸性粒细胞等;免疫分子则包括补体和细胞因子等。

1. 免疫细胞

(1) NK 细胞:是一类广谱的杀伤细胞,能选择性杀伤 MHC Ⅰ类分子表达低下或缺失的肿瘤细胞。NK 细胞杀伤肿瘤细胞无须抗原刺激,不依赖补体或抗体的存在,不需要预先活化,不受 MHC 限制,可直接杀伤或通过分泌细胞毒性分子杀伤肿瘤细胞。其杀伤作用先于肿瘤抗原特异性 CTL,是一类在早期抗肿瘤免疫中起重要作用的效应细胞,处于机体抗肿瘤的第一道防线。NK 细胞还可借助其表面的 FcR,通过 ADCC 作用杀伤肿瘤细胞。

自然细胞毒细胞(natural cytotoxic cell, NC 细胞)是一类在功能、表面标志和杀瘤细胞谱等方面均与 NK 细胞不同的细胞毒性免疫细胞,在体内抗肿瘤免疫中也可发挥相应作用。

(2) γδT 细胞:对肿瘤细胞具有细胞毒性,能杀伤对 NK 细胞不敏感的肿瘤细胞。γδT 细胞可直接杀伤肿瘤细胞,作用机制类似 CTL 和 NK 细胞,但不受 MHC 分子限制,还能产生多种细胞因子(如 IL-2、IL-4、GM-CSF、TNF-α 等)从而发挥抗肿瘤效应。与 NK 细胞一起被认为是机体抗肿瘤的第一道防线。

(3) 巨噬细胞:在抗肿瘤免疫中具有重要作用,不仅可作为肿瘤抗原的提呈细胞,还是抗肿瘤的效应细胞。巨噬细胞可通过多种机制发挥抗肿瘤的效应:① 巨噬细胞可提呈肿瘤抗原,并分泌 IL-1、IL-12 等细胞因子激活 T 细胞,诱导特异性 T 细胞抗肿瘤应答,并增强 NK 细胞活性;② 活化后的巨噬细胞具有直接杀伤肿瘤细胞的作用,能吞噬肿瘤细胞,使胞内产生氧自由基及释放溶酶体酶,从而溶解肿瘤细胞;③ 活化后的巨噬细胞分泌 TNF、一氧化氮等细胞毒性分子,可间接杀伤肿瘤细胞;④ 巨噬细胞表面表达 FcR,通过 ADCC 作用杀伤肿瘤细胞。

综上所述,巨噬细胞在诱导机体适应性免疫应答和发挥抗肿瘤效应中起着重要作用。但应注意的是,巨噬细胞是一群异质性很强的细胞,静息状态的巨噬细胞对肿瘤并无杀伤活性。在某些情况下,浸润到肿瘤局部的某些巨噬细胞,非但不能杀伤肿瘤,反而通过产生表皮生长因子、TGF-β 等细胞因子和酶类,促进肿瘤的生长和转移。因此,巨噬细胞在抗肿瘤免疫应答中具有双重性。

2. 免疫分子　如补体,肿瘤细胞分泌的多种炎症介质可激活补体凝集素途径,形成攻膜复合物而溶解肿瘤细胞。特异性抗体产生后,可与肿瘤细胞表面抗原结合,通过激活补体经典途径而溶解肿瘤细胞。

二、体液免疫应答对肿瘤的作用

机体可产生肿瘤抗原特异性抗体,并通过以下几种方式发挥抗肿瘤效应。但与细胞免疫在抗肿瘤中的作用相比,体液免疫的作用相对较弱。

1. 补体依赖的细胞毒性(complement-dependent cytotoxicity, CDC)作用　抗体(IgM、IgG)与相应肿瘤细胞结合后激活补体,在补体参与下溶解肿瘤细胞。

2. ADCC 作用　抗体 IgG 结合肿瘤细胞后,其 Fc 段与表达 FcR 的具有细胞毒效应的细胞结合,如 NK 细胞、巨噬细胞和中性粒细胞等,促进这些细胞发挥细胞毒作用,杀伤肿瘤细胞。

3. 调理作用　抗体 IgG 与肿瘤细胞结合后,通过 Fc 段与具有 FcR 的吞噬细胞结合,促进巨噬细胞对肿瘤细胞的吞噬杀伤作用。

4. 封闭肿瘤细胞表面的某些受体　部分肿瘤细胞的恶变、增殖与某些蛋白密切相关。抗体可以封闭肿瘤细胞上这些蛋白相应的受体,如转铁蛋白受体等,抑制其对肿瘤生长的促进作用,从而阻止肿瘤细胞的生长。

5. 改变或消除肿瘤细胞的黏附性　抗体与肿瘤细胞表面的抗原结合后,可改变肿瘤细胞表面的结构,使肿瘤细胞黏附性改变甚至丧失,从而抑制肿瘤细胞生长和转移。

三、细胞免疫应答对肿瘤的作用

肿瘤抗原在体内主要诱导 CD4$^+$T 细胞和 CD8$^+$T 细胞产生应答。后者在抗肿瘤免疫中发挥主要效应（图 22-3）。

1. CD4$^+$T 细胞　肿瘤抗原从肿瘤细胞上脱落下来，循外源性抗原的提呈途径，由抗原提呈细胞摄取，加工处理为多肽片段，与 MHC Ⅱ类分子结合成复合物，提呈给 CD4$^+$T 细胞。活化后的 CD4$^+$T 细胞可分化成 Th1 细胞。一方面通过分泌各种细胞因子直接作用于肿瘤细胞，另一方面还可以辅助增强其他效应细胞（如 CTL、B 细胞、NK 细胞和巨噬细胞等）的抗肿瘤效应，并诱导炎症反应，引起单个核细胞在肿瘤部位的浸润。

2. CD8$^+$T 细胞　肿瘤细胞或肿瘤抗原被抗原提呈细胞摄取，可通过交叉提呈途径，以肿瘤抗原肽-MHC Ⅰ类分子复合物形式提呈给 CD8$^+$T 细胞，使其分化成 CTL。或肿瘤细胞加工自身抗原为多肽后与 MHC Ⅰ类分

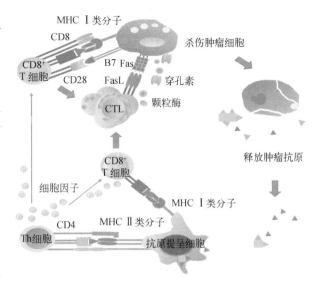

图 22-3　CTL 的抗肿瘤作用

子结合，表达在肿瘤细胞表面，提呈给 CD8$^+$T 细胞，使其在 Th1 细胞的辅助下活化分化为 CTL（图 22-3）。

CTL 能特异性杀伤带有相应肿瘤抗原的肿瘤细胞，是抗肿瘤免疫的主要效应细胞，并受 MHC Ⅰ类分子限制。CTL 主要通过两种机制杀伤肿瘤细胞：① 通过 TCR 识别、结合肿瘤细胞上的肿瘤特异性抗原，释放穿孔素、颗粒酶，或通过表达的 FasL 与肿瘤细胞上的 Fas 分子结合，直接杀伤肿瘤细胞；② 通过分泌多种细胞因子，如 IFN-γ、TNF-α、淋巴毒素等间接杀伤肿瘤细胞。

第三节　肿瘤的免疫逃逸

Burnet 于 1957 年提出的免疫监视学说认为，机体免疫系统能特异性识别并杀伤突变细胞，使其在未形成肿瘤前即被清除。当机体免疫监视功能不能清除突变细胞，或突变细胞的生长超越了免疫监视功能的限度时，会导致肿瘤的发生。

进一步的研究证明，机体虽能产生抗肿瘤免疫应答，而肿瘤细胞也可设法逃避宿主免疫系统的有效攻击，或使宿主不能产生有效的抗肿瘤免疫应答，即肿瘤免疫逃逸（tumor immune escape）。

一、与肿瘤细胞相关的逃逸机制

（一）缺乏激发机体免疫应答必需的成分

1. 肿瘤细胞抗原缺失和抗原调变　肿瘤细胞不表达与正常抗原有质或量差别的抗原，或肿瘤抗原脱落，致使肿瘤抗原缺失，因此无法诱发机体的抗肿瘤应答。肿瘤抗原调变（tumor antigen modulation）指肿瘤细胞在受到宿主免疫系统攻击时，细胞表面抗原表位减少或丢失，从而避免被宿主免疫系统杀伤。

2. 肿瘤细胞表面"抗原覆盖"或"封闭"

（1）"抗原覆盖"指肿瘤细胞表面抗原可被某些非特异性物质覆盖。许多上皮性肿瘤（如乳腺癌、膀胱癌、直肠癌和卵巢癌）细胞可分泌黏蛋白分子（如 MCU-1），后者覆盖于肿瘤细胞表面，干扰宿主淋巴细胞识别、杀伤肿瘤细胞。

（2）"封闭"指某些分子遮挡抗原表位，或掩盖效应细胞表面的抗原识别受体，使癌细胞逃脱免疫细胞的识别和攻击。例如，血清中的可溶性肿瘤抗原，可封闭效应细胞表面抗原识别受体，使癌细胞逃逸。另外，某些情况下，肿瘤特异性抗体也可作为封闭抗体，封闭肿瘤细胞表面抗原表位，使癌细胞逃逸。这种具有促进肿瘤生长的抗体也称为增强抗体(enhancing antibody)。

3. 肿瘤细胞的 MHC Ⅰ类分子表达低下或缺失　肿瘤细胞内抗原需要经过胞内加工处理并与 MHC Ⅰ类分子结合后，才能被提呈至表面而被 CD8⁺T 细胞识别。通常情况下，肿瘤细胞的 MHC Ⅰ类分子表达低下或缺失，致使肿瘤抗原无法有效被提呈，因而不能被抗原特异性的 CTL 识别。另外，某些肿瘤可表达非经典 MHC Ⅰ类分子，其与 NK 细胞表面抑制性受体结合而产生抑制性信号，阻抑 NK 细胞的杀伤活性。

4. 肿瘤抗原加工、处理和提呈障碍　某些肿瘤细胞不能将抗原肽-MHC Ⅰ类分子复合物转运至细胞膜表面：这些肿瘤细胞内抗原加工提呈相关分子(如 LMP-1、LMP-2、TAP-1、TAP-2 等)表达降低或缺失，导致抗原提呈障碍，使肿瘤逃避免疫攻击。

5. 肿瘤细胞缺乏共刺激分子　尽管肿瘤细胞可表达肿瘤抗原，具有免疫原性，能为 T 细胞提供活化的第一信号，但肿瘤细胞很少表达 B7 等共刺激分子，不能为 T 细胞提供活化必需的第二信号，因而不能有效诱导抗肿瘤免疫应答。

（二）肿瘤细胞"漏逸"

"漏逸"是指肿瘤细胞生长迅速，超越了机体抗肿瘤免疫应答的限度，致使宿主的免疫系统不能有效清除数量庞大的肿瘤细胞。

（三）肿瘤细胞导致免疫抑制

某些肿瘤细胞可以分泌 TGF-β、IL-10 等抑制性细胞因子或其他免疫抑制物，抑制抗原提呈细胞、T 细胞和固有免疫细胞的功能，导致机体处于免疫功能低下或免疫抑制状态，从而抑制机体抗肿瘤免疫效应。

（四）肿瘤细胞自身的抗杀伤作用

一方面，肿瘤细胞可通过下调 Fas 而逃避 CTL 所致的凋亡。另一方面，肿瘤细胞也可高表达 FasL，通过与肿瘤特异性 CTL 表达的 Fas 结合，诱导 CTL 凋亡(图 22-4)。另外，肿瘤细胞可高表达多种抗凋亡基因产物(如 BCL-2)，从而抵抗 CTL 诱发的肿瘤细胞凋亡。

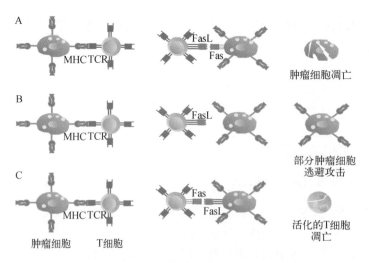

图 22-4　肿瘤细胞的抗凋亡和诱导 CTL 凋亡

A. 肿瘤细胞表达 Fas 分子，与活化的 T 细胞表面 FasL 分子结合，诱导肿瘤细胞凋亡；B. 肿瘤细胞不表达 Fas 分子，部分肿瘤细胞逃逸；C. 肿瘤细胞表达 FasL 分子，诱导表达 Fas 分子的 T 细胞凋亡

（五）肿瘤干细胞与肿瘤免疫逃逸

肿瘤组织中极少部分肿瘤细胞在增殖、分化等方面具与干细胞极为相似的特性，这种细胞称为肿瘤干细胞（tumor stem cell）。其主要特征为具有极强的分化潜能、无限的自我更新能力、强致瘤性和耐药性。肿瘤干细胞在肿瘤形成、生长、侵袭和转移中起决定作用。有研究表明，普通的肿瘤细胞没有致瘤性，只有肿瘤干细胞才是肿瘤生长的始动细胞。肿瘤侵袭、转移实质上是肿瘤干细胞选择适宜组织器官"定居"的过程。

二、与机体免疫系统相关的逃逸机制

（一）免疫耐受

未成熟或幼稚淋巴细胞与肿瘤细胞表面抗原接触，可诱导机体对该抗原产生免疫耐受。对于成熟淋巴细胞而言，在肿瘤发生初期，少量增殖的肿瘤细胞所表达的小剂量抗原长期、反复刺激免疫系统，也可诱导免疫耐受。肿瘤细胞持续生长也构成了维持免疫耐受的条件，导致机体免疫系统对肿瘤抗原无应答，使肿瘤细胞逃逸机体的免疫监控。

（二）机体免疫功能异常

先天性免疫缺陷、后天获得性免疫功能低下（如 HIV 感染或长期使用免疫抑制剂）的个体，肿瘤发病率较高。

（三）肿瘤直接或间接抑制机体免疫功能

恶性肿瘤可直接侵犯免疫器官，或通过激活抑制性免疫细胞或抑制效应细胞，导致机体免疫功能低下，从而逃避宿主免疫系统攻击。

1. 树突状细胞功能缺陷　肿瘤及其微环境可通过多种机制导致树突状细胞功能缺陷：① 肿瘤患者体内树突状细胞数量减少；② 肿瘤细胞分泌 IL-10、TGF-β、血管内皮生长因子和前列腺素 E2 等抑制树突状细胞前体细胞的发育，阻止其分化成熟；③ 抑制树突状细胞（尤其是肿瘤灶浸润的树突状细胞）MHC Ⅱ类分子和 B7 的表达，降低其抗原提呈和活化 T 细胞的能力；④ 诱导抑制性树突状细胞的分化，诱导免疫耐受。

2. 效应 T 细胞活化受阻或功能降低　部分肿瘤浸润淋巴细胞表面 CD3 分子 ζ 链缺失，导致细胞不能活化，此与肿瘤淋巴结转移和浸润程度密切相关。此外，肿瘤浸润淋巴细胞还可能伴有信号分子（如 Src、Syk 家族的蛋白酪氨酸激酶）、IL-2 和 IL-2R 等的表达降低；合成细胞因子能力下降等。

3. 调节性 T 细胞数量增加　调节性 T 细胞可通过直接接触或释放抑制性细胞因子（IL-10、TGF-β）而抑制 T 细胞的活化、增殖和效应；抑制 NK 细胞细胞因子的分泌和细胞毒效应；并对单核巨噬细胞、树突状细胞、B 细胞具有抑制或杀伤作用，从而促进肿瘤逃逸。

4. 肿瘤微环境诱生骨髓源性抑制细胞　骨髓源性抑制细胞参与肿瘤逃逸机制主要有：① 产生诱导型一氧化氮合酶，导致一氧化氮、活性氧产生增加，杀伤 T 细胞；② 产生精氨酸酶（ARG1），通过消耗精氨酸而抑制 CD3 合成，使 T 细胞信号转导受阻；③ 促进调节性 T 细胞分化；④ 促进 M1 细胞向 M2 细胞转化，促进肿瘤生长；⑤ 抑制 NK 细胞的细胞毒活性和分泌 IFN-γ。

第四节　肿瘤的免疫诊断和免疫防治原则

一、肿瘤的免疫诊断

检测肿瘤抗原、抗肿瘤抗体或其他肿瘤标志物，有助于肿瘤患者的诊断及其免疫功能的评估。目前有多种免疫学和生化技术可用于肿瘤免疫诊断:酶联免疫吸附试验可监测血清及其他体液中的肿瘤标志物;免疫组化或流式细胞仪分析可监测肿瘤细胞表面标志;原位杂交、聚合酶链反应等技术可检测原癌基因、抑癌基因、端粒酶及细胞因子的表达;抗肿瘤单克隆抗体结合同位素体内示踪,可用于肿瘤的早期诊断和定位。

1. 检测肿瘤抗原　是最常用的肿瘤免疫诊断方法,包括检测血清和其他体液中及细胞表面的肿瘤标志物:如检测甲胎蛋白可诊断原发性肝细胞肝癌;检测癌胚抗原可协助结肠癌、胰腺癌的诊断;甲胎蛋白结合人绒毛膜促性腺激素测定可监测睾丸癌或绒毛膜癌的治疗效果等。肿瘤标志物的检测具有以下重要临床意义:① 有助于早期发现肿瘤;② 提示肿瘤发生部位和组织来源;③ 鉴别肿瘤恶性程度;④ 监测临床治疗效果;⑤ 监测肿瘤复发。

2. 检测抗肿瘤抗体　黑色素瘤患者血清中可查到抗自身黑色素瘤抗体;鼻咽癌和伯基特淋巴瘤患者的血清中能检测出抗 EB 病毒抗体,且抗体的变化水平与病情的发展和恢复相关。

3. 肿瘤的放射免疫显像诊断　将放射性核素(如^{131}I)与特异性抗肿瘤单抗结合后,从静脉或腔内注入体内,可将放射性核素导向肿瘤所在的部位。结合 γ 成像仪,即能清晰显示肿瘤的影像。此技术已应用于人体内黑色素瘤、乳腺癌、卵巢癌、淋巴癌、胃癌、肝癌的临床检测,具良好的应用前景。

二、肿瘤的免疫防治原则

多种高发肿瘤已被证实与病原体感染有关,如乙型肝炎病毒或丙型肝炎病毒感染与原发性肝癌,HPV 感染与宫颈癌,EB 病毒感染与鼻咽癌、HTLV-1 感染与成人 T 细胞白血病等。因此,预防感染是肿瘤免疫预防的主要内容。制备相关的病原体疫苗或探索新的干预方式可预防这些肿瘤的发生。

肿瘤免疫治疗属于肿瘤生物治疗范畴,是指通过调动和增强宿主免疫系统的抗肿瘤免疫应答,达到抑制肿瘤发展甚至清除肿瘤细胞的目的。该法目前还处于探索阶段,仅能清除少量散播的肿瘤细胞,对于晚期的实体瘤疗效有限。故常作为一种辅助疗法与手术、化疗和放疗联合应用,以巩固和提高疗效,减少肿瘤的复发。

肿瘤免疫治疗主要分为主动免疫治疗(active immunotherapy)和被动免疫治疗(passive immunotherapy)两大类。有些治疗方法既可以激发宿主的抗肿瘤应答,又可作为外源性的免疫效应物质直接作用于肿瘤细胞,因此不能将其简单归类。此外,一些免疫调节剂通过非特异性地增强宿主的免疫功能,激活宿主产生抗肿瘤免疫应答,也取得了一定的抗肿瘤效果。目前已建立了多种免疫治疗方法,并在动物实验中取得了良好效果,但临床应用时由于受多种因素影响,疗效尚需要进一步提高。

(一)肿瘤的主动免疫治疗

肿瘤的主动免疫治疗是利用肿瘤抗原的免疫原性,促使宿主产生针对肿瘤抗原的特异性免疫应答。例如,给宿主输入具有免疫原性的瘤苗,可激活机体特异性抗肿瘤的能力;再结合一些免疫调节剂,如卡介苗、短小棒状杆菌、酵母多糖、香菇多糖等,能进一步激活和增强机体的非特异性抗肿瘤免疫应答。

肿瘤的主动免疫治疗应综合考虑肿瘤细胞的免疫原性和宿主的免疫功能,以保证瘤苗免疫后能刺激宿主产生有效的抗肿瘤应答。可应用于肿瘤的主动免疫治疗的瘤苗包括以下几种。

1. 活瘤苗　由自体或同种异体活瘤苗不经灭活制成。有一定危险性,应慎用。

2. 减毒或灭活的瘤苗　自体或同种异体肿瘤细胞经放射性照射、化疗药物、高温、低温等处理,抑制其生长能力,保留其免疫原性。

3. 异构的瘤苗　自体或同种异体肿瘤细胞经过碘乙酸盐、神经氨酸酶等修饰或病毒感染等处理,以增强其免疫原性。

4. 基因修饰的瘤苗　将某些细胞因子基因、共刺激分子基因、MHC Ⅰ类分子基因等转入肿瘤细胞后,可降低其致瘤性,增强其免疫原性、抗原提呈和激活 T 细胞的能力。

5. 抗独特型抗体瘤苗　是抗原内影像,可模拟肿瘤抗原成为瘤苗。

6. 分子瘤苗　采用化学合成或基因重组的方法,生产出抗原多肽、T 细胞表位多肽及肿瘤抗原,将其与佐剂混合应用。其中,将编码抗原的基因构建于载体后以转基因方式注入体内的核酸疫苗或 DNA 疫苗,已尝试性地应用于肿瘤治疗,并取得一定疗效。例如,将编码肿瘤抗原的重组痘苗病毒或腺病毒直接注射到体内,使之持续分泌肿瘤特异性抗原或肿瘤相关抗原以作为免疫原,并以病毒本身作为佐剂,可有效启动肿瘤特异性主动免疫治疗。

7. 以抗原提呈细胞为基础的瘤苗　肿瘤细胞免疫原性较弱,难以激活机体免疫系统发挥抗瘤效应。利用抗原致敏的抗原提呈细胞可以特异性激活 T 细胞的特点,将肿瘤抗原、肿瘤多肽抗原、肿瘤提取物荷载于抗原提呈细胞后免疫肿瘤患者,可有效激活患者的抗肿瘤免疫应答,达到治疗肿瘤的目的。

(二) 肿瘤的被动免疫治疗

肿瘤的被动免疫治疗是给机体输注外源性的免疫效应物质,如抗体、细胞因子、肿瘤浸润淋巴细胞、淋巴因子激活的杀伤细胞和干细胞等,是它们在宿主体内发挥抗肿瘤作用。该疗法不依赖宿主本身的免疫功能状态,能快速发挥治疗作用。

根据用于肿瘤被动免疫治疗效应物质的不同,可以分为以下几类。

1. 单克隆抗体导向治疗　以特异性的抗体作为载体,将细胞毒性物质导向病灶部位,可特异性杀伤肿瘤。根据抗体携带的细胞毒性物质的不同,可将导向治疗分为以下 3 类。

(1) 放射免疫治疗(radioimmunotherapy):将高能放射性核素与单抗连接,可将放射性核素带至病灶,杀死肿瘤细胞。

(2) 抗体导向化学疗法(antibody-mediated chemotherapy):抗肿瘤药物与单抗通过化学交联组成的免疫偶联物,可将药物导向肿瘤部位,杀伤肿瘤细胞。常用药物有甲氨蝶呤、阿霉素等。

(3) 免疫毒素疗法(immunotoxin therapy):毒素与单抗连接制备的免疫毒素对肿瘤细胞有较强的杀伤活性。常用毒素有两类:① 植物毒素,包括蓖麻籽毒素、相思子毒素、苦瓜毒素等;② 细菌毒素,包括白喉类毒素、绿脓杆菌外毒素等。

值得注意的是,单抗导向疗法虽在临床上取得了一定疗效,但也存在诸多问题。例如:① 单抗多针对肿瘤相关抗原,而不同个体及同一个体不同组织来源的某些肿瘤相关抗原存在质和量的差异,使其疗效不稳定;② 单抗多为鼠源性,应用到人体后可产生抗鼠源性单抗的抗体,影响其疗效并可能导致超敏反应;③ 体内注射的单抗可被血循环中的游离抗原等所封闭,且到达治疗部位的量较少,对实体肿瘤的穿透力较差等。

随着基因工程和蛋白质工程技术的发展,特异性高、免疫原性弱、穿透力强的基因工程抗体不断问世,如嵌合抗体、人源化抗体、完全人源化抗体、单链抗体、双价抗体、双特异性抗体等,为抗体导向治疗的进一步发展奠定了基础。

2. 免疫细胞治疗

(1) 过继免疫治疗:是取对肿瘤有免疫力的供者淋巴细胞转输给肿瘤患者,或取患者自身的免疫细胞在体外加入激活剂(如细胞因子、抗 CD3 抗体、肿瘤抗原多肽等)诱导效应细胞活化、增殖后再输回患者体内,使其在患者体内发挥抗肿瘤作用。该疗法的效应细胞包括 CTL、NK 细胞、巨噬细胞等。另外,淋巴因子激活的杀伤细胞、肿瘤浸润淋巴细胞,细胞因子诱导的杀伤细胞和树突状细胞疫苗等均可应用于过继免疫治疗,比较常见的是细胞因子诱导的杀伤细胞和树突状细胞疫苗,或两者联合应用。

(2) 干细胞移植:是指将患者自身或健康供者的骨髓输注给患者,使骨髓中的造血干细胞进入患者体内定居、分化、增殖,帮助患者恢复造血功能和产生免疫力。此法常用于治疗血液系统的恶性肿瘤。常见的干细胞移植主要有 3 类:① 自体干细胞移植,白血病患者大剂量照射或化疗后输入自体的骨髓细胞,其中的造血干细胞可以迅速增殖分化为各系血细胞,重建机体的造血系统和免疫系统。② 异体干细胞移植,必须供者与受者 HLA 配型成功才能进行。③ 脐带血干细胞移植,脐带血干细胞免疫原性较弱,来源方便,可部分代替同种异体骨髓干细胞移植。

(3) 抑制或清除调节性 T 细胞:调节性 T 细胞对免疫应答具有负调控作用。其与抗肿瘤效应细胞之间的消长、平衡可决定肿瘤转归。因此清除体内过高的调节性 T 细胞,或减弱其对抗肿瘤免疫应答的抑制,已成为肿瘤免疫治疗的重要策略。

3. **细胞因子治疗** 该疗法应用细胞因子直接杀伤肿瘤细胞或通过免疫调节作用间接发挥抗瘤效应,包括:① 直接给患者注射细胞因子;② 将抗肿瘤药物、放射性核素或生物毒素等效应分子与细胞因子偶联,以细胞因子作为导向分子,将效应分子引至表达相应细胞因子受体的肿瘤局部;③ 细胞因子基因疗法,将细胞因子或其受体基因直接导入抗原提呈细胞或肿瘤细胞,使其在体内持续表达并发挥抗瘤效应。常用的细胞因子有IL-2、IFN-α、TNF-α、GM-CSF 等。

4. **基因治疗** 该方法通过克隆某些可用于肿瘤治疗的目的基因,将其在体外转染受体细胞(肿瘤细胞或效应细胞),然后输回体内,或将目的基因直接注入患者体内,使其有效表达,从而增强机体抗肿瘤能力,或改善肿瘤微环境以增强抗肿瘤免疫力。常用的抗肿瘤目的基因包括肿瘤抗原(黑色素瘤抗原、癌胚抗原等)、细胞因子、MHC、共刺激分子及肿瘤自杀基因和抑癌基因(如 *RB*、*p53* 等)。

本章小结

肿瘤免疫学是研究肿瘤抗原、机体的免疫系统与肿瘤发生发展的相互关系及肿瘤的免疫诊断和免疫防治的一门学科。肿瘤抗原是指细胞癌变过程中出现的新抗原及过度表达的抗原物质,肿瘤抗原能诱导机体产生抗肿瘤免疫反应,是肿瘤免疫诊断和防治的分子基础。对于免疫原性强的肿瘤细胞,以细胞免疫为主的适应性免疫应答,体液免疫协同细胞免疫,共同杀伤肿瘤细胞;对于免疫原性弱的肿瘤细胞,固有免疫则发挥更重要的作用。但肿瘤细胞仍然可能逃避宿主免疫系统的有效攻击而在机体内发生发展的过程,被称为肿瘤的免疫逃逸。其机制相当复杂,主要涉及肿瘤细胞本身和宿主免疫系统两个方面。

思考题

简答题
(1) 试述肿瘤抗原的分类及各类肿瘤抗原的主要特点。
(2) 机体抗肿瘤的效应机制有哪些?
(3) CTL 介导的抗肿瘤免疫效应有哪些?
(4) 简述肿瘤免疫治疗的类型及优缺点。
(5) 什么是肿瘤的过继免疫治疗?
(6) 肿瘤细胞本身的免疫逃逸机制有哪些?
(7) 与宿主免疫系统有关的肿瘤免疫逃逸机制有哪些?

(武有聪)

第二十二章数字资源

第二十二章
课件

第二十二章
微课

第二十三章

移 植 免 疫

第一节 概 述

移植(transplantation)是应用自体或异体的正常细胞、组织或器官替换因病失去功能的相应细胞、组织或器官,以维持和重建机体生理功能的治疗方法。植入的正常器官、组织或细胞称为移植物(graft),提供移植物的个体称为供体/供者(donor),而接受移植物的个体称为受体/受者(recipient)或宿主(host)。移植术后,受者免疫系统可识别移植物抗原,移植物中免疫细胞也可识别受者组织抗原产生应答,导致移植物产生炎症反应和坏死,称为移植排斥反应,移植排斥反应是造成移植失败的最主要原因。随着外科技术和现代免疫生物学和免疫遗传学的发展,目前器官移植成功率不断提高,器官移植已成为治疗多种终末期疾病的有效手段。但探索一种能阻止移植物失去功能、防止感染和肿瘤新发/复发的新途径,从而保证有幸得到供器官的移植受者在不使用或少使用免疫抑制剂的情况下能长期、有功能存活,是目前全球移植界亟待解决的难题。

移植根据移植物性质不同分为细胞移植、组织移植和器官移植。根据移植物来源及遗传背景不同,可将移植分为以下 3 种。

1. 同基因移植(isogenic transplantation) 包括自体、遗传背景完全相同或非常相似的个体(同卵孪生子或近交系动物)之间的移植。此类移植一般不发生移植排斥反应。

2. 同种异基因移植(allotransplantation) 是指在同一种属、遗传背景不同的个体之间的移植。临床移植多属于此类型。移植排斥反应强度取决于供、受者间遗传背景的差异程度,差异越大,排斥反应越强。

3. 异种移植(xenotransplantation) 是指在不同种属的个体之间的移植。其目的是解决同种移植器官严重短缺的难题。异种动物间遗传背景差异很大,尤其受者体内可能存在抗异种组织细胞成分的天然抗体,移植后易产生严重的排斥反应,迄今还没有关于此类移植物长期存活的报道。

将移植物植入宿主原细胞、组织、器官所在的正常解剖位置,这种移植称为原位移植(orthotopic transplantation);植入物被植入非正常解剖位置,这种移植称为异位移植(heterotopic transplantation)。

第二节 同种异基因移植排斥反应的机制

一、介导同种异基因排斥反应的抗原

引起移植排斥反应的抗原称为移植抗原或者组织相容性抗原。同种异基因移植都会发生排斥反应,其本质是因为供、受体之间组织表面的抗原特异性不同而引发的异常适应性免疫应答。

1. **主要组织相容性抗原**(major histocompatibility antigen，MHA)　指能引起强排斥反应的组织相容性抗原,人类的 MHC 抗原是 HLA 抗原,本质上,供、受者间 HLA 的差异是引起急性排斥反应的主要原因。MHC 抗原生物学功能是提呈抗原肽供 T 细胞识别,进而激活 T 细胞随后发生免疫应答,但在移植排斥反应中其功能主要转化为非己成分(同种异基因抗原或异种抗原)对机体免疫系统的激发,使之排斥带有这些非己成分的移植物。MHC 抗原是决定移植排斥的关键分子,原因有以下几个:① MHC 的高度多态性使得在除同卵双生外的两个个体间 MHC 基因全部相同的机会几乎为零;② MHC Ⅰ类抗原分子表达于所有有核细胞表面,MHC Ⅱ类抗原分子表达于抗原提呈细胞和活化的 T 细胞,这一组织分布特点决定了 MHC 几乎无处不在地显示其功能和特异性;③ MHC 分子通过提呈抗原肽,在数量极大的 T 细胞库中选择并激活特异性 T 细胞,启动高效的适应性免疫应答和高度特异性的移植物排斥反应。

2. **次要组织相容性抗原**(minor histocompatibility antigen，mHA)　与 MHC 相比,mHA 免疫原性较弱,但受体与供体的 mHA 不相符也能导致较弱的移植排斥反应。HLA 完全相同的供、受者间进行移植所发生的排斥反应主要就是由 mHA 所致。编码 mHA 的基因散布于整个基因组中,主要定位于常染色体、线粒体 DNA 和 Y 染色体上。主要包括以下两类:① 与性别相关的 mHA,即雄性动物 Y 染色体编码的产物,主要表达于精子、脑细胞、表皮细胞表面,如雄性小鼠的 H-Y 抗原;② 由常染色体编码的 mHA,如人类的 HA-1~HA-5 等。

mHA 诱导同种异型排斥反应的特点有:① 不同类型的 mHA 可被不同型别 HLA 分子提呈;② mHA 以 MHC 限制性方式被 CTL 和 Th 细胞识别;③ 单个 mHA 不符一般引起缓慢的排斥反应,多个 mHA 不符则可引起快速排斥反应;④ 不同 mHA 分子结构不同,导致与特定 MHC 分子结合的亲和力也不相同。

3. **非经典 MHC Ⅰ类抗原**　NK 细胞积极参与移植物排斥的细胞免疫应答,而非经典 MHC Ⅰ类抗原分子具有与经典 MHC Ⅰ类抗原分子的相似作用,作为 NK 细胞抑制性受体的配体结合 KIR 发挥抑制 NK 细胞作用,当其表达缺失或低下时,NK 细胞被活化,发挥对同种异基因或异种细胞的杀伤。

4. **其他抗原**

(1) ABO 血型抗原:表达于红细胞、肝细胞、肾细胞等,特别是血管内皮细胞表面的 ABO 血型抗原在诱导排斥反应中起重要作用。因此,供、受者间 ABO 血型不合也可引起移植排斥反应,特别是受者血清中血型抗体可与供者移植物血管内皮细胞表面 ABO 抗原结合,通过激活补体而引起血管内皮细胞损伤和血管内凝血,导致超急性排斥反应的发生。

(2) 组织特异性抗原:指特异性表达于某一器官、组织或细胞表面的不同于 HLA 抗原和 ABO 血型抗原的一类抗原系统。同种不同组织器官移植后发生排斥反应的强度各异,其机制之一可能是不同组织特异性抗原的免疫原性不同。在诸多组织特异性抗原中,对血管内皮细胞特异性抗原和皮肤抗原进行了较深入研究。

(3) 甘露糖抗原:可通过甘露糖结合凝集素途径活化补体,杀伤靶细胞,引发移植排斥。甘露糖抗原在异种移植超急性排斥和延缓排斥中的作用正成为一个颇受关注的领域。

(4) 脂质抗原:不能被经典 MHC 分子及与 MHC 连锁的非经典分子提呈给 T 细胞产生免疫应答,但脂质抗原与 CD1 分子结合后可以"CD1$^+$脂质抗原"复合物被一类特殊的 T 细胞所识别,这类细胞称为 CD1 限制性 T 细胞,如 NK1.1$^+$T 细胞。

二、T 细胞识别同种异基因抗原的机制

动物转移 T 细胞实验研究证实,介导同种异基因移植排斥反应的主要细胞是 T 细胞(图 23-1),其他免疫效应细胞(如 B 细胞、巨噬细胞、NK 细胞、NK1.1$^+$T 细胞等)和免疫效应分子(如抗体、补体等)也在一定程度上参与对移植物的损伤和炎症反应。

T 细胞在针对普通非己抗原产生免疫应答的过程中,其 TCR 必须进行双识别,即同时识别抗原肽和自身 MHC 分子,才能获得活化第一信号。然而,在其介导的移植排斥反应中,受体 T 细胞的 TCR 可以通过直接和间接两条途径识别移植物上的同种异型 MHC 分子。

1. **直接识别**(direct recognition)　指供者抗原提呈细胞将其表面的 MHC 分子或抗原肽-MHC 分子复合物

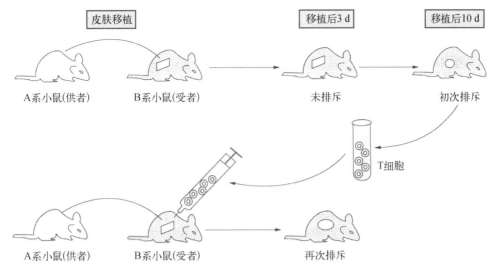

图 23 - 1　T 细胞是介导排斥反应的主要细胞

直接提呈给受者的同种反应性 T 细胞,供其识别并产生应答,而不需要受者抗原提呈细胞处理。移植术后,受者 T 细胞可进入移植物中,移植物内的供者过客细胞(抗原提呈细胞和白细胞)也可进入受者血循环或局部引流淋巴组织,引起供者抗原提呈细胞可与受者 T 细胞接触,前者直接将同种异体抗原提呈给后者,引发移植排斥反应。由于移植物内抗原提呈细胞数量有限,同时过客抗原提呈细胞进入受者血循环后即分布于全身,并随时间推移而逐步消失,因此目前认为,直接识别机制主要在移植早期急性排斥反应中起重要作用。

混合淋巴细胞反应中,由于同种异体供、受者间 MHC 分子存在差异,供、受者的淋巴细胞直接识别对方淋巴细胞表面的异型 MHC 分子,从而发生增殖和活化,这为 T 细胞直接识别提供了实验依据。

直接识别引起的排斥反应具有两个特点:① 速度快,因无须经历抗原摄取、处理和加工;② 强度大,因为每一个体中,具有同种抗原反应性的 T 细胞克隆占 T 细胞库总数的 1%~10%,而针对一般外源性抗原的 T 细胞克隆仅占总数的 1/100 000~1/10 000。

直接识别的机制尚未完全阐明。其可能机制有:① TCR 对抗原肽-MHC 分子复合物的识别具有简并性(degeneracy),即同一 TCR 可识别不同的抗原肽-MHC 分子复合物。② 通过分子模拟机制,致使供者 MHC 分子/供者抗原肽-MHC 复合物与受者 MHC 分子的结构相同或相似,引起交叉识别、交叉反应发生。

2. 间接识别(indirect recognition)　指受者抗原提呈细胞对供者移植物的脱落细胞或 MHC 抗原进行加工和处理,以供者抗原肽-受者 MHC Ⅱ类分子复合物的形式提呈给受者 CD4⁺T 细胞,也可通过交叉提呈的方式提呈给 CD8⁺T 细胞,导致 CD4⁺T 细胞和 CD8⁺T 细胞均发生活化,引起移植排斥反应。一般认为,在急性排斥反应早期,间接识别与直接识别机制协同发挥作用;在急性排斥反应中晚期和慢性排斥反应中,间接识别机制起重要作用。

直接识别与间接识别的特点见表 23 - 1 和图 23 - 2。

表 23 - 1　直接识别与间接识别的特性比较

比　较　项　目	直　接　识　别	间　接　识　别
抗原提呈细胞的来源	供者	受者
受体 T 细胞识别的抗原	供者 MHC 或抗原肽-供者 MHC 分子复合物	供者抗原肽-受者 MHC 分子复合物
排斥反应强度	非常强烈	较弱或未知
参与排斥反应的类型	急性排斥反应(早期)	急性排斥反应(中、晚期),慢性排斥反应
对环孢霉素 A 的敏感性	敏感	不敏感
被激活的 T 细胞	CD8⁺CTL 和 CD4⁺Th 细胞	CD4⁺Th 细胞为主

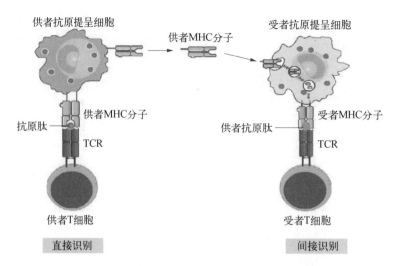

图 23-2   同种异基因抗原的直接识别和间接识别

三、同种异基因移植排斥反应的效应机制

移植排斥反应的本质也是免疫应答,因此其效应机制就是通过免疫应答来实现的。

1. 体液免疫应答   移植物抗原可特异性活化 CD4⁺Th 细胞以辅助 B 细胞分化为浆细胞,分泌针对同种异基因抗原的特异性抗体,另外受者机体内也有可能预存针对移植物的抗体,这些抗体可通过调理作用、免疫黏附、ADCC 作用和补体依赖的细胞毒性作用等损伤血管内皮细胞,促使血管内血小板和中性粒细胞聚集,纤维蛋白沉积,引起广泛血管内凝血和血栓形成,造成组织缺血和广泛梗死,最终导致移植物功能迅速丧失。一般而言,抗体主要参与超急性排斥反应。

2. 细胞免疫应答   在同种异基因移植的急性排斥反应早期,病变组织常见以单个核细胞(主要是 T 细胞)为主的细胞浸润,表明 T 细胞介导的细胞免疫起主要作用。移植物抗原在体内主要诱发 CD4⁺ Th1 细胞和 CD8⁺CTL 两类 T 细胞亚群,CD4⁺ Th1 细胞通过产生各种细胞因子,不仅能直接作用于移植物细胞,还能作用于其他效应细胞并诱导具有移植排斥作用的炎症反应(即单个核细胞浸润为主的炎症反应);CD8⁺CTL 一方面通过其抗原识别受体识别移植物抗原并与之结合,通过溶细胞作用直接杀伤移植物细胞,另一方面可通过分泌多种细胞因子如 IFN-γ、TNF 而间接杀伤移植物细胞。

3. 固有免疫应答   固有免疫应答在移植排斥反应中也起重要作用,参与的成分主要有固有免疫细胞、免疫分子(补体和细胞因子等)。参与移植排斥反应的固有免疫细胞主要有 NK 细胞、NK1.1⁺ T 细胞、吞噬细胞、CD4⁺CD25⁺调节性 T 细胞、γδT 细胞、B1 细胞等。① NK 细胞:器官移植后,受者 NK 细胞的 KIR 不能识别移植物细胞表面的同种异型 MHC 分子,从而被激活,参与排斥反应。② NK1.1⁺ T 细胞:NK1.1⁺ T 细胞识别移植物细胞表面 CD1 分子提呈的共有脂类和糖脂类抗原活化,参与移植排斥反应。③ 吞噬细胞:可穿越血管内皮细胞和组织间隙而迁移募集到移植部位,通过多种途径破坏移植物。④ γδT 细胞:对移植物的损伤机制与 CD8⁺CTL 基本相同。⑤ B1 细胞:主要识别移植物细胞表面共有多糖类抗原产生 Th2 细胞应答,介导移植排斥反应。

细胞因子是介导移植排斥反应的重要免疫分子,IL-2、IFN-γ、TNF-α 和 TNF-β 是移植排斥反应中重要的细胞因子。IL-2 可引起多种参与移植排斥反应的免疫细胞增殖,也是激活同种反应特异性 T 细胞所必需的。IFN-γ 是导致 DTH 反应的重要细胞因子,可诱导 MHC 分子表达、增强抗原提呈细胞活性、激活 NK 细胞和巨噬细胞,参与并增强排斥反应。活化的巨噬细胞分泌的 TNF-α 和 TNF-β 是导致移植物损害的重要细胞因子。TNF-β 和 IFN-γ 也能诱导黏附分子在血管内皮细胞上表达,白细胞黏附血管壁,穿越内皮细胞进入组织,损伤移植组织细胞。细胞因子 IL-4、IL-5、IL-6 可辅助 B 细胞活化,并产生抗移植物抗体,通过体液免疫应答介导移植排斥反应。

第三节　同种异基因移植排斥反应的类型

移植排斥反应根据参与的免疫细胞的来源以及作用的对象不同分为宿主抗移植物反应和移植物抗宿主反应两大类。前者主要见于实质器官移植,后者主要见于骨髓移植或其他免疫细胞移植。

一、宿主抗移植物反应

宿主抗移植物反应(host versus graft reaction,HVGR)是指受者体内活化的免疫细胞和抗体对供者移植物进行攻击,导致移植物损伤、破坏的排斥反应。排斥反应根据发生时间、强度、病理表现及其机制,可分为超急性排斥反应、急性排斥反应和慢性排斥反应(表 23-2)。

1. 超急性排斥反应(hyperacute rejection)　是在移植物血液循环恢复后几分钟到数小时发生的排斥反应。其机制是受者移植术前因反复多次输血、多次妊娠、长期血液透析或再次移植等,致使体内预先产生抗供体同种异型抗原(如 HLA 抗原、ABO 血型抗原等)的抗体,这些抗体与移植物血管内皮细胞表面相应抗原结合,激活补体级联反应,导致血管通透性增加,中性粒细胞浸润,血小板聚集,血管内凝血和血栓形成,造成组织缺血和广泛梗死。临床症状和病理变化见表 23-2。近年由于配型精度不断提高,超急性排斥反应的发生率已明显下降,但一旦发生,除手术切除移植物外,目前尚无其他有效治疗措施。最有效的方法是预防,移植前进行 ABO 配型和 HLA 交叉配型,再次移植时不选用与前次供者 HLA 抗原相同而受者缺乏此抗原的供者,移植两次以上的受者移植前可采取血浆置换清除特异性抗 HLA 抗体等措施。

表 23-2　移植排斥反应类型比较

比较项目	超急性排斥反应	急性排斥反应	慢性排斥反应
发生机制	预存抗体	细胞免疫和体液免疫	机制复杂、不清楚,免疫和非免疫因素均参与
临床症状	术后恢复血供见移植物颜色由正常变为暗红、青紫,质地变软,体积增大,功能渐失,术后 48 h 内出现高热、寒战、移植物剧烈疼痛且功能迅速丧失	移植后数天至数周,不明原因发热,移植物压痛、肿大、功能减退	移植后数月至数年,进程缓慢,移植物功能进行性丧失
病理变化	出血、水肿和血管内血栓形成,移植物急性坏死	急性间质炎和急性血管炎症	增生为主,实质萎缩、纤维化,间质水肿,淋巴细胞浸润,细小动脉内膜增生
发生部位	血管	血管和实质	血管和实质
干　预	措施一旦启动,难以控制,预防为主	加强免疫抑制剂,调整用药方案	尚无有效措施

2. 急性排斥反应(acute rejection)　最常见,一般在移植后数天至数周发生,主要发生于血管和实质,由细胞免疫和体液免疫共同作用,但细胞免疫应答在急性排斥反应中发挥主要作用。急性排斥反应的发生率极高,其临床表现取决于供、受者间组织相容性程度、移植后的免疫抑制方案、受体免疫功能状态及诱发因素等,一般而言,急性排斥反应发生越早,其临床表现越严重;移植后期发生的急性排斥大多进展缓慢,临床症状较轻。临床症状和病理变化见表 23-2。

3. 慢性排斥反应(chronic rejection)　多发生于移植术后数月至数年,病程缓慢,常呈隐匿性,表现为移植物功能进行性丧失,常发生于血管和实质。其主要病理变化见表 23-2。慢性排斥反应已成为移植物长期存活的主要障碍,其发生机制复杂、尚不十分清楚,目前认为是免疫学和非免疫学因素共同作用的。

(1)免疫学因素:有研究发现,细胞免疫和体液免疫都参与了慢性排斥的损伤。多数学者认为 HLA 不合程度与慢性排斥反应的发生有明显的相关性,最有利的证据是同基因近交系大鼠间器官移植和同卵双生子之间的移植几乎完全没有慢性排斥反应的发生。急性排斥反应反复发作,也可导致慢性排斥反应和移植物组织的退行性变。

(2) 非免疫学因素:许多研究显示,非免疫因素在慢性排斥反应的发生中也起了重要作用,包括供者与受者年龄、缺血再灌注损伤、免疫抑制剂毒副反应、巨细胞病毒感染、高血压、高脂血症、糖尿病、原发病等。其中,缺血再灌注损伤是既难以避免又重要的环节。

二、移植物抗宿主反应

移植物抗宿主反应(graft versus-host reaction, GVHR)是由移植物中的免疫活性细胞识别受者组织抗原引起免疫应答,导致受者组织器官损伤的一种排斥反应。移植物抗宿主反应造成的宿主损伤称为移植物抗宿主病(graft versus host disease, GVHD),移植物抗宿主病最常发生于富含淋巴细胞的骨髓、胸腺、小肠、肝脏、脾脏等器官移植或新生儿接受大量输血后,一般需具备 3 个条件:① 移植物必须含有足量免疫活性细胞;② 供、受体间组织相容性不合;③ 受者免疫功能极度低下无法清除移植物中的免疫细胞。

据发生时间和组织学特点,移植物抗宿主病可分为急性和慢性。前者常见于移植后 3~4 周,最晚在 3 个月内,主要累及皮肤、胃肠道和肝脏,引起上皮细胞坏死,临床表现为皮疹、黄疸和腹泻等,还可继发感染等;后者多发生于移植后 3 个月,表现为受累器官功能进行性丧失,病理变化为器官的萎缩和纤维化。

有研究发现,在对白血病患者进行异基因骨髓移植治疗时白血病复发率明显低于同卵双生同胞间骨髓移植和自体骨髓移植。这种骨髓移植物中的供者免疫细胞向残留的白血病细胞发起攻击,从而防止白血病复发的现象,称为移植物抗白血病反应(graft versus leukemia reaction, GVLR)。其发生机制目前不清楚。

第四节　同种异基因移植排斥的防治原则

移植排斥反应是对移植物的异常免疫应答,因此对其防治主要从免疫应答 3 个阶段去考虑措施。同种异基因移植排斥防治的基本原则有:① 供者与受者间 HLA 尽可能相符,以降低移植物组织抗原的免疫原性;② 非特异性抑制受者的免疫应答;③ 诱导受者对移植物的特异性免疫耐受。

一、供者的选择

选择与受者组织型别相配的供者,避免产生诱发移植排斥反应的抗原,是控制移植排斥反应发生的重要措施。目前,可以通过下列方法进行组织配型,以选择 ABO 血型相同、HLA 抗原匹配的合适供体。

1. ABO、Rh 血型抗原配型　人红细胞血型抗原是重要的组织相容性抗原,移植前应检测供者的 ABO、Rh 血型抗原须与受者相同,或至少符合输血原则,否则可导致如同输血反应的超急性排斥反应,影响移植物存活。

2. HLA 配型　组织器官移植后,移植物能否存活很大程度上取决于供、受者间 HLA 型别是否相符,因此移植前进行供、受者 HLA 配型十分重要。不同 HLA 基因座位产物对移植排斥的影响程度不一样,同种肾移植中 HLA - DR 对排斥反应最重要,其次是 HLA - B 及 HLA - A。目前主要有血清学分型和基因分型方法,血清学分型只能检测出其中部分变异体,而基因分型技术可以在 DNA 水平上鉴定全部 HLA 分子变异体,因而基因分型技术正逐渐代替传统的血清学分型方法。血清学分析方法主要包括 HLA 标准血清学分型和荧光单克隆抗体分型技术;基因分型方法很多,单核苷酸多态性-聚合酶链反应和基因芯片等新技术因其分辨率高、快捷、简单等优点,有望成为最佳普及的 HLA 分型方法。

3. 交叉配型　混合淋巴细胞反应(mixed lymphocyte reaction, MLR)主要用于交叉配型,检测受体的淋巴细胞对供体细胞表达的抗原反应程度。MLR 试验需要 4~5 d,而从尸体获得的器官保存时间不能超过 24~

48 h,因此对大多数临床器官移植不适用,但可应用于活体器官移植。在骨髓移植中 MLR 试验特别重要,可用来评价供体骨髓细胞能否与受体抗原反应引起移植物抗宿主病。

二、免疫抑制疗法

免疫抑制剂可以干预移植排斥反应的多个环节,能起到一定防治效果。

(一)化学类免疫抑制剂

1. 皮质类固醇　通过抑制淋巴细胞活性及抗原提呈细胞功能发挥抑制排斥反应作用。常用药包括氢化可的松、甲泼尼龙、泼尼松、泼尼松龙等,但可引起水钠潴留、高血压、低血钾、骨代谢异常等副作用。

2. 抗增殖类免疫抑制剂　主要包括硫唑嘌呤、霉酚酸酯(又称骁悉)、咪唑立宾等。硫唑嘌呤竞争性反馈抑制嘌呤合成酶,使染色体断裂,干扰 DNA 合成,从而抑制淋巴细胞增殖,可引起白细胞减少、血小板减少、恶心、呕吐等副作用。霉酚酸酯和咪唑立宾抑制尿嘌呤核苷酸合成的限速酶和鸟苷酸合成酶,使淋巴细胞缺乏补救合成途径而发挥抗增殖作用,胃肠道毒性和白细胞减少等是其主要副作用。

3. 钙调神经蛋白抑制剂　包括环孢霉素 A 和他克莫司。两者作用机制相似,通过阻断钙调神经蛋白通路,抑制对 T 细胞活化和分化中起关键作用的细胞因子的产生发挥作用。两者的不良反应也类似,以肾毒性最显著。

4. 哺乳类西罗莫司靶分子抑制剂　主要包括西罗莫司和山莱恩,两者作用机制和副作用相似,通过抑制 IL - 2R 后的转导信号,在 G1 中后期阻止细胞周期的进展,从而阻止细胞从 G1 向 S 期进展,副作用主要有高血脂、高血压、腹泻、贫血等。

(二)生物免疫抑制剂

1. 多克隆抗体　包括抗淋巴细胞血清(anti-lymphocyte serum, ALS)、抗淋巴细胞球蛋白(anti-lymphocyte globulin, ALG)和抗胸腺细胞球蛋白(anti-thymocyte globulin, ATG)。三者是淋巴细胞选择性免疫抑制药物,可干扰细胞介导的免疫反应,但均为异种免疫血清,具有强烈的免疫原性,可引起严重的过敏反应。

2. 单克隆抗体　目前经美国 FDA 批准使用的单克隆抗体只有鼠抗 CD3(OKT3)和抗 IL - 2R 单抗(达利珠单抗和巴利西单抗),近期开发的 HuM291 是一种人源化的 OKT3,效果同 OKT3,但其因不产生细胞因子而毒性较低,临床试验正在进行中。

3. CTLA - 4 免疫球蛋白　可阻断 CD28 与 CD80、CD86 间的结合作用,从而抑制 T 细胞充分活化,导致 T 细胞无反应。采用 CTLA - 4 免疫球蛋白阻断 T 细胞活化是预防排斥反应的一种新方法,正在临床研究中。

移植前进行血浆置换,可除去受者血液内预存的特异性抗体以防止超急排斥反应。临床应用脾切除、放射线照射受者全身、全淋巴结或移植物、血浆置换、血浆淋巴细胞置换等技术防治排斥反应,都取得了一定疗效。

三、诱导免疫耐受

移植排斥反应也包括识别、增殖与分化、效应 3 个阶段,选择性阻断其中某些环节便有可能诱导出免疫耐受。但移植排斥反应是一个多因素、涉及多种机制的复杂过程,因而诱导耐受也需要多种途径共同作用。

1. 给予供者抗原

(1)胸腺内注射抗原或胸腺移植诱导中枢耐受:胸腺内注射供者抗原诱导耐受可能是受者胸腺内未成熟的细胞直接接触供者抗原而发生的阴性选择作用。切除胸腺的成年小鼠经过抗淋巴细胞单抗、射线照射等预处理后植入同种或异种胸腺,移植胸腺可支持 T 细胞重建和诱导针对供者的特异性细胞耐受。

(2)外周使用供者抗原诱导移植耐受:大量研究证实,移植前给予供者特异性输血、供者骨髓细胞输注、口服抗原和吸入抗原都可诱导一定程度的移植耐受。

2. **阻断宿主或移植物特异性免疫应答**　阻断排斥反应的第一信号、第二信号。

3. **诱导免疫偏离**　排斥反应主要由能产生炎症性细胞因子的 Th1 细胞参与,若能使颇具破坏性的 Th1 应答向相对无害的 Th2 应答发生偏离,将有利于建立移植耐受。

4. **发挥免疫调节性细胞的作用**　包括调节性 T 细胞、NK1.1$^+$ T 细胞、调节性树突状细胞和浆细胞样树突状细胞等。

第五节　移植免疫相关问题

外科技术的提高和免疫抑制剂的应用明显提高了移植器官近期存活率,但移植器官的远期存活率仍不理想。目前临床主要给予强力免疫抑制剂摧毁受者免疫系统来保护移植物免受损伤,却不能有效防止移植物慢性功能丧失的发生,甚至有可能增加移植受者感染和肿瘤的发生概率。探索能阻止移植物功能丧失的发生、防止感染和肿瘤新发/复发甚至有可能的新途径成为目前全球移植界研究热点,取得了一些新进展。

一、抗体人源化和全人源抗体的制备

1. **抗体人源化**　利用分子生物学手段和技术对鼠抗体进行人源化,改变鼠源抗体的缺点已成为目前研究热点,已有商品上市。

2. **全人源抗体**　针对抗体人源化缺点,人们开始研究全人源抗体,目前来源于噬菌体抗体库的一些人源抗体已进入临床应用,还有一些进入临床试验阶段。

二、诱导嵌合体

嵌合或嵌合体(chimera)是指来源于供者异基因背景的细胞或遗传物质在受者体内长期存在的状态。在诸多诱导免疫耐受研究中,诱导受者建立嵌合体似乎是最接近临床的可能方法。有研究发现,在免疫抑制剂辅助下,多种方法可有效建立移植免疫耐受相关的嵌合体,如联用 CTLA-4 免疫球蛋白阻断B7-CD28 共刺激通路、利用抗 CD4 和抗 CD8 嵌合体形成等可有效延长移植物存活时间。

三、异种移植

20 世纪初,由于同种异基因移植中供器官的严重短缺,科学家们不得不寻找新的供源,异种移植的基础研究已成为移植界研究热点。异种移植排斥反应比同种移植更为强烈,其机制也更复杂。猪由于价廉、易饲养和易繁殖,而且其形态、功能、生理和生化上与人相似,便于基因改造,患人畜共患病可能性小,涉及的动物保护和伦理问题相对较少等优点,已成为目前异种移植的最佳器官来源。

四、再生医学

供器官严重不足又催生了再生医学。再生医学是利用生物学及工程学的理论方法,促进机体自我修复与再生,或构建新的组织与器官,以修复、再生和替代受损的组织和器官的医学技术,为损伤的组织与器官提供了全新的治疗方法,具有良好的发展趋势和应用前景。目前已有多种人工皮肤产品应用于临床治疗,组织工程骨和软骨在国内已应用到临床,人工器官的实验研究已扩展到人工肝、小肠、心脏瓣膜、气管、食管等。

五、诱导特异性免疫耐受

同一个体不同移植器官的存活时间不一样,提示不同组织器官可能具有不同特异性抗原。诱导特异性免疫耐受,就不会严重摧毁移植受者的免疫系统,可阻止感染的发生及肿瘤的复发或新发。诱导特异性免疫耐受是目前移植界研究热点,但其难点就是寻找组织特异性抗原,在诸多组织特异性抗原中,研究者对血管内皮细胞特异性抗原和皮肤抗原进行了较深入研究。

本章小结

同种异基因细胞、组织、器官移植已成为治疗多种终末期疾病的有效手段。移植排斥反应实质上是针对移植抗原产生的异常特异性免疫应答。移植排斥反应根据发生时间、强度、病理表现及其机制,可分为超急性排斥反应、急性排斥反应和慢性排斥反应。同种反应性 T 细胞是介导同种异体排斥反应的关键细胞,在其介导的移植排斥反应中,受体 T 细胞的 TCR 可以通过直接识别和间接识别两条途径识别移植物上的同种异型 MHC 分子。直接识别在急性排斥反应早期发挥重要作用,间接识别则在直接识别在急性排斥反应晚期和慢性排斥反应发挥重要作用。同种异基因移植排斥防治的基本原则有:① 供者与受者间 HLA 尽可能相符,以降低移植物组织抗原的免疫原性;② 非特异性抑制受者的免疫应答;③ 诱导受者对移植物的特异性免疫耐受。

思考题

1. 名词解释
   同基因移植、同种异基因移植、直接识别、间接识别、GVHR、HVGR。
2. 简答题
   (1) 简述同种异基因移植排斥的类型及主要发生机制。
   (2) 简述同种异基因移植排斥反应的防治原则。

（李成文）

⋯ 第二十三章数字资源

 第二十三章
课件

 第二十三章
微课

第六篇

免疫学应用

第二十四章

免疫学检测技术

免疫学检测是指借助免疫学、细胞生物学、分子生物学等理论或方法,对抗原、抗体、免疫细胞及细胞因子等进行定性、定量检测。免疫学检测技术已广泛应用于医学和生物学领域的研究。在临床医学中,免疫学检测可用于免疫有关疾病(如感染性疾病、免疫缺陷病、自身免疫病、肿瘤、移植排斥反应、超敏反应)的诊断、发病机制的研究、病情监测与疗效评价等。随着免疫学理论的进展和相关技术的发展,检测技术也不断发展和更新。本章仅介绍免疫诊断常用技术的原理、基本步骤及其应用意义。

第一节 抗原和抗体的检测

一、抗原-抗体反应基本原理

抗原-抗体反应(antigen-antibody reaction)指抗原与相应抗体在体内外发生的高度特异性结合反应。抗原抗体之间通过非共价键结合,它们之间的结合力包括电荷引力、范德瓦尔斯力、氢键结合力和疏水作用力,多种非共价结合力使抗原与抗体紧密结合在一起。在合适条件下所进行的体外反应中,抗原与相应抗体特异性结合可呈现某种反应现象(如凝集、沉淀)。由于实验所用抗体存在于血清中,故又称为血清学反应(serological reaction)。

基于抗原-抗体反应的检测技术主要应用于如下方面:① 用已知抗原检测未知抗体,如检测患者血清中抗病原微生物抗体、抗 HLA 抗原的抗体、血型抗体及各种自身抗体,可用于疾病诊断或辅助诊断;② 用已知抗体检测未知抗原,如检测各种病原微生物及其大分子产物,可用于鉴定病原微生物或对疾病进行辅助诊断;③ 定性或定量检测体内各种大分子物质(如各种血清蛋白、可溶性血型物质、多肽类激素、细胞因子及肿瘤标志物等),用于疾病的诊断或辅助诊断;④ 用已知抗体检测某些药物、激素和炎性介质等半抗原物质(如用于监测患者血清中药物浓度或运动员体内违禁药品水平等)。

(一)抗原-抗体反应的特点

1. 特异性 抗原与抗体的结合具有高度特异性,其特异性结合的物质基础是抗原表位与抗体超变区存在互补性,两者结合力取决于两者空间构型互补的程度,可表示为亲和力(affinity)或亲合力(avidity),前者指抗体分子单一抗原结合部位(Fab)与相应抗原表位之间互补结合的强度;后者指一个抗体分子与整个抗原之间的结合强度,与抗原表位数目有关。

2. 可逆性 抗原与抗体结合为分子表面的非共价结合,结合虽稳定但可逆。一定条件下(如低 pH,高浓度盐、冻融等)抗原-抗体复合物可被解离,其解离度取决于抗体超变区与相应抗原表位三维空间构型的互补程度(亲和力)。互补程度(亲和力)越高,两者结合越牢固,不易解离;反之则易解离。解离后的抗原、抗体仍保持原有理化特性和生物学活性,据此可借助亲和层析法纯化抗原或抗体。

3. 比例性 抗原与相应抗体结合能否出现可见反应取决于两者的浓度和比例。若抗原与抗体的浓度和比例适当则抗原-抗体复合物体积大、数量多,能出现肉眼可见的反应。若抗原或抗体过剩,抗原-抗体复合物体积小、数量少,不能出现肉眼可见的反应。故在具体实验过程中要适当稀释抗原或抗体,以调整两者浓度和比例,使其出现最大复合物,避免假阴性的发生。

4. 具有阶段性　抗原-抗体反应分为两个阶段:第一阶段为抗原与抗体发生特异性结合的阶段,此阶段反应快,仅需要几秒至几分钟,但不出现可见反应。第二阶段为可见反应阶段,抗原-抗体复合物在环境因素(如电解质、pH、温度、补体)的影响下,进一步交联和聚集,表现为凝集、沉淀、溶解、补体结合介导的溶解现象等肉眼可见的反应,此阶段反应慢,往往需要数分钟至数小时。

（二）抗原-抗体反应的影响因素

1. 电解质　抗原、抗体通常为蛋白质分子,等电点分别为pI 3~5 和 pI 5~6,在中性或弱碱性条件下,表面带有较多的负电荷,适当浓度的电解质会使其失去负电荷而相互结合,出现肉眼可见的凝集团块或沉淀物。为了促使沉淀物或凝集物的形成,常用 0.85% NaCl 或各种缓冲液作为抗原及抗体的稀释液。

2. 温度　在一定温度范围内(15~40℃),升高温度可促进抗原抗体分子的碰撞,加速可见反应的出现。但若温度高于 56℃,可导致已结合的抗原与抗体再解离,甚至变性或破坏;常用的抗原-抗体反应温度为37℃。

3. 酸碱度　适宜的 pH 是抗原-抗体反应的重要条件,过酸过碱都影响抗原与抗体分子的理化性质,最适酸碱度为 pH6~8。

二、抗原-抗体反应的基本检测方法

根据抗原的性质、出现结果的现象、参与反应的成分不同,可将抗原-抗体反应分为凝集反应、沉淀反应及借助标记抗体(或抗原)检测相应物质的免疫标记技术等。

（一）凝集反应

细菌、红细胞等颗粒性抗原(凝集原)与相应抗体(凝集素)结合,或可溶性抗原(亦可抗体)吸附于与免疫无关的载体形成致敏颗粒后再与相应抗体(或抗原)结合,在一定条件下出现肉眼可见的凝集物,这一类反应称为凝集反应(agglutination reaction)(图 24-1)。

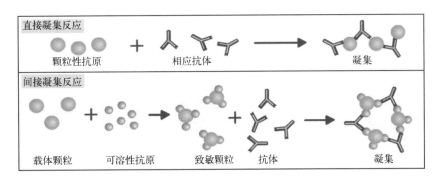

图 24-1　凝集反应

1. 直接凝集反应(direct agglutination reaction)　将细菌或红细胞等颗粒性抗原与相应抗体直接反应,出现细菌凝集或红细胞凝集现象。一种方法是玻片凝集试验,是将抗原和相应抗体在玻片上进行反应,用于定性检测抗原。例如,用已知血型抗体鉴定 ABO 血型,用抗血清进行细菌鉴定。另一种方法是试管凝集试验,在试管中系列稀释待检血清,加入已知颗粒性抗原,用于定量检测抗体,如诊断伤寒或副伤寒的肥达凝集试验。

2. 间接凝集反应(indirect or passive agglutination reaction)　将可溶性抗原(或抗体)包被在红细胞或乳胶颗粒等固相载体颗粒的表面形成致敏颗粒,后者与相应抗体(或抗原)反应出现凝集的现象称间接凝集试验。若以红细胞作为载体,称血凝试验,若选用乳胶颗粒作为载体则称乳胶凝集试验。例如,用 γ 球蛋白包被的乳胶颗粒检测患者血清中一种抗人 γ 球蛋白的抗体(类风湿因子)。也可用已知抗体包被乳胶颗粒,检测标本中的相应抗原。

3. 间接凝集抑制试验(indirect agglutination inhibition test)   将待测抗原(或抗体)与特异性抗体(或抗原)先行混合,再加入相应致敏载体悬液;若待测抗原与抗体对应,则发生中和,随后加入的相应致敏载体颗粒不再被凝集,使本反应出现的凝集现象被抑制。此实验灵敏度高于一般间接凝集试验。

4. 协同凝集试验(co-agglutination test)   人血清 IgG Fc 段能与金黄色葡萄球菌蛋白 A 结合,将已知特异性抗体 IgG 结合至金黄色葡萄球菌蛋白 A,IgG Fab 段暴露在金黄色葡萄球菌菌体表面,其与相应抗原结合,可导致金黄色葡萄球菌凝集。

(二)沉淀反应

血清蛋白质、细胞裂解液或组织浸液等可溶性抗原与相应抗体结合,在一定的反应条件下出现肉眼可见的沉淀物,这一类反应称为沉淀反应(precipitation)。参与反应的抗原称沉淀原,抗体称为沉淀素。沉淀反应大多以半固体琼脂凝胶为介质进行琼脂扩散或免疫扩散。即可溶性抗原与抗体在凝胶中扩散,在比例合适处相遇时形成可见的白色沉淀物。

1. 单向免疫扩散(single immunodiffusion)   是将一定量已知抗体均匀混于琼脂凝胶中制成琼脂板,在适当位置打孔后将抗原加入孔中扩散。抗原在扩散过程中与凝胶中的抗体相遇,形成以抗原孔为中心的沉淀环,在一定条件下,环的直径与抗原含量呈正相关。用不同浓度的标准抗原制成标准曲线,则未知标本中的抗原含量可从标准曲线中查出。该法可用于测定血清 IgG、IgM、IgA 和补体 C3 等的含量(图 24-2)。

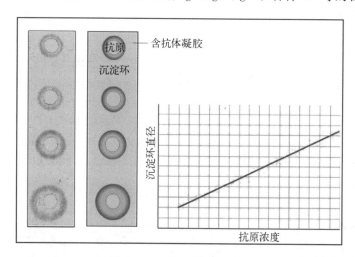

图 24-2   单向免疫扩散

2. 双向免疫扩散(double immunodiffusion)   是将抗原与抗体分别加于琼脂凝胶的小孔中,两者自由地向四周扩散,若两者相对应则发生特异性反应,在浓度比例合适处形成肉眼可见的蓝色沉淀线。若反应体系中含两种以上的抗原抗体系统,则小孔间可出现两条以上的沉淀线(图 24-3)。本法可用于抗原或抗体的定性、半定量检测及组成分析。

3. 免疫电泳(immunoelectrophoresis)   是将凝胶电泳与免疫扩散相结合以提高对混合组分分辨率的一种免疫化学分析技术。在电场作用下,位于琼脂凝胶中的抗原样品因各组分电泳迁移率不同而彼此分开形成不同的区带。电泳结束后,在琼脂板中间挖一长条形槽,加入相应抗血清,再自由扩散,由于经电泳分离后的各种抗原成分呈放射状扩散,抗体呈直线扩散,故形成弧状沉淀。通过与正常血清形成的沉淀弧数量、位置和形态进行比较,可分析标本中所含抗原成分的性质和含量(图 24-4)。该法常用于血清蛋白种类分析以观察免疫球蛋白(包括免疫球蛋白不同类、亚类及型)的异常增多或缺失,如骨髓瘤及性联低丙种球蛋白血症的诊断。

4. 免疫比浊(immunonephelometry)   是在一定量的抗体中分别加入递增量的抗原,经一定时间后形成免疫复合物。用浊度计测量反应液体的浊度,形成的复合物越多,浊度越高,绘制标准曲线并根据反应液体的浊度推算样品中的抗原含量。该法快速简便,可取代单向免疫扩散测定免疫球蛋白的含量。

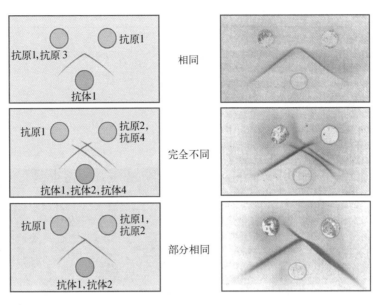

图 24-3　双向免疫扩散

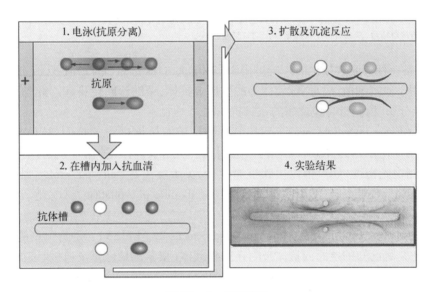

图 24-4　免疫电泳

（三）免疫标记技术

免疫标记技术（immunolabeling technique）是用荧光素、酶或放射性核素等标志物标记抗体或抗原进行的抗原-抗体反应，是目前应用最广泛的免疫学检测技术。标志物与抗体或抗原连接后不改变后者的免疫特性，并提高了方法的灵敏度。具有快速、可定性或定量甚至定位等优点。

1. 免疫荧光法（immunofluorescence method）　是以荧光素作为标志物的免疫标记技术（图 24-5）。用荧光素与抗体连接成荧光抗体，再与待检标本中的抗原反应，置荧光显微镜下观察，抗原-抗体复合物散发荧光，借此对标本中的抗原做鉴定和定位。常用的荧光素有异硫氰酸荧光素（fluorescein isothiocyanate，FITC）和藻红蛋白（phycoerythrin，PE），前者发黄绿色荧光，后者发红色荧光。免疫荧光技术可用于鉴定免疫细胞的 CD 分子，检测自身免疫病的抗核抗体等。

（1）直接荧光法：将荧光素直接标记抗体，对标本进行染色。该法的缺点是检测任一抗原均需要制备相应荧光素的抗体。

（2）间接荧光法：用一抗与标本中的抗原结合，再用荧光素标记的二抗进行检测。该法的优点是敏感性

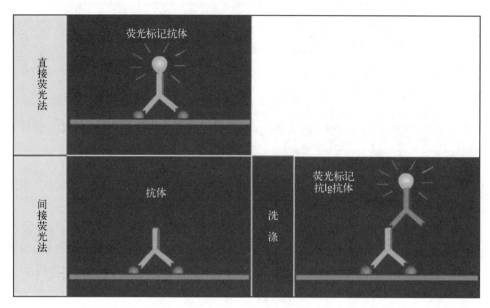

图 24-5　免疫荧光法

直接荧光法：用荧光素标记的已知抗体检测细胞涂片或组织切片中的相应抗原；间接荧光法：用一抗与标本中的抗原结合，洗涤后再用荧光素标记的二抗染色

比直接荧光法高，制备一种荧光素标记的二抗可用于多种抗原的检测，但非特异性荧光亦增多。

免疫荧光法可用于检测细菌、病毒、螺旋体等的抗原或抗体，帮助诊断传染病。此外，免疫荧光法还用于鉴定免疫细胞的 CD 分子，检测自身免疫病的抗核抗体等。

2. 酶免疫测定(enzyme immunoassay, EIA)　是用酶标记的抗体进行的抗原-抗体反应。它将抗原-抗体反应的特异性与酶催化作用的高效性相结合，通过酶作用于底物后显色来判定结果。可用目测定性，也可用酶标测定仪测定光密度(OD)值以反映抗原含量，灵敏度可达(ng～pg)/mL。常用的标志物有辣根过氧化物酶(horseradish peroxidase, HRP)、碱性磷酸酶(alkaline phosphatase, AP)等。常用的方法有以下几种。

(1) 酶联免疫吸附试验(enzyme-linked immunoadsordent assay, ELISA)：是酶免疫测定技术中应用最广的技术。其基本方法是将已知的抗原或抗体吸附在固相载体(聚苯乙烯微量反应板)表面，使抗原-抗体反应在固相表面进行，用洗涤的方法将固相上的抗原-抗体复合物与液相中的游离成分分开。酶联免疫吸附试验的操作方法很多，以下简介几种基本方法。

1) 双抗体夹心法：用于检测双价或双价以上的大分子抗原。用特异性抗体包被载体表面，加入待检标本，标本中若含有相应抗原即与固相上的抗体结合，洗涤去除未结合成分，加入该抗原特异的酶标记抗体，洗去未结合的酶标记抗体，加底物后显色。根据颜色的有无或颜色的深浅，定性或定量检测抗原。

2) 间接法：检测抗体最常用的方法。用已知抗原包被固相，加入待检血清标本，再加酶标记的二抗，最后加底物显色(图 24-6)。

3) 竞争法：用于测定抗原或抗体。受检抗原(或抗体)和酶标抗原(或抗体)与固相抗体(或抗原)竞争结合，因此结合于固相的酶标抗原量与受检抗原的量成反比。

酶联免疫吸附试验敏感性高、操作简便、配套仪器设备的发展使操作程序规范化，但稳定性有待进一步提高，现用于检测多种病原体的抗原或抗体、血液及其他体液中的微量蛋白成分、细胞因子等。

(2) BAS-酶联免疫吸附试验：生物素(biotin, B)是广泛分布于动植物体内的一种生长因子，以辅酶形式参与各种羧化酶反应，故称辅酶 R 或维生素 H。亲和素(avidin, A)是卵白及某些微生物中的一种蛋白质，由 4 个亚单位组成，均可结合生物素，生物素与亲和素之间的亲和力极高。生物素容易与蛋白质(如抗体)共价结合，若再与结合了酶的亲和素分子结合，既起到放大作用，又可显色指示反应。在生物素-亲和素系统(biotin avidin system, BAS)利用生物素-亲和素-酶的连接关系追踪生物素标记的抗体所识别的抗原，进一步

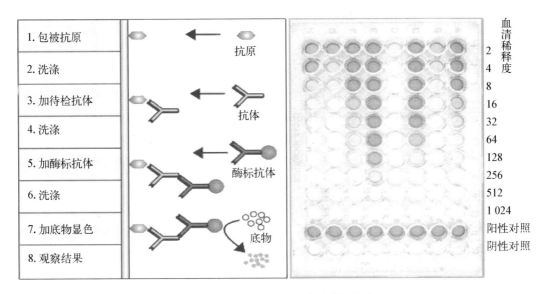

图 24-6　酶联免疫吸附试验的间接法

用已知抗原包被固相,加入待检标本,再加酶标记的二抗,加底物后显色

提高了检测的灵敏度。例如,用此法检测标本中的特异抗原时,先用已知抗体包被固相,依次加入待检样品、生物素标记的特异抗体、酶标记的亲和素,最后加底物显色。生物素也可结合核苷酸,因此 BAS 除用于抗原抗体检测外,还用于 DNA 和 RNA 的测定。

(3)酶联免疫斑点试验(enzyme-linked immunospot assay,ELISPOT assay):其技术原理是用抗体捕获培养中的细胞分泌的细胞因子,并以酶联斑点显色的方式将其表现出来。它结合了细胞培养技术与酶联免疫吸附试验,能够在单细胞水平检测细胞因子的分泌情况,可用于检测效应细胞所分泌的单一细胞因子,避免生物活性测定中多种具有相同生物学活性的细胞因子彼此干扰。若用已知抗原包被固相,也可测定分泌特异性抗体的 B 细胞频率。

(4)免疫组化技术(immunohistochemistry technique):是用标志物标记的抗体与组织或细胞的抗原反应,结合形态学检测,对抗原进行定性、定量、定位检测的技术。现广泛应用的有酶免疫组化(辣根过氧化物酶标记)、免疫金(银)组化(胶体金颗粒标记)、免疫电镜技术(铁蛋白、胶体金、过氧化物酶标记)等。

3. 放射免疫测定(radioimmunoassay,RIA)　用放射性核素标记抗原或抗体进行免疫学检测的免疫标记技术。该法结合了放射性核素高灵敏性和抗原-抗体反应的特异性,使检测的敏感度达 pg 水平。常用于标记的放射性核素有 ^{125}I 和 ^{131}I,分为液相和固相两种方法。该法常用于胰岛素、甲状腺素、生长激素和免疫球蛋白 E 等微量物质的测定。

4. 化学发光免疫分析(chemiluminescence immunoassay,CLIA)　用发光物质(如吖啶酯、鲁米诺等)标记抗原或抗体,发光物质在反应剂(如过氧化阴离子)激发下生成激发态中间体,当激发态中间体回到稳定的基态时发射出光子,通过自动发光分析仪能接收光信号,测定光子的产量,以反映待检样品中抗体或抗原的含量。该法灵敏度高于放射免疫测定,常用于血清超微量活性物质的测定,如甲状腺素等激素。

5. 免疫胶体金技术(immunocolloidal gold technique)　是一种以胶体金标记抗体或抗原以检测未知抗原或抗体的免疫标记技术。在还原剂作用下,氯金酸(HAuCl₄)可聚集成特定大小的金颗粒,形成带负电的疏水胶溶液,该溶液因静电作用呈现出稳定的胶体状态,故称为胶体金。在碱性条件下,胶体金颗粒表面负电荷与蛋白质的正电荷依靠静电作用相结合而不影响蛋白质的生物特性。胶体金电子密度高,颗粒聚集后呈现红色,因此可用于标记多种大分子,如白蛋白、糖蛋白、脂蛋白、免疫球蛋白、激素、植物血凝素等,可广泛应用于免疫学、组织学、病理学和细胞生物学等领域。

6. 免疫印迹法(immunoblotting)　又称 Western 印迹法或蛋白印迹法,是将凝胶电泳的高分辨力同固相免疫测定结合起来的一种方法。先将复杂的混合物在分离胶中分离,然后将这些分子转移至膜上,再用特异性的抗体来鉴定这些单个的抗原成分。免疫印迹法是由十二烷基磺酸钠-聚丙烯酰胺凝胶电泳、蛋白质转印和固相免疫测定三项技术结合而成。该法能分离分子大小不同的蛋白质并确定其分子量,常用于检测多种病毒的抗体或抗原。例如,检测血清 HIV 抗体为 HIV 感染的确认指标之一。

(四)蛋白质芯片技术

蛋白质芯片又称蛋白质微阵列(protein microarray),可实现快速、准确、高通量的检测。基本原理是将各种已知蛋白质抗原有序地固定于介质载体上形成微阵列待检芯片,用标记特定荧光物质的抗体与芯片作用,与芯片上蛋白质抗原相匹配的抗体将与其对应的蛋白质抗原结合。再将未与芯片上的蛋白质抗原结合的抗体洗去,最后利用荧光扫描仪或激光共聚扫描技术测定芯片上各点的荧光强度,芯片上抗体的荧光指示对应的蛋白质抗原及其相互结合的程度。抗体芯片是指将抗体固定到芯片表面以检测相应的抗原。抗原芯片、抗体芯片在微生物感染检测和肿瘤抗原初筛中具有广泛的应用价值。

第二节　免疫细胞的分离与功能测定

检测各群体淋巴细胞的数量与功能是观察机体免疫状态的重要手段。外周血是患者主要的检测标本,但仅代表再循环的淋巴细胞。实验动物还可取胸腺、脾脏、淋巴结等作为标本进行检测。

一、免疫细胞的分离

(一)外周血单个核细胞的分离

外周血单个核细胞(peripheral blood mononuclear cell, PBMC)包括淋巴细胞和单核细胞,是免疫学实验中最常用的细胞材料。人外周血单个核细胞主要来源于外周血,其取材方便,含量丰富;实验动物(大鼠、小鼠)则大多从其脾脏或淋巴结组织中获得单个核细胞,用于体外试验。不同血细胞的比重各异,如红细胞和多核白细胞比重为 1.092;淋巴细胞和单核细胞为 1.075~1.090;血小板为 1.030~1.035。应用密度介于 1.075~1.092、接近等渗的溶液(分层液)进行密度梯度离心,可使不同类别血细胞按其比重而分布,并被分离。常用的葡聚糖-泛影葡胺(又称淋巴细胞分离液)密度梯度离心法是将聚蔗糖和泛影葡胺按适当比例配制成密度为 1.077 的分层液,将抗凝血全血叠加于分层液上,离心后形成不同层次液体和细胞区带,从而分离出外周血单个核细胞。

(二)淋巴细胞及其亚群的分离

淋巴细胞为不均一的细胞群体,可根据其特有的表面标志及功能差异设计不同的实验方法加以分离和鉴定。

1. 免疫吸附分离法　将已知抗淋巴细胞表面标记的抗体包被在聚苯乙烯培养板上,加入淋巴细胞悬液,表达相应细胞表面标记的淋巴细胞就会被聚苯乙烯培养板上相应的抗体捕获并贴附在培养板上,以此可与细胞悬液中其他细胞分开。

2. 磁珠分离法　将已知抗细胞表面标记的抗体与磁性微粒交联,称为免疫磁珠(immune magnetic bead, IMB),IBM 与细胞悬液反应后,微珠借抗体结合于相应细胞群或亚群表面。再将细胞悬液加于一试管内并置磁场中,因微珠被磁场吸引,将磁珠结合的细胞与磁珠未结合细胞分开。例如,用 CD4 单抗交联的微珠可将 T 细胞中的 $CD4^+T$ 细胞与 $CD8^+T$ 细胞分开,从而获得高纯度的 $CD4^+T$ 细胞。此法优点是所获细胞纯度高(93%~99%),获率可达 90%,活胞率>95%;分离效果可与流式细胞相媲美,但比后者省时且费用低,操作简单。缺点为阳性分选中,抗体可导致细胞活化或凋亡。

3. 流式细胞术(flow cytometry, FCM)　根据待分离的免疫细胞膜表面抗原的不同,制备出相应的荧光标记抗体,分离前,将待分离细胞制成单细胞悬液,经相应的荧光标记抗体染色后,进入流式细胞仪。流式细胞仪集光学、流体力学、电子学和计算机技术于一体,对细胞进行多参数定量测定和综合分析,包括细胞大小、核型、表面分子种类等。样品经多种荧光素标记的抗体染色后,因荧光素发射光谱的波长不同,信号能同时被接收,因而能同时分析细胞表面多个分子的表达及表达程度。流式细胞术可检测 T 细胞、B 细胞、NK 细胞、单核巨噬细胞、树突状细胞等及其比率,CD4$^+$/CD8$^+$ T 细胞值,以及白血病、淋巴瘤的免疫学分型。此外,可借助光电效应,微滴通过电场时出现不同偏向,因此通过流式细胞术可分类收集所需的细胞群或亚群。该技术能以每秒 5 000～10 000 个细胞的速度无菌收集细胞,分选纯度在 95% 以上,而且保持细胞活性,可供进一步研究使用。优点:分离速度快、细胞纯度高,回收率高,可保持无菌,不影响细胞结构和生物学活性。缺点:费用昂贵;拟分离细胞在混合群体中含量过低时,耗时较长才能获得所需数量细胞(图 24-7)。

4. 抗原肽-MHC 分子四聚体技术　是一种定量检测抗原特异性 CTL 的方法。该法将特异性抗原肽段、可溶性 MHC Ⅰ类分子重链及 β2 微球蛋白在体外正确折叠,组装成抗原肽-MHC 分子复合物,使之与 TCR 结合。用生物素标记抗原肽-MHC 分子复合物,后者再与荧光标记的亲和素(抗生物素蛋白)结合,使 1 个标记荧光素的亲和素与 4 个生物素标记的抗原肽-MHC Ⅰ类分子结合形成四聚体,借助生物素-亲和素级联放大原理,通过流式细胞仪可对其进行分离鉴定或定量分析。此方法迅速、直接、灵敏度及特异性高,可用于检测和分离抗原特异性的 CTL(图 24-8)。

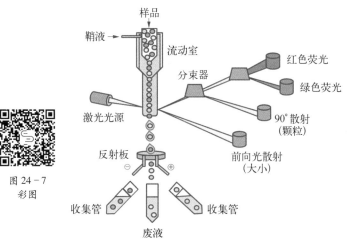

图 24-7　流式细胞仪工作原理图

细胞悬液经特异性荧光抗体染色后,在气体压力作用下进入充满鞘液的流动室,经鞘液包裹后,细胞排成单列由流动室喷出成为细胞液柱。液柱与入射的激光光束垂直相交,细胞被激光激发产生光散射,据此可确定细胞的大小、细胞内颗粒形状及用于检测表面标记的不同荧光。同时,细胞流振动使其成为带电荷的液滴,在反射板与计算机的控制下可分离出不同细胞群

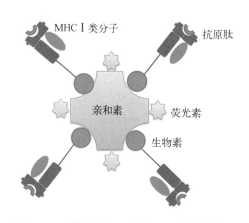

图 24-8　抗原肽-MHC 分子四聚体技术

用生物素标记抗原肽-MHC Ⅰ类分子复合物,再与荧光素标记的亲和素结合,形成抗原特异性四聚体,用于检测特异性 CTL

二、免疫细胞功能测定

细胞免疫涉及多种免疫细胞的相互作用和多种细胞因子的参与,功能测定的指标体系复杂,方法不易标准化。

(一) T 细胞功能测定

1. T 细胞增殖试验　植物血凝素、刀豆蛋白 A 等丝裂原及抗 CD3 单克隆抗体等能非特异地激活培养的 T 细胞,使其转化为淋巴母细胞。在增殖过程中,细胞 DNA、RNA、蛋白质的合成增加,细胞形态改变,最终细胞分裂。因此,淋巴细胞增殖反应又称淋巴母细胞转化(lymphoblast transformation)。

体外刺激 T 细胞增殖的刺激物有两类:① 丝裂原,如植物血凝素、刀豆素 A 和美洲商陆等;② 特异性抗原,如破伤风类毒素、纯化蛋白衍生物和白色念珠菌等。同种异体组织抗原、自身非 T 细胞及抗 CD3 单抗等

也可刺激 T 细胞增殖。检测 T 细胞增殖反应的方法有以下几种。

(1) 形态学方法：淋巴细胞受丝裂原刺激后转化为淋巴母细胞,其形态结构发生明显改变,通过染色镜检,可计算出淋巴细胞转化率。其特点是方法学简单,无须特殊仪器设备,但依靠肉眼观察形态学变化的准确性较差。

(2) 放射性核素(^{3}H – TdR)掺入法：淋巴细胞在植物血凝素或特异性抗原刺激下转化为淋巴母细胞,转化过程中,细胞 DNA 合成大量增多。此时在细胞培养液中加入氚标记的胸腺嘧啶核苷(^{3}H – thymidine riboside,^{3}H – TdR),将^{3}H – TdR 掺入新合成的 DNA 中,根据掺入细胞内的核素的量可判断淋巴细胞的转化程度。该方法灵敏度高,结果可靠,但需要特殊的仪器,易发生放射性污染。

(3) 细胞能量代谢测定(MTT 法)：MTT 是一种噻唑盐,化学名为 3 –(4,5 –二甲基–2 –噻唑)–2,5 –二苯基溴化四唑。在细胞培养终止前数小时加入 MTT,将 MTT 掺入细胞后,在细胞活化增殖时通过线粒体能量代谢过程,MTT 代谢成蓝紫色的甲瓒(formazan)而沉积于细胞内或细胞周围,形成的甲瓒的量与细胞活化增殖的程度呈正相关。甲瓒经异丙醇溶解后呈紫蓝色,借助酶标仪测定 OD 值,可反映细胞增殖水平。该方法灵敏度不及放射性核素掺入法,但操作简便,且无放射性污染。

(4) 检测 TCR V 等位基因片段产物：是检测 T 细胞克隆扩增的新技术,原理为应用抗 TCR V 等位基因片段产物的单抗检测相应基因片段的取用频率。

2. 细胞介导的细胞毒试验 CTL 对靶细胞有直接细胞毒(杀伤)作用,通过检测溶解、破坏靶细胞(如病毒感染细胞、同种异体组织细胞)的能力来了解 CTL 的功能。

(1) ^{51}Cr 释放法：用放射性核素 Na$_2$^{51}CrO$_4$标记靶细胞,将标记的靶细胞与待检效应细胞共同孵育一定时间后,若待检效应细胞能杀伤靶细胞,则^{51}Cr 从靶细胞内释放出来。以 γ 计数仪测定^{51}Cr 的释放活性,^{51}Cr 的释放量与效应细胞活性呈正相关,即效应细胞活性越强,靶细胞溶解破坏就越多,^{51}Cr 释放越多,上清液的放射活性就越高。根据公式即可算出待检细胞的杀伤活性。

(2) 乳酸脱氢酶释放法：将效应细胞与靶细胞按比例混合,靶细胞被杀伤后细胞膜受损,释放出乳酸脱氢酶,用光度计测定溶液中该酶的含量,反映效应细胞的杀伤活性。

3. T 细胞分泌功能测定 体外激活的 T 细胞分泌多种细胞因子,可借助免疫学、细胞学及分子生物学方法分别检测细胞因子含量及生物学活性,以反映 T 细胞功能。

4. 迟发型超敏反应的检测：以旧结核菌素、链激酶–链道酶、毛癣菌素作为测试抗原,通过斑贴或皮内注射于已知致敏机体,观察局部炎症反应及其强度。此外,该试验常用于某些传染性疾病(结核、麻风等)和免疫缺陷病的辅助诊断,并可作为肿瘤患者疗效观察及预后判断的指标。

(二) B 细胞功能测定

B 细胞介导体液免疫,检查 B 细胞的数量与功能是确定体液免疫正常与否的重要手段之一。原发性体液免疫缺陷可由 B 细胞缺失、B 细胞分化障碍及 T 细胞缺陷所致。在诊断原发性体液免疫缺陷时除检查血清免疫球蛋白外,B 细胞的检查可确定缺损的原因。

1. B 细胞增殖试验 原理与 T 细胞增殖试验相同,但刺激物主要为富含金黄色葡萄球菌蛋白 A 的金黄色葡萄球菌株、细菌脂多糖、抗 IgM 抗体及 EB 病毒等。B 细胞受刺激物刺激后,进行分裂增殖,温育一定时间后检查抗体形成细胞的数目。小鼠 B 细胞可用细菌脂多糖作为刺激物,人 B 细胞多用含有金黄色葡萄球菌蛋白 A 的金黄色葡萄球菌菌体及抗 IgM 抗体刺激。

2. 溶血空斑试验(plaque forming cell assay, PFC) 是体外检测 B 细胞抗体形成功能的一种方法。其基本原理是抗体形成细胞分泌的免疫球蛋白与绵羊红细胞上的抗原结合,在补体参与下,出现溶血反应。方法是将吸附有已知抗原的绵羊红细胞、待检的 B 细胞、补体及适量琼脂糖液混合,倾注平皿,温育 1~3 h,肉眼可见有分散的溶血空斑出现,每一空斑中央含一个抗体形成细胞,空斑数目即为抗体形成细胞数(图 24 – 9)。

3. 血清免疫球蛋白含量测定 接受抗原刺激后,B 细胞可增殖分化为浆细胞并合成分泌特异性抗体(即免疫球蛋白)。单向琼脂扩散试验、酶联免疫吸附试验、免疫比浊法等常被用于测定血清 IgG、IgM、IgA 等各类免疫球蛋白的含量,进而判断 B 细胞的功能。

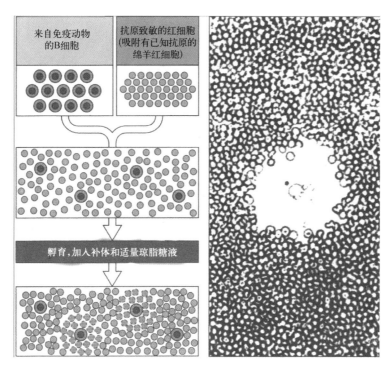

图 24-9　溶血空斑试验

本章小结

　　临床医学实践中,免疫学检测技术可用于疾病的诊断、病情监测与疗效评价。免疫学技术乃基于高度特异性的抗原-抗体反应。根据抗原的性质可将抗原-抗体反应分为凝集反应和沉淀反应,而采用荧光素、酶、放射性核素等标志物的免疫标记技术具有灵敏度高、能定性、定量等优点,应用十分广泛。检测免疫细胞数量与功能,是判断机体免疫功能状态的重要指标,其方法包括免疫细胞及其亚类计数、淋巴细胞功能和免疫分子的检测等。

思考题

1. 名词解释
　　凝集反应、沉淀反应、ELISA。
2. 简答题
　　(1) 简述抗原-抗体反应的特点及影响因素。
　　(2) 何谓免疫标记技术? 有哪些基本方法?
　　(3) 简述酶联免疫吸附试验的原理及步骤。
　　(4) 测定 T、B 细胞的功能试验有哪些? 简述这些试验的基本原理。

(周晓涛)

　　第二十四章数字资源

第二十四章
课件

第二十四章
微课

第二十五章

免疫学防治

免疫学理论和技术广泛应用于临床疾病的诊断、治疗和预防,并取得瞩目成就。同时,临床免疫防治实践也极大地推动了免疫学理论的自我完善和向前发展。

第一节 免疫预防

免疫预防(immunoprophylaxis)是指通过人工输入抗原性物质,刺激机体产生特异性的免疫效应或直接输入免疫效应物质,从而特异性清除致病因子,达到预防疾病的目的,又称人工免疫(artificial immunization)。免疫预防是控制传染性疾病最经济有效的手段,尤其是疫苗的发明与使用,为保障人类健康做出了巨大贡献,是人类文明的伟大成就之一。牛痘疫苗是历史上第一个安全有效的疫苗,经近两百年的不懈努力,世界卫生组织于 1980 年 5 月 8 日正式宣布全世界已消灭天花,这是人类通过免疫预防消灭的首个传染性疾病。进入 20 世纪,多种安全有效疫苗的发明与应用,使得大多数传染病得到有效控制,同时一些致癌病毒疫苗的发明和应用也有效降低了相关肿瘤的发病率。目前,免疫预防作为国家公共卫生的优先政策已成全球共识,而计划免疫的推广则极大地提高了全世界儿童和成人的健康水平。但进入 21 世纪,人类仍然面临传统和新型传染病暴发的危险,如 2019 年新冠感染疫情的暴发,一些致病病菌,如 HIV,至今仍未研制出到安全有效的预防疫苗,因此,免疫预防的使命仍然任重而道远。

一、人工主动免疫

人体获得特异性免疫力的途径有两种:自然免疫和人工免疫。自然免疫(natural immunization)是指机体在自然状态下通过感染或从母体获得特异性免疫力。人工免疫(artificial immunization)即免疫预防,包括人工主动免疫(artificial active immunization)和人工被动免疫(artificial passive immunization)。

人工主动免疫是指人工接种抗原类生物制剂,刺激机体主动产生特异性免疫力,从而预防或治疗疾病,即免疫接种。

应用于人工主动免疫的抗原类制剂,称为疫苗(vaccine)。人工主动免疫即接种疫苗,是最主要的免疫预防手段。理想的疫苗应符合以下标准:① 安全,疫苗本身无致病性,接种后副作用尽量小;② 有效,疫苗免疫原性强,可诱导多数人产生稳定可靠的保护性免疫应答;③ 实用,疫苗接种方式可被不同人群所接受,接种程序简便,疫苗容易保存和运输,价格相对低廉。

疫苗根据其制备技术可分为传统疫苗和新型疫苗。传统疫苗主要包括死疫苗、减毒活疫苗和类毒素。新型疫苗则包括亚单位疫苗、结合疫苗、合成肽疫苗、基因工程疫苗、核酸疫苗、转基因植物疫苗等。

传统疫苗是以灭活或减毒的完整病原体或细菌毒素制备的疫苗,习惯上称为常规疫苗。

1. 死疫苗(dead vaccine) 又称灭活疫苗(inactive vaccine),是将人工培养的标准株微生物,经物理或化学方法灭活制备而成。死疫苗不具感染和增殖能力,但保留了病原体的免疫原性,可诱导机体产生特异性免疫应答,可抵御自然感染的病原微生物。死疫苗无毒力恢复突变危险,制备比较便捷,性质稳定,易于保存与运输,但其主要诱导体液免疫应答,难以诱导细胞免疫和黏膜免疫,且需要反复多次接种才能获得较好的免疫力。由于死疫苗成分复杂,接种量大,接种常引起较重的局部或全身不良反应。目前常用的死疫苗有霍乱、伤寒、鼠疫、钩端螺旋体、百日咳、狂犬病、流感、乙型脑炎的疫苗等。

2. 减毒活疫苗(attenuated vaccine) 又称活疫苗(live vaccine),是指通过人工诱变或从自然界筛选得到的弱毒或无毒病原微生物制备而成的、活的微生物制剂。减毒活疫苗对健康的正常人无致病性,但保留了较强的免疫原性和体内增殖活性。疫苗接种后可在体内增殖,激活机体的天然免疫和获得性免疫系统,既可诱导体液免疫应答,又可诱导细胞免疫应答。接种活疫苗与病原菌的自然感染相似,是较为理想的免疫预防方式。与死疫苗相比,其免疫效果好,接种剂量小,仅需要一次接种即可产生强烈而持久的免疫力,接种副作用较轻,但减毒活疫苗稳定性差,不易保存和运输,且存在恢复突变为致病株的危险。免疫缺陷者和孕妇一般不宜接种减毒活疫苗。目前常应用的减毒活疫苗有卡介苗、脊髓灰质炎疫苗、麻疹疫苗、腮腺炎疫苗、风疹疫苗、伤寒疫苗、水痘疫苗等。

死疫苗和减毒活疫苗特点比较见表25-1。

表 25-1 死疫苗和减毒活疫苗特点比较

	死 疫 苗	减 毒 活 疫 苗
制剂	灭活的病原体	活的弱毒或无毒病原体
接种剂量	较大	较小
接种次数	2~3次	1次
副作用	较大	小
免疫应答	较弱,以体液免疫为主	较强,体液免疫和细胞免疫
免疫力持续时间	较短,数月至2年	较长,数年
保存与有效期	稳定,易保存,4℃,1年	不稳定,难保存,4℃,数周

3. 类毒素(toxoid) 细菌外毒素经0.3%~0.4%甲醛脱毒处理制备而成的疫苗。类毒素已脱去外毒素毒性,但保留了免疫原性,可诱导机体产生特异性的抗体(抗毒素),中和外毒素的毒性,阻断其病理作用。目前,常用的类毒素主要是白喉类毒素和破伤风类毒素。类毒素既可单独使用,又可与死疫苗混合制成联合疫苗(如百日咳-白喉-破伤风联合疫苗)。类毒素还可以通过免疫动物而制备抗毒素血清,经纯化后可用于紧急预防和治疗。

二、人工被动免疫

人工被动免疫是指直接输入特异性的免疫效应物质,包括特异性抗体和效应T细胞等制剂,使机体被动获得特异性免疫力,以治疗或紧急预防疾病。

人工被动免疫输入的是免疫效应物质,可立即发挥保护效应,但其不刺激机体产生特异性的免疫保护性应答,不形成免疫记忆,因而免疫力维持时间有限,输入的免疫效应物质耗尽即失去保护作用。该方法主要应用于紧急预防或免疫治疗。如未接种疫苗或未在保护期内的狂犬病毒意外暴露,此时需要尽快在受伤部位注射狂犬病免疫球蛋白,同时在其他部位按常规接种狂犬病疫苗。乙型肝炎病毒的意外暴露处理方法与之相同。

人工主动免疫和人工被动免疫特点比较具体见表25-2。

表 25-2 人工主动免疫和人工被动免疫特点比较

	人工主动免疫	人工被动免疫
接种物质	疫苗	抗体或效应T细胞
用途	预防	紧急预防或治疗

续表

	人工主动免疫	人工被动免疫
免疫力产生时间	慢,接种后 2~4 周	快,立即
免疫力维持时间	较长,数月至数年	短,2~3 周
机体免疫系统	发生特异性应答,产生效应物质,形成免疫记忆	免疫系统未被激活,未发生应答,无免疫记忆

三、计划免疫及疫苗应用

（一）计划免疫

计划免疫（planned immunization）是指一个国家或地区的公共卫生管理部门根据某些特定传染病的流行病学规律、疫情检测和人群免疫状况分析,制定实施的,具有严格免疫程序、按年龄有组织、有计划地进行的人群预防接种。

通过计划免疫,可提高易感人群的免疫水平,建立牢固的免疫防御屏障,阻断传染病的传播和流行,是控制和消灭传染病的最优手段。

传染病纳入计划免疫需要满足 3 个基本要素:① 具有安全有效的疫苗、高水平的接种率、有效的组织实施系统和严密的接种技术保证措施;② 具有科学的免疫规划和免疫策略;③ 建立了有效的检测、评价和疾病控制系统。

计划免疫须按年龄有计划地进行疫苗接种,其程序分两步:第一步,全程足量的基础免疫,即在 1 周岁内完成所有的基础性免疫接种;第二步,加强免疫,即根据疫苗的免疫学特性、机体免疫水平和疾病的流行情况进行加强性免疫接种,诱导再次免疫应答,以增强免疫力,提高预防效果（表 25 - 3）。

表 25 - 3　我国国家免疫规划疫苗儿童免疫程序表

可预防疾病	疫苗种类	接种途径	剂量	出生时	1月龄	2月龄	3月龄	4月龄	5月龄	6月龄	8月龄	9月龄	18月龄	2岁	3岁	4岁	5岁	6岁
乙型肝炎	乙型肝炎疫苗	肌内注射	10 μg 或 20 μg	1	2					3								
结核病	卡介苗	皮内注射	0.1 mL	1														
脊髓灰质炎	脊髓灰质炎灭活疫苗	肌内注射	0.5 mL			1	2											
	脊髓灰质炎减毒活疫苗	口服	1 粒或 2 滴					3								4		
百日咳、白喉、破伤风	百日咳-白喉-破伤风联合疫苗	肌内注射	0.5 mL				1	2	3				4					
	白喉-破伤风联合疫苗	肌内注射	0.5 mL															5
麻疹、流行性腮腺炎、风疹	麻疹-流行性腮腺炎-风疹联合疫苗	皮下注射	0.5 mL								1		2					
流行性乙型脑炎	流行性乙型脑炎减毒活疫苗	皮下注射	0.5 mL								1			2				
	流行性乙型脑炎灭活疫苗	肌内注射	0.5 mL								1、2			3		4		
流行性脑脊髓膜炎（流脑）	流脑 A 群多糖菌苗	皮下注射	0.5 mL							1		2						
	流脑 A、C 群多糖菌苗	皮下注射	0.5 mL												3			4
甲型肝炎	甲型肝炎减毒活疫苗	皮下注射	0.5 mL 或 1 mL										1					
	甲型肝炎灭活疫苗	肌内注射	0.5 mL										1	2				

（二）疫苗的应用

疫苗的使用有严格的规定和规范的程序,必须严格遵循,防止意外。

1. 疫苗接种

（1）接种对象：疫苗的接种对象为易感人群,即不具有特异性免疫力、暴露于致病因子机会较大的人群。一般而言,婴幼儿和老人往往对大多数传染病易感。

（2）接种时间：不同疫苗其接种时间不同,婴幼儿应按国家计划免疫的规定时间进行接种。而对特定传染病的预防,则一般在该病流行季节到来前1个月完成接种。对突发传染病应尽快接种。

（3）接种途径：不同疫苗的接种途径有所不同。死疫苗多采用皮下或肌内注射接种;减毒活疫苗一般皮内注射、皮上划痕或口服,如脊髓灰质炎糖丸为口服;类毒素则是肌内注射;部分疫苗采用喷雾或滴鼻的方法通过黏膜途径接种。

（4）接种剂量、次数和间隔时间：不同疫苗其接种剂量与次数及间隔时间各不相同。死疫苗接种剂量大,需要反复接种2~3次,间隔7~10 d;而减毒活疫苗一般仅需要接种1次;类毒素则需要接种2次,间隔4~6周;乙型肝炎基因工程疫苗则需要接种3次,分别间隔1个月和5个月。

（5）接种反应：疫苗是一种抗原性异物,接种后既可引起有益的免疫应答,又可能产生有害的副作用。异常反应通常出现在接种后24 h内,主要有接种局部出现红、肿、热、痛等炎性反应,淋巴结肿大,有时可伴有发热、头晕、恶心、腹泻等全身反应。上述皆属正常免疫反应,一般不需要做任何处理,数天内即可恢复正常。少数人在接种后出现晕厥、过敏性休克、变态反应性脑脊髓膜炎、过敏性皮炎、血管性水肿等并发症,其后果严重,可危及生命,需要及时抢救。造成接种不良反应的原因包括疫苗污染、疫苗内毒素去除不彻底、疫苗中的佐剂或保护剂的不良反应等。其预防原则是提高疫苗质量,严格操作规程,防止污染,严格掌握疫苗的使用范围和禁忌证。

（6）禁忌证：疫苗有严格的使用范围和接种禁忌证。下列情况为常规免疫的禁忌证：① 免疫缺陷病、恶性疾病(如恶性肿瘤、活动性结核等)、严重心血管疾病及应用放射治疗或抗代谢药而使免疫功能受到抑制者,不能接种减毒活疫苗;② 正在发热或有明显全身不适的急性疾病者,应推迟接种;③ 过往接种有严重不良反应者,不应继续接种;④ 有神经系统疾病如癫痫等的患儿,不能接种含百日咳抗原的疫苗;⑤ 孕妇不宜接种减毒活疫苗。

2. 疫苗事故　因试制和生产过程出现问题,疫苗在历史上曾造成多次事故和灾难。造成疫苗事故的常见因素有弱毒疫苗的返强、过敏反应、灭活疫苗的灭活不彻底、病毒污染、内毒素污染等。因此,严格疫苗研制、生产、保存与运输和接种各个环节,保证疫苗质量和正确使用,是防止疫苗事故的关键。

四、新型疫苗及其发展

传统疫苗,特别是以完整病原体制成的疫苗存在成分复杂、副作用大、恢复突变风险等问题。国内外对传统疫苗进行了不断的改进和完善,并积极研发新型疫苗。目前已使用和正在研制的新型疫苗有以下几种。

（一）亚单位疫苗

亚单位疫苗(subunit vaccine)是由可诱导保护性免疫应答的抗原成分制备而成的疫苗,不含无关甚至对机体有害的成分,可从病原体中提取或基因工程生产。例如,利用霍乱肠毒素B亚单位制成的霍乱毒素亚单位疫苗、乙型肝炎病毒表面抗原制备的乙型肝炎疫苗、百日咳杆菌丝状血凝素制备的百日咳疫苗等。亚单位疫苗成分单一,安全性高,副作用小。

（二）结合疫苗

结合疫苗(conjugate vaccine)是将细菌多糖与蛋白质载体偶联而成的疫苗。细菌多糖是重要的致病物质,但其属于TI抗原,直接刺激机体产生IgM类抗体,无抗体类别转换和免疫记忆形成,免疫保护效果差。将其与蛋白载体偶联成为TD抗原后,可激活机体T细胞,从而诱导机体产生抗体类别转换,产生高亲和力的IgG类抗体和记忆细胞,显著增强疫苗的免疫保护效果。目前使用的结合疫苗有肺炎球菌疫苗、脑膜炎球菌疫苗、B 型流感杆菌疫苗等。

（三）合成肽疫苗

合成肽疫苗（synthetic peptide vaccine）又称抗原肽疫苗，是根据可诱导保护性免疫应答的抗原肽氨基酸序列，人工设计和合成而制备的疫苗。制备合成肽疫苗需要先获得靶抗原的氨基酸序列，确定其有效的优势表位，最后设计出合适的氨基酸序列，人工合成抗原肽，辅以合适的载体与佐剂，制备成疫苗。该类疫苗可将来源于不同病原体的多个保护性表位组合在一起，预防多种疾病，且安全性好，副作用轻微，但其分子量小，免疫原性弱，免疫效果欠佳。

（四）基因工程疫苗

基因工程疫苗（gene recombinant vaccine）是指采用基因工程技术制备而成的疫苗，主要有以下两类。

1. 重组蛋白疫苗（recombinant protein vaccine）　采用 DNA 重组技术，在体外表达目的抗原，然后经纯化而制备成疫苗。该类疫苗不含感染性物质和其他致病因子，安全性好，成本低廉。1986 年，世界上第一个基因工程疫苗——重组酵母乙肝疫苗研制成功。乙型肝炎病毒感染与肝细胞癌发病高度相关，因此也是第一个可预防人体肿瘤形成的疫苗。目前使用的 HPV 疫苗和新冠重组蛋白疫苗皆属此列。

2. 重组减毒活疫苗（recombinant attenuated live vaccine）　将编码目的抗原的基因插入合适的载体，制成减毒活疫苗；或将病原体基因组中与致病及恢复突变相关的基因去除，插入编码有效免疫原的目的基因后，制备成疫苗。经基因工程处理得到的上述疫苗，具有传统活疫苗的优点，其克服了安全性不足的问题，而且易于构建可诱导多重保护作用的多价疫苗。例如，将编码新冠病毒的抗原基因插入腺病毒载体，制备成腺病毒载体新冠疫苗等。

（五）核酸疫苗

核酸疫苗（nucleic acid vaccine）又称基因疫苗（gene vaccine），包括 DNA 疫苗和 mRNA 疫苗，是指由编码目的抗原的核酸序列或含有该序列的重组载体制备而成的疫苗。疫苗接种于机体后，可表达相应的抗原成分，诱导产生特异性免疫应答，发挥免疫保护作用。核酸疫苗是除减毒活疫苗外，能诱导机体产生较强细胞免疫的疫苗，而且以细菌质粒为载体的核酸疫苗，其载体能激活天然免疫，具有佐剂效应。核酸疫苗易于构建和制备，稳定性较好，免疫效果持久强烈。目前，新冠 mRNA 疫苗已获批上市，并在抗击新冠感染疫情中显示出了良好的安全性和保护效应。

（六）转基因植物疫苗

转基因植物疫苗（transgene plant vaccine）又称植物疫苗（plant vaccine），是指采用转基因技术，将编码目的抗原的基因导入植物基因组，使其表达于可食用部分，然后收获即得到植物疫苗。食用该植物即相当于免疫接种。转基因植物疫苗保留了抗原的天然形态，其口服接种模拟了自然感染过程，可诱导机体产生有效的体液免疫和黏膜免疫。常用的植物有大豆、玉米、花生、马铃薯、香蕉、番茄等。目前用于研究的目的抗原有乙型肝炎表面抗原、霍乱毒素 B 亚单位、大肠杆菌热敏肠毒素 B 亚单位等。该疫苗具有安全性好，生产简单，成本低廉，易推广等优点。但同时也存在表达量低，口服易被破坏等不足。

现代疫苗的发展使疫苗的应用已不仅限于传染病的预防和控制。现已研制出可用于预防和治疗肿瘤的疫苗，如乙型肝炎疫苗预防肝癌、HPV 疫苗预防宫颈癌和可治疗前列腺癌的树突状细胞疫苗；治疗性疫苗具有良好的发展前景，如治疗多发性硬化症的 TCR 多肽疫苗、胃病疫苗、治疗性乙型肝炎疫苗等。

第二节　免 疫 治 疗

免疫治疗（immunotherapy）是指依据免疫学原理和疾病发生发展的病理机制，通过免疫学技术与手段进行干预,以达到治疗疾病的目的。根据对机体免疫功能的影响,免疫治疗可分为免疫增强疗法和免疫抑制疗法;而按作用特点,免疫治疗则可分为主动免疫治疗和被动免疫治疗;依据治疗特异性,免疫治疗又可分为特异性免疫治疗和非特异性免疫治疗;而根据所用的制剂,免疫治疗分为分子治疗、细胞治疗和免疫调节剂治疗。免疫治疗适用于多种疾病,治疗手段多种多样,是当前临床疾病生物治疗的重要内容,其发展迅速、前景广阔。

一、分子治疗

多种免疫效应分子可人工制备,用于疾病的治疗,其中最常用的为抗体和细胞因子。

(一) 以抗体为基础的治疗

抗体是功能最强大的免疫效应分子,可直接作用于病原体或靶细胞,发挥免疫清除作用;同时,抗体可与目标抗原结合,封闭其生物学作用;另外,抗体也可作为载体,携带多种药物,用于疾病的靶向治疗。用于治疗的抗体,根据其制备方法的不同,可分为免疫血清、单克隆抗体和基因工程抗体,它们广泛应用于临床多种疾病的治疗。

1. 抗感染　治疗性抗体常用于感染性疾病的治疗。

(1) 抗毒素:是将细菌外毒素经甲醛灭活为类毒素,然后由免疫动物(马)制备而来、可中和外毒素的抗体。常用于治疗和紧急预防经外毒素致病的细菌感染。例如,破伤风抗毒素治疗破伤风,白喉抗毒素治疗白喉。其他常用于治疗的抗毒素还有气性坏疽抗毒素、肉毒抗毒素等。

(2) 人丙种球蛋白:来源于健康正常人的血清或健康产妇的胎盘血液,含有正常人血中存在的多种抗体,可增强机体的体液免疫功能,主要用于某些病毒性疾病的预防和提高体液免疫缺陷患者的免疫力,如预防麻疹、甲型肝炎和脊髓灰质炎,治疗低丙种球蛋白血症或无丙种球蛋白血症。

(3) 人特异性免疫球蛋白:来源于疫苗免疫后的健康正常人或感染恢复期患者的血浆。其效价高、疗效好、不良反应小,常用于特定病毒感染的紧急预防和治疗,如人乙型肝炎免疫球蛋白和人狂犬病免疫球蛋白。

(4) 抗病毒基因工程抗体:采用基因工程技术制备得到的抗病毒单克隆抗体,其效价高、特异性好、疗效显著、副作用小,主要用于特定病毒感染的治疗。例如,针对呼吸道合胞体病毒的莫维珠单抗(motavizumab)和帕利珠单抗(palivizumab)可用于治疗儿童呼吸道合胞体病毒感染。

2. 抗肿瘤　抗体治疗是肿瘤生物治疗的重要手段,现已研制出多种治疗性抗体,特别是基于免疫负性调节的检查点疗法,在临床实体瘤的治疗中,取得了良好的效应,是近年来肿瘤免疫治疗上的重大突破之一。

(1) 抗肿瘤的人源化单克隆抗体:是指经基因工程技术制备得到的靶向肿瘤细胞或肿瘤生长转移关键因子的人源化单克隆抗体。相对于其他疗法,经改造后的抗体具有选择性强、副作用小、药理机制明确、药效显著、安全性好等优势。直接靶向肿瘤细胞的抗体,如抗 CD20 利妥昔单抗(rituximab)治疗 B 细胞淋巴瘤,抗 CD52 的阿伦单抗(alemtuzumab)治疗 B 细胞性慢性淋巴细胞白血病;拮抗肿瘤生长的抗体,如抗人表皮生长因子受体 2(HER-2)的人源化抗体曲妥珠单抗(trastuzumab)治疗 HER-2 阳性的乳腺癌,抗血管内皮生长因子的贝伐单抗(bevacizumab)治疗转移性结肠癌和 HER-2 阴性乳腺癌等;抑制免疫负性调节分子的抗体,如抗 CTLA-4 的伊匹单抗(ipilimumab)治疗晚期黑色素瘤,抗 PD-1 的纳武单抗(nivolumab)治疗难治性黑色素瘤、非小细胞肺癌等。

(2) 单克隆抗体交联物的靶向治疗:将毒素、放疗或化疗药物等细胞毒性物质与肿瘤特异性抗体偶联,利用抗体的导向作用,使毒性物质集中于肿瘤病灶,形成对肿瘤细胞的特异性杀伤。抗体常携带的毒素和药物有:① 毒素包括相思子毒素、蓖麻毒素、白喉毒素、绿脓杆菌外毒素等。② 化疗药物包括长春新碱、博来霉素、力达霉素、阿霉素、甲氨蝶呤;放疗药物包括^{131}I、^{90}Y、^{188}Re 等。携带毒性物质的抗体称为生物导弹,其在肿瘤治疗上具有诸多优势,现已获准用于临床治疗。例如,用携带化疗药物卡利奇霉素的抗 CD33 吉妥单抗(gemtuzumab)来治疗急性粒细胞白血病;用携带^{90}Y 的抗 CD20 替伊莫单抗(ibritumomab)来治疗复发后的 B 细胞非霍奇金淋巴瘤。

3. 自身免疫病的治疗　通过抗体抑制关键因子的病理作用,阻断或缓解病情。

(1) 类风湿关节炎:TNF 等炎性细胞因子在类风湿关节炎的病理进程中具有重要作用,利用特异性单克隆抗体可抑制其促炎作用,缓解患者病情。目前临床使用的抗类风湿关节炎单抗有抗 TNF-α 的英夫利昔单抗(infliximab)、CDP571 和阿达木单抗(adalimumab);另外,治疗 B 细胞淋巴瘤的利妥昔单抗也可用于类风湿关节炎的治疗。

(2)系统性红斑狼疮:BLyS 和 APRIL 都是 B 淋巴细胞分化成熟的关键因子,人源化的贝利木单抗(belimumab)可识别并抑制 BLyS 蛋白的功能,抗体融合蛋白泰它西普同时针对 BLyS 和 APRIL,两者皆可抑制 B 细胞分化成熟,改善系统性红斑狼疮患者病情。

(3)银屑病:多种炎性细胞因子参与了银屑病的病理过程,目前已上市多种拮抗剂,并取得了良好的疗效。例如,抗 IL-12/IL-23 的乌司奴单抗(ustekinumab),抗 IL-17A 的苏金单抗(secukinumab)。

(4)强直性脊柱炎(ankylosing spondylitis,AS):抗肿瘤坏死因子(TNF-α)的抗体,如阿达木单抗、英夫利昔单抗,临床应用皆有较好疗效。

4. 其他疾病的治疗

(1)预防 Rh 新生儿溶血症:抗 Rh 血清可用于预防 Rh 新生儿溶血症(见 Ⅱ 超敏反应)。

(2)抗移植排斥:抗 CD3 莫罗单抗(muromonab)是鼠源性单克隆抗体,能定向抑制 T 细胞功能,临床上用于治疗移植排斥,减少排斥反应,延长移植物存活时间;抗 IL-2R 的达昔单抗(dacliximab)和巴利昔单抗(basiliximab)皆可抑制 IL-2 介导的 T 细胞活化,抑制移植排斥反应。

(3)解毒:用来自有毒动物或昆虫的毒素,制备抗血清,可有效地治疗咬伤或刺伤引起的中毒。例如,蛇毒制备的抗血清可有效中和毒素,消除其病理作用,拯救患者生命,这是治疗毒蛇咬伤的最有效手段。

此外,湿性老年性黄斑变性、心绞痛、骨质疏松等也已制备出临床治疗抗体。

(二)以细胞因子为基础的治疗

细胞因子具有重要的免疫学作用和生物学功能,参与了机体的多种生理和病理过程。通过补充添加细胞因子或阻断拮抗细胞因子作用,可有效调节机体免疫状态,干预疾病病程,达到治疗疾病的目的。目前,基因工程生产人重组细胞因子的技术已非常成熟,为细胞因子疗法提供了坚实的物质基础。细胞因子疗法(cytokine therapy)分为细胞因子补充和添加疗法、细胞因子阻断和拮抗疗法及细胞因子基因疗法。

1. 细胞因子补充和添加疗法 即通过直接输入重组细胞因子,纠正机体的免疫失衡,恢复其正常功能,从而达到防病治病的目的。常用于病毒感染、肿瘤和其他恶性疾病的治疗。

(1)抗病毒细胞因子:Ⅰ型干扰素包括 IFN-α 和 IFN-β,具有广谱的抗病毒作用,常用于病毒性疾病的治疗。例如,IFN-α 可用于治疗丙型肝炎、乙型肝炎、带状疱疹、AIDS 等。

(2)抗肿瘤细胞因子:干扰素可用于肿瘤的治疗,如 IFN-α 治疗白血病、卡波西肉瘤和其他恶性肿瘤,IFN-γ 也可用于恶性肿瘤的治疗;IL-2 也有肿瘤治疗效果,常用于肾癌、黑色素瘤和非霍奇金淋巴瘤的治疗。

(3)促进造血的细胞因子:GM-CSF 和 G-CSF 可以刺激血细胞的生成,用于治疗化疗导致的血细胞或粒细胞减少、恢复自身骨髓移植患者的粒细胞数目或治疗再生障碍性贫血。促红细胞生成素可治疗慢性肾衰竭、恶性肿瘤、化疗或失血导致的贫血。

此外,IL-11 可治疗恶性肿瘤或化疗导致的血小板减少症,IFN-β 治疗多发性硬化症有较好疗效,IFN-γ 可治疗慢性肉芽肿和其他感染性疾病,IL-2 可用于免疫缺陷病的治疗,还可作为疫苗的免疫佐剂。

2. 细胞因子阻断和拮抗疗法 通过阻断或拮抗关键细胞因子的作用可以达到缓解或治疗疾病的目的。如注射可溶性的 TNF 受体(sTNF R1),可以干扰 TNF 的作用,缓解类风湿关节炎病情。另外,也可采用特异性抗体阻断细胞因子,治疗与细胞因子相关的疾病,如前面所述的抗 TNF 抗体治疗类风湿关节炎等。

3. 细胞因子基因疗法 细胞因子具有量少、作用强、不稳定、易分解等特点,临床使用需要少量反复多次给药。因此,可将细胞因子基因导入机体,使其在体内持续稳定表达,达到治疗疾病的目的,即细胞因子的基因疗法。该疗法正在尝试之中,有望用于恶性肿瘤、免疫缺陷等疾病的治疗。

二、细胞治疗

细胞治疗是指将自体或异体造血细胞、免疫细胞或肿瘤细胞经体外处理后,回输给患者,以重建其免疫功能或激发特异性免疫应答,达到治疗疾病的目的。根据所用细胞的不同,可分为造血干细胞移植、免疫效应细胞治疗、肿瘤细胞疫苗。

(一) 造血干细胞移植

造血干细胞具有分化为多种免疫细胞的潜能和自我更新能力,移植可重建患者的造血系统和免疫功能,常用于血液系统疾病、恶性肿瘤、免疫缺陷病、自身免疫病的治疗。根据来源不同,造血干细胞移植分为骨髓移植、外周血干细胞移植和脐血干细胞移植。

1. **骨髓移植**　即将患者自体骨髓或来自健康正常人的骨髓经处理后回输给患者,重建造血与免疫功能。异体移植是首选。自体骨髓移植主要作为异体移植的替代,用于治疗恶性淋巴瘤和多发性骨髓瘤。自体移植应尽可能杀灭残留癌细胞、消除污染,防止复发。

2. **外周血干细胞移植**　外周血干细胞便于收集,但数量稀少,移植前需要进行干细胞动员。外周血干细胞移植后造血与免疫功能恢复得快,治疗费用少,无须采集骨髓,供者易接受,已成为治疗恶性血液病、淋巴瘤和乳腺瘤等实体瘤的有效方法。

3. **脐血干细胞移植**　脐带血含有丰富的造血干细胞,其增殖能力强,免疫原性弱,是理想的干细胞移植物,非常适合免疫重建。脐血干细胞移植安全,副作用小,效果可靠,可用于治疗多种血液系统与免疫系统疾病。

(二) 免疫效应细胞治疗

免疫效应细胞治疗是指将体外增殖和激活的自体或异体免疫效应细胞回输给患者,以增强免疫功能,从而达到治疗疾病的目的,主要用于治疗肿瘤。近年来,该疗法在血液肿瘤治疗上取得了重大突破。

1. **嵌合抗原受体 T 细胞** (chimeric antigen receptor T cell, CAR-T)　是将可结合肿瘤抗原的抗体片段基因与 T 细胞活化所需的胞内片段基因融合,形成嵌合抗原受体,并表达于 T 细胞表面,使其可以跨越 MHC 限制性,直接识别肿瘤抗原而迅速活化,杀伤肿瘤细胞。CAR-T 疗法是近年来肿瘤治疗领域的重大突破,是最具前景的免疫疗法之一,主要应用于血液肿瘤的治疗。目前已有数款产品上市,并取得了显著的疗效,如靶向 CD19 的 Kymriah 用于治疗急性淋巴细胞白血病。

2. **特异性的杀伤性 T 细胞**　指在体外诱导产生肿瘤特异性的杀伤性 T 细胞,然后将其回输给患者,以特异性地杀灭肿瘤细胞。有研究者采用携带多个肿瘤抗原表位的树突状细胞,在体外诱导出特异性的杀伤性 T 细胞,将其回输后成功清除了相应肿瘤。该疗法特异性好、副作用小、效果显著,但过程复杂、价格昂贵。

3. **淋巴因子激活的杀伤细胞** (lymphokine-activated killer cell, LAK)　是患者外周血淋巴细胞经 IL-2 诱导培养产生的一类杀伤细胞,其杀伤肿瘤细胞无须抗原致敏,无 MHC 限制性,但疗效有限。

4. **肿瘤浸润淋巴细胞** (tumor infiltrating lymphocyte, TIL)　是从肿瘤病灶分离出的浸润淋巴细胞,经体外 IL-2 诱导培养产生的杀伤细胞,其富含肿瘤特异性的胞毒性 T 细胞和 NK 细胞,抗瘤特异性和作用强于淋巴因子激活的杀伤细胞,副作用小于淋巴因子激活的杀伤细胞。

5. **细胞因子诱导的杀伤细胞** (cytokine-induced killer, CIK)　是外周血单个核细胞经抗 CD3 单克隆抗体与 IL-2、IFN-γ、TNF-α 等细胞因子体外联合诱导产生的一种新型杀伤细胞。该类细胞同时表达 CD3 和 CD56,故又称 NK T 细胞,具有增殖能力强、杀伤活力高、杀瘤谱广、不受 MHC 限制、副作用小等诸多优点。细胞因子诱导的杀伤细胞可有效清除放疗和化疗或手术后残留的癌细胞和微小转移病灶,防止癌细胞扩散与复发。临床常用于白血病和部分实体瘤的治疗。另外,细胞因子诱导的杀伤细胞还具有免疫调节和体细胞修复作用,可改善肿瘤患者的生存质量,延长存活期。

(三) 肿瘤细胞疫苗

肿瘤细胞疫苗是指能诱导患者产生特异性免疫应答、用于治疗肿瘤的细胞形态疫苗。根据采用细胞的不同,可将其分为 3 类:① 以肿瘤细胞制备的疫苗;② 以抗原提呈细胞制备的疫苗;③ 融合疫苗。

1. **以肿瘤细胞制备的疫苗**　即瘤苗,由自体或异体的肿瘤细胞经体外加工处理或遗传改造,增强其免疫原性后制备而成。疫苗回输后可诱导机体产生特异性的抗肿瘤细胞免疫应答,从而提高机体的抗肿瘤作用,抑制肿瘤的生长。目前,各种基因修饰的瘤苗已进入了临床前和临床试验。其中,以 GM - CSF 修饰的肿瘤疫苗效果最好。

2. 以抗原提呈细胞制备的疫苗　抗原提呈是特异性免疫应答的关键环节,树突状细胞是体内功能最强大的抗原提呈细胞。因此,以树突状细胞为基础制备肿瘤疫苗备受关注,也是最具前景的肿瘤疫苗。其基本流程为使用肿瘤抗原在体外刺激树突状细胞或用抗原及其他免疫活性分子基因修饰树突状细胞,然后再将其回输到患者体内,以激发产生特异性的细胞免疫,杀伤肿瘤细胞。目前,前列腺癌树突状细胞疫苗已获批上市。初步结果显示,疫苗安全,无明显副作用,具有确定的疗效。

3. 融合疫苗　即将肿瘤细胞与抗原提呈细胞融合制备的肿瘤疫苗。最常采用的是肿瘤细胞与树突状细胞融合,融合后的细胞既表达肿瘤抗原,又表达树突状细胞的 MHC Ⅰ/Ⅱ类分子和 T 细胞活化所必需的共刺激分子。融合疫苗与 IL - 2 等佐剂联合应用可增强其免疫效果。临床试验显示,其在恶性脑瘤、黑色素瘤、乳腺癌等肿瘤的治疗上安全有效。

三、免疫调节剂

免疫调节剂是指一大类可非特异地调节机体免疫功能的药物制剂。免疫调节剂在临床上广泛应用于肿瘤、器官移植、感染和自身免疫病等疾病的治疗。按其作用可分为免疫增强剂和免疫抑制剂。

(一) 免疫增强剂

免疫增强剂可以非特性地调节机体的免疫状态,使免疫系统功能恢复正常,从而增强机体免疫力。

1. 微生物制剂　常用的有卡介苗、胞壁酰二肽、短小棒状杆菌、溶血性链球菌 Su (OK - 432)、细菌 CpG DNA 等。它们均可作为佐剂,增强疫苗的免疫效应,部分可单独使用发挥临床治疗作用。例如,卡介苗和灭活的短小棒状杆菌可非特异性刺激机体免疫功能,激活巨噬细胞,促进 IL - 1、IL - 2 等细胞因子产生,增强其对肿瘤细胞的杀伤作用,两者常用于治疗肿瘤,并有确切的疗效。其中,卡介苗主要用于膀胱癌等,而短小棒状杆菌则主要用于恶性黑色素瘤、乳腺癌及肺小细胞型未分化癌的治疗。而细菌 CpG DNA 则是一种新型佐剂,可有效激活天然免疫,刺激巨噬细胞、树突状细胞和 B 细胞分泌 Th1 样细胞因子,增强共刺激分子的表达,从而可辅助疫苗诱导产生强烈的细胞免疫和体液免疫,常用作核酸疫苗的组分或佐剂,也可用于肿瘤的治疗。

2. 植物多糖　具有增强免疫和抗肿瘤等多种生物学活性。其主要机制是可激活巨噬细胞和网状内皮系统,促进 T、B 细胞增殖,诱导干扰素、IL 等细胞因子生成。灵芝多糖、茯苓多糖、香菇多糖等早已应用于临床,作为抗肿瘤和感染的辅助治疗。

3. 中药制剂　扶正固本和补益类中药材多具有免疫增强功能。例如,黄芪、人参、党参、枸杞、刺五加、藿香等的粗提液及单体成分在体外试验及动物实验中均表现出激活单核巨噬细胞、刺激淋巴细胞增殖的免疫学活性。目前,部分中药的有效成分及单体已分离鉴定,并已应用于抗肿瘤和日常保健,如人参皂苷等。

4. 化学合成药物　部分化学合成药物具有明显的免疫增强作用。左旋咪唑(levamisole)能增强免疫功能低下者的免疫功能,其作用机制为刺激巨噬细胞吞噬功能;增强 NK 细胞活性;促进 T 细胞分泌 IL - 2 等细胞因子等。左旋咪唑还可提高患者的抗菌抗病毒能力,可用于肺癌、乳腺癌、恶性淋巴瘤等肿瘤的辅助治疗。西咪替丁(cimetidine)具有抗病毒和抗肿瘤活性,现用于慢性乙型肝炎的治疗。异丙肌苷(isoprinosine)也是一种免疫增强剂,在体内具有抗病毒和抗肿瘤活性,主要用于多发性口角炎和抗病毒辅助治疗。

5. 免疫活性肽　胸腺肽(thymopeptide)是从小牛或猪胸腺中提取的一组多肽混合物,可促进 T 细胞转化,增强巨噬细胞吞噬活性,临床用于治疗各种原发性或继发性 T 细胞缺陷病和细胞免疫功能低下及肿瘤的辅助治疗。胸腺五肽是胸腺肽的五肽片段,具有完整的胸腺肽活性。临床用于治疗成年慢性乙型肝炎、各种原发性或继发性 T 细胞缺陷病、某些自身免疫病、各种细胞免疫功能低下的疾病及作用肿瘤的辅助治疗。

(二) 免疫抑制剂

免疫抑制剂可非特性地抑制机体免疫功能,主要用于预防器官移植排斥和自身免疫病与超敏反应的治疗。

1. 化学合成药物　化学合成的免疫抑制剂有烷化剂、抗代谢类药和糖皮质激素。烷化剂和抗代谢类药常用于防治移植排斥反应和自身免疫病治疗,糖皮质激素则主要用于治疗超敏反应和自身免疫病,也可用于器官移植。

烷化剂有环磷酰胺、氮芥、苯丁酸氮芥等,其主要作用是破坏 DNA 的结构,阻断其复制,导致细胞死亡。处于增殖中的细胞对烷化剂比较敏感,因而可阻断获得性免疫应答中 T、B 细胞的增殖环节,从而抑制免疫应答。

抗代谢类药主要有嘌呤和嘧啶的类似物及叶酸拮抗剂两大类,如硫唑嘌呤、甲氨蝶呤等,它们主要通过于干扰 DNA 复制或蛋白质合成发挥作用。

糖皮质激素是经典的免疫抑制剂,也是临床上应用最早、最广泛的抗炎药物。其主要通过与胞内受体结合,进入细胞核,下调促炎性细胞因子的转录,同时上调抗炎细胞因子的表达,产生抗炎作用;糖皮质激素还可下调外周血 T、B 细胞数量,降低抗体应答水平,抑制巨噬细胞活性,从而抑制免疫应答。

2. 真菌代谢产物　一些真菌产物可选择性抑制免疫细胞活性,具有重要的临床药用价值。环孢素 A 是一种来自土壤真菌的环状多肽,20 世纪 70 年代末应用于肾脏移植,为器官移植带来了突破性进展。其可选择性抑制 T 细胞应答,防治急性移植排斥反应效果十分显著,是目前临床的首选用药。FK－506 是新一代真菌肽类药物,其作用与环孢素 A 类似,但其活性较环孢素 A 强数十倍至百倍,且副作用小,现主要用于防治器官移植排斥反应。两者也可用于自身免疫病的治疗。西罗莫司是一种来自土壤真菌的大环内酯类化合物,具有免疫抑制和抗增殖作用,已用于临床器官移植。

3. 中药制剂　一些传统中药材也具有免疫抑制作用。例如,雷公藤、苦参、青蒿、汉防己、川芎等,其中以雷公藤及其组分雷公藤多甙的疗效最为确切,临床用于治疗多种自身免疫病和慢性感染。从青蒿中提取的青蒿素则可用于治疗系统性红斑狼疮。

本章小结

免疫预防是控制传染病最有效的途径,用于人工主动免疫的抗原类制剂称为疫苗。理想的疫苗应符合安全、有效、实用三项原则。传统疫苗包括死疫苗、减毒活疫苗和类毒素。新型疫苗则有亚单位疫苗、结合疫苗、基因工程疫苗等。计划免疫可充分发挥疫苗作用,有效控制和消灭传染病。疫苗的使用应严格遵循规定和规范,防止发生意外。人工被动免疫是直接输入免疫效应物质,被动获得免疫力。免疫治疗是采用免疫学技术与手段对病程进行干预,以治疗疾病,包括免疫分子、免疫细胞和免疫调节剂治疗,适用于临床多种疾病的治疗。

思考题

1. 名词解释

人工主动免疫、人工被动免疫、疫苗、灭活疫苗、减毒活疫苗、结合疫苗、基因工程疫苗、核酸疫苗、计划免疫。

2. 简答题

（1）简述人工主动免疫与人工被动免疫的区别。

（2）简述疫苗作用的免疫学基础。

（3）比较灭活疫苗与减毒活疫苗的特点。

（4）简述抗体药物在临床疾病治疗中的应用。

（5）简述检查点疗法的抗肿瘤原理。

（6）简述 CAR－T 疗法的作用原理。

（陈　玮）

第二十五章数字资源

第二十五章
课件

索　引

主要参考文献

曹雪涛,2009.免疫学前沿进展.北京：人民卫生出版社.

曹雪涛,2018.医学免疫学.7 版.北京：人民卫生出版社.

陈慰峰,2005.医学免疫学.4 版.北京：人民卫生出版社.

房良华,2010.现代肿瘤免疫靶向治疗.南京：东南大学出版社.

高晓明,熊思东,吴玉章,2006.医学免疫学.北京：高等教育出版社.

龚非力,2014.医学免疫学.4 版.北京：科学出版社.

何维,2005.医学免疫学.北京：人民卫生出版社.

李幼平,2006.移植免疫生物学.北京：高等教育出版社.

刘伯宁,2012.诺贝尔奖与免疫学的百年渊源.自然杂志,34(3)：169－171.

吕世静,2006.医学免疫学.2 版.北京：科学出版社.

孙万邦,2010.免疫学与病原生物学.2 版.北京：高等教育出版社.

唐恩洁,2008.医学免疫学.北京：人民卫生出版社.

王华民,2010,徐军发,陈雪玲.临床免疫学.北京：军事医学科学出版社.

杨镇,1998.肿瘤免疫学.武汉：湖北科学技术出版社.

章崇杰,2009.医学免疫学.成都：四川大学出版社.

周光炎,2007.免疫学原理.上海：上海科学技术出版社.

朱平,林文棠,2008.医学免疫学.北京：高等教育出版社.

ABBAS A K, LICHTMAN A H, PILLAI S, 2007. Cellular and molecular immunology. 6th ed. Philadelphia：W.B. Sauders Company.

ABBAS A K, LICHTMAN A H, PILLAI S, 2011. Cellular and molecular immunology. 7th ed. Philadelphia：Saunders Elsevier.

BARCLAY A N, BROWN M H, ALEX LAW S K, et al., 1997. The leucocyte antigen, FactsBook. 2nd ed. London：Academic Press.

BEIGEL J H, FARRAR J, HAN A M, et al., 2005. Avian influenza a(H5N1) infection in humans. N Engl J Med, 353(13)：1374－1385.

CHARO I F, RANSOHOFF R M, 2006. The many roles of chemokines and chemokine receptors in inflammation. N Engl J Med, 354(6)：610－621.

CRUSE J M, LEWIS R E, 2010. Atlas of immunology. 3rd ed. Boca Raton：CRC Press.

DELVES P J, MARTIN S J, BURTION D R, et al., 2006. Roitt's essensial immunology. 11th ed. New Jersey：Wiley-Blackwell Publishers.

DELVES P J, MARTIN S J, BURTON D R, et al., 2011. Roitt's essential immunology. 12th ed. New Jersey：Wiley-Blackwell Publishers.

GLODSBY R A, KINDT T J, OSBORNE B A, et al., 2003. Immunology. 5th ed. New York：W H Freeman and Company.

ISACKE C M, HORTON M A, 2000. The adhesion molecule, FactsBook. 2nd ed. London：Academic Press.

JANEWAY C A, TRAVERS P, WALPORT M, et al., 2005. Immunobiology. 6th edition. New York：Garland Publishing.

JANEWAY C A, TRAVERS P, WALPORT M, et al., 2005. Immunobiology：the immune system in health and disease. 6th ed. New York：Garland Publishing.

KAWAHARA T, DOUGLAS D N, LEWIS J, et al., 2010. Critical role of natural killer cells in the rejection of human hepatocytes after xenotransplantation into immunodeficient mice. Transpl Int, 23(9)：934 – 943.

KHAN A, FU H, TAN L A, et al., 2013. Dendritic cell modification as a route to inhibiting corneal graft rejection by the indirect pathway of allorecognition. Eur J Immunol, 43(3)：734 – 746.

KINDT T J, GOLDSBY R A, OSBORN B, 2006. Kuby Immunology. 6th edition. New York：W.H.Freeman and Company.

LOCASCIO S A, MOROKATA T, CHITTENDEN M, et al., 2010. Mixed chimerism, lymphocyte recovery, and evidence for early donor-specific unresponsiveness in patients receiving combined kidney and bone marrow transplantation to induce tolerance. Transplantation,90(12)：1607 – 1615.

MURPHY K M, TRAVERS P, WALPORT M, 2007. Janeway's Immunobiology. 7th ed. New York：Garland Publishing.

SAKHNO L V, TIKHONOVA M A, TYRINOVA T V, et al., 2012. Cytotoxic activity of dendritic cells as a possible mechanism of negative regulation of T lymphocytes in pulmonary tuberculosis. Clin Dev Immunol, 2012：628 – 635.

ZHANG C, SHAN J, LU J, et al., 2010. Rapamycin in combination with donor-specific CD4$^+$CD25$^+$Treg cells amplified in vitro might be realize the immune tolerance in clinical organ transplantation. Cell Immunol, 264(2)：111 – 113.